U0047747

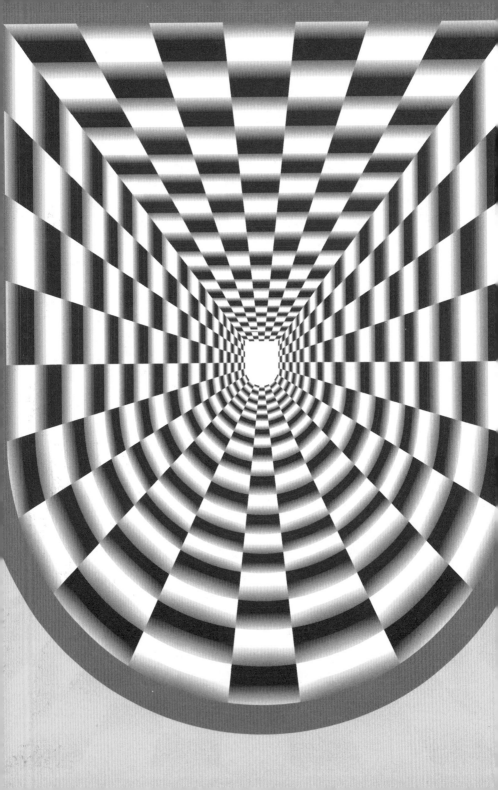

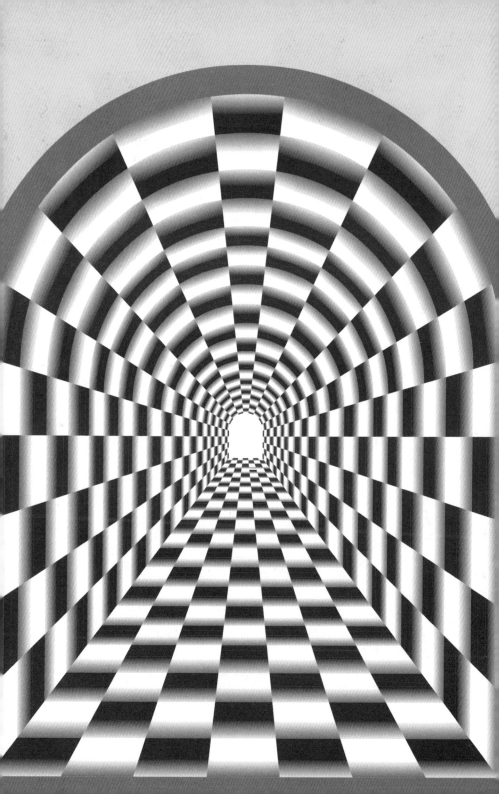

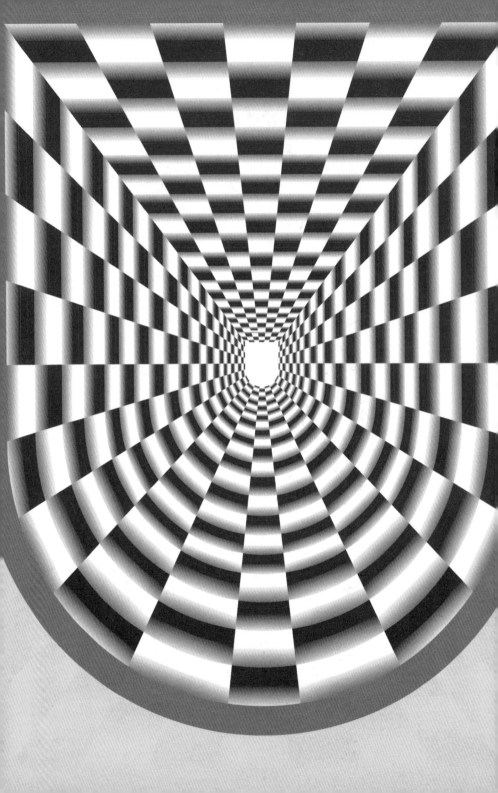

暢銷神經科學作家
Maia Szalavitz
瑪亞‧莎拉維茲───著

鄭谷苑───譯

成癮與大腦

重度毒癮者的自白及
成癮行為的形成和治療

Unbroken Brain

大眾心理學叢書

出版緣起

王榮文

　　一九八四年，在當時一般讀者眼中，心理學還不是一個日常生活的閱讀類型，它還只是學院門牆內一個神祕的學科，就在歐威爾立下預言的一九八四年，我們大膽推出《大眾心理學全集》的系列叢書，企圖雄大地編輯各種心理學普及讀物，迄今已出版達二百種。

　　《大眾心理學全集》的出版，立刻就在臺灣、香港得到旋風式的歡迎，翌年，論者更以「大眾心理學現象」為名，對這個社會反應多所論列。這個閱讀現象，一方面使遠流出版公司後來與大眾心理學有著密不可分的聯結印象，一方面也解釋了臺灣社會在群體生活日趨複雜的背景下，人們如何透過心理學知識掌握發展的自我改良動機。

　　但十年過去，時代變了，出版任務也變了。儘管心理學的閱讀需求持續不衰，我們仍要虛心探問：今日中文世界讀者所要的心理學書籍，有沒有另一層次的發展？

　　在我們的想法裡，「大眾心理學」一詞其實包含了兩個內容：一是「心理學」，指出叢書的範圍，但我們採取了更寬廣的解釋，不僅包括西方學術主流的各種心理科學，也包括規範性的東方心性之學。二是「大眾」，我們用它來描述這個叢書的「閱讀介面」，大眾，是一種語調，也是一種承諾（一種想為「共通讀者」服務的承諾）。

經過十年和二百種書，我們發現這兩個概念經得起考驗，甚至看來加倍清晰。但叢書要打交道的讀者組成變了，叢書內容取擇的理念也變了。

　　從讀者面來說，如今我們面對的讀者更加廣大、也更加精細（sophisticated）；這個叢書同時要了解高度都市化的香港、日趨多元的臺灣，以及面臨巨大社會衝擊的中國沿海城市，顯然編輯工作是需要梳理更多更細微的層次，以滿足不同的社會情境。

　　從內容面來說，過去《大眾心理學全集》強調建立「自助諮詢系統」，並揭櫫「每冊都解決一個或幾個你面臨的問題」。如今「實用」這個概念必須有新的態度，一切知識終極都是實用的，而一切實用的卻都是有限的。這個叢書將在未來，使「實用的」能夠與時俱進（update），卻要容納更多「知識的」，使讀者可以在自身得到解決問題的力量。新的承諾因而改寫為「每冊都包含你可以面對一切問題的根本知識」。

　　在自助諮詢系統的建立，在編輯組織與學界連繫，我們更將求深、求廣，不改初衷。

　　這些想法，不一定明顯地表現在「新叢書」的外在，但它是編輯人與出版人的內在更新，叢書的精神也因而有了階段性的反省與更新，從更長的時間裡，請看我們的努力。

麒麟之翼

白明奇
失智症權威

接到出版社來信要我為美國瑪亞‧莎拉維茲（Maia Szalavitz）暢銷著作《*Unbroken Brain*》的中譯本《成癮與大腦》寫序時，我不禁想起日本作家東野圭吾的長篇推理小說《麒麟之翼》。

東海道、日光街道、奧州街道、中山道及甲州街道是日本江戶時代以江戶（今東京都）為起點的五條陸上交通要道，因為重要性被稱為五街道。五街道的起點都在日本橋的中央，此處矗立著一對長著翅膀的麒麟雕像，麒麟之翼象徵著「日本的發展從這裡振翅高飛」。

《麒麟之翼》是一部基於親情的推理偵探小說，銷售量創下紀錄。我是在一次長途旅行的飛機上欣賞由小說改編的電影，劇中提到，一開始就背錯公式，到後來永遠解不了題目。

我的博士班課程是在一個以生理心理學（psychophysiology）研究為主軸的實驗室度過，這個研究室的研究內容主要是藥物成癮的動物模型以及如何戒斷的嘗試。那幾年，我逐漸了解藥物成癮者的精神狀態與大腦神經系統的運作機轉，除了酬賞（reward）機

制之外，一開始形成這種迴路的情境（context）也扮演著極為重要角色。成癮的人一旦身陷這個情境，即使下定決心戒斷，經常難逃脫誘惑。

　　回想過去10年之間，我曾兩度邀請新港文教基金會前董事長陳錦煌醫師來到成大醫學系與老年學研究所分享社區營造的經驗。十年前，陳醫師說當年成立基金會的目的是要匡正人民瘋狂簽賭大家樂、六合彩的怪現象，希望把民眾的時間與精力導向正面的活動；而如今，陳醫師在新港小鎮陸續看到許多國中、國小學生輟學，卻在八家將的團體得到溫暖，不知不覺之中染上毒癮，為了日益增加的買藥錢，一步一步的誤入歧途，而終於無法自拔。或許有人把這個悲劇歸因於父母離異、父母外地工作或其他原因導致的隔代教養，但這真的是源頭嗎？

　　一個人為何會藥物成癮？成癮能戒斷嗎？美國約翰霍普金斯（Johns Hopkins）大學醫學哲人William Osler教導我們，去搞懂甚麼樣的人會得這種病，遠遠比這個人得了甚麼病來的重要（*It is much more important to know what sort of a patient has a disease than what sort of a disease a patient has*）。

　　再問一次，一個人為何會藥物成癮？是不是不去接觸任何有成癮可能的物質，就是對抗成癮最好的方法。如果我們把成癮看得如此簡單，那天下已經沒有犯罪，也可以廢除法院、監獄了！

並非所有人類都是來自同一條生產線的成品，人的情感特質與生理需求各有不同，對物質或藥物的依賴程度也不一，這也是成癮問題所以複雜的原因之一。

從本書作者瑪亞‧莎拉維茲的現身說法，讀者或許深信成功戒斷藥癮並非不可能；讀者也可以發現，作者字裡行間完全沒有忌諱與隱瞞，將自身經驗一五一十全盤托出，這確實是一本深入探討藥物成癮的難得好書。

文末，筆者仍然提醒讀者看完本書不妨捫心自問，成癮果真純屬偶然？

本文作者是心理學博士，成大醫學院神經學教授、成大老年學研究所所長、台灣臨床失智症學會理事長、熱蘭遮失智症協會理事長、2017年全國好人好事代表「八德獎」得主，多年來陸續於健康世界、中國時報、遠見雜誌、康健雜誌、健康2.0等，以專欄型式介紹失智症。著有《忘川流域：失智症船歌》、《彩虹氣球：失智症天空》、《松鼠之家：失智症大地》。

高四感生活是成癮和戒癮關鍵

柯慧貞

亞洲大學副校長兼心理系講座教授、台灣臨床心理學會榮譽理事長、
台灣心理學會前理事長、台灣網路成癮防治學會創會理事長

收到遠流出版公司寄給我《成癮與大腦》的書稿，閱讀下來，精彩的內容吸引我手不釋卷。作者以具體的吸毒與戒癮的實際經驗，結合相關的研究資料，細膩描述與詮釋從接觸、吸用、到注射毒品的各種生理心理反應，以及相關的家庭、人際、社會、文化脈絡，並透過接受治療及改變過程經驗的剖析，對治療方法及相關政策提出深刻反思。

其中，作者以她的生命經驗強力主張，成癮不是道德有缺陷，也不只是藥物的神經化學作用和腦部疾病，而是經過一段時間習得的行為問題。因此，了解藥物使用行為的學習和發展過程是重要的。使用藥物可使現實中的壓力得到暫時抒壓、可得到生活中得不到的歸屬感、快樂感，因此養成透過藥物使用忘憂解愁、找到自尊、消除寂寞的信念與習慣，即使現實生活中被退學、身體變差、和家人關係疏離、周遭不斷指責，卻已形成對藥物的心理依賴。接下來，明知過度使用，想要減少，但耐受、戒斷使她無法自拔，因過度使用，使得行為克制、情緒調控及酬賞

滿足的腦功能弱化，產生耐受性，需要施打更多、更刺激的藥物，才能感到滿足；也在不能施打更多時，戒斷症狀難受；只好想盡辦法繼續施打藥物，才能感到舒服。最後，沮喪和自我痛恨的信念更是一再粉碎改變和重生的希望。

作者也認為並非使用藥物如海洛因、安非他命的人，最後都會成癮；有不錯的工作、堅強的人際關係和良好心理健康的人，很少為了陶醉藥物而放棄這些；相反的，藥物能強而有力影響那些心理和生活的其他部分已破損不堪的人。因為生活中缺乏愛和受歡迎的人際關係、因為情緒常憂鬱焦慮，而需藉由藥物來得到抒解，也更及時行樂而不能延宕滿足。行為經濟學家喬治・艾恩斯利提出的理論認為，成癮的行為是當事人重複的選擇及時行樂而不去擔心將來會產生的痛苦。同時，成癮的人也持續的高估當下愉悅的價值，卻低估延宕滿足可以帶來的更多美好。憂鬱及對週遭的不信任是否更強化了這傾向？作者這些觀點提供了當今政府、社會、學校推動毒品防治的重要指引，除了強化緝毒外，心理健康的促進、維護及復原更是不可忽視的工作。

作者特別強調青春期青少年階段是重要的，如果在青少年的階段因受霸凌、缺乏人際歸屬感、情緒常憂鬱焦慮、在生活中沒有找到自我角色認同，則很容易逃避到藥物中來得到愉快感、歸屬感、自我認同感。這種現象也同樣可解釋當今台灣社會約有一

成青少年的過度沉迷網路遊戲的行為問題。透過個案分析和系列研究探討，我也發現這些青少年也是透過沉迷網路來逃避壓力、忘憂解愁，並得到高四感（愉快感、歸屬感、成就感及意義感）。因現實生活得不到，而從網路遊戲得到滿足。因此，養成了透過玩網路遊戲解禁慾望、忘憂解愁，找到自尊、自我認同的信念與習慣。父母若要預防網路遊戲沉迷，則平時就要了解與協助孩子安排高四感的非網路生活。若孩子已依賴網路遊戲來得到這四感，則重要的是，幫孩子找到可帶來高四感的非網路替代性活動。

這是一本身為重度毒癮者作者的自白，也是作者戒癮後投入毒癮與戒毒研究的心血著作。它可以幫助我們更了解何謂成癮、為何成癮、如何戒癮及預防成癮。並且，這本書也是很有用的實例教材。長期以來，我開設成癮相關的課程，也常應邀對大眾進行有關成癮的教育；我常要製作個案教材，因為透過具體的實例，才易引發學習者或聽眾的的興趣，並提高對抽象理論原則及研究資料的情緒與理智的理解度，因此，相信許多成癮的教學訓練可由這本書獲益。

在地獄的門口重生

海苔熊
心理學作家

想一想，在你的日常生活當中有下面這樣的狀況嗎？

- 每天早上起來看的第一面玻璃是手機
- 如果沒有喝一杯咖啡，就無法開始工作
- 一定要洗完澡之後才能坐到床鋪上，只要有髒東西碰到床鋪，你就會抓狂
- 你在意的人超過半天沒有回你訊息，你就會開始胡思亂想

如果上面有些是你經常會做的事，那麼你是「有意識」地在做這些事情嗎？如果突然叫你不要做了，你真的有辦法讓自己停下來嗎？

無所不在的成癮

發現了嗎，我們每個人或多或少，活在某種程度的成癮當中，雖然不一定造成危害，但也不是說停就能夠停下來。我記

得多年前一位老師曾經在課堂上面邀請我們參加他的一個體驗研究，他請我們選定一個日常生活習慣（例如睡前滑手機30分鐘），然後嘗試兩個禮拜不要做這件事。我記得我那個時候選的是「喝飲料」（想當年我是一天要喝三杯飲料的人），結果到第三天就受不了了，我回過神來，我已經在手搖杯的飲料店前面結完帳、插入吸管準備開始喝了。

如果你也有過類似上面這樣「失去自我控制」的經歷，那麼在讀這位作者的親身經歷時，一定會心有戚戚。她在一開始就談到有兩個分裂的自己，理性上面知道應該要戒癮，但身體卻不聽使喚，直到她走向了地獄的路口，才在千鈞一髮之際進了戒毒中心，也開啟了她研究上癮的這條路。

上癮的真相

關於什麼是「上癮」、為什麼會「成癮」，一直以來學界有不同的定義和看法，作者主張成癮是一種學習障礙，主要包含：

- **目的性**：你是有目的的使用它，讓自己爽,或者是讓自己興奮、降低壓力等等。
- **強迫性**：用到後來，神經迴路讓這個行為變成自動化和強迫性。

- **無法停止**：當行為無法再帶來快樂，或者是已經帶來傷害時，儘管這行為已經不合時宜，但你仍然沒有辦法停止。

你學習到一種方式從你的世界遁逃，這個逃跑的方法相對於其他你所面臨的生命困境可能更為有效；你透過網路、毒品、性愛或者是對某一個東西的成癮，來填補你內心對於愛與被愛匱乏的需求；你知道繼續這樣做並沒有辦法解決真正的問題而且還會越陷越深，可是你無力阻止它發生 —— 上癮就像是漩渦一樣，讓你在扭曲當中變形，讓你失去原本的模樣，這就是成癮的螺旋式發展（The Spiralling Distress/Addiction Perspective），讓你逐漸要用更大的劑量，來維持原先的快樂，或者是避免戒斷所產生的痛苦。

然而，我覺得這本書跟其他的書不一樣的地方在於，作者本身也是從陰影裡面走出來的人，所以更能夠指出一些市面上流行的方法不切實際之處。例如，我過去曾經看過很多類似的書籍採用「匿名戒酒會」的方式，都覺得有點疑惑，因為倘若當事人沒有辦法很信賴團體、或者身體仍然在「中毒」的狀況下，很可能因為他覺得為什麼其他成員都可以但自己卻無法控制，就會開始出現自我責備、自我放棄，然後這個負面情緒又形成了一種壓力，反而更助長了成癮的行為：我不可以再用海洛英 ➜ 可是我竟然昨天還是打了一針 ➜ 我真沒用（挫折感）➜ 繼續吸食。當

然，這並不代表匿名戒酒會之類的介入沒有效，而是我們能否提供這些成癮者多一點寬容，或許在他們成癮行為背後，還有更多污名化、社會地位、工作等等的危險因子促使他們繼續留在這樣的循環當中，當我們看見階級和個別差異，或許就比較能夠了解，是什麼讓某些人一直沉溺在地獄裡無法脫身。

在地獄的門口重生

如果說上癮是一種學習，那麼告別上癮也是一種學習。學習用健康的方式來滿足自己的需求，學習在對的地方找到自己要的答案，學習放棄用傷害自己的方式來達到暫時的滿足，說起來容易，操作的過程卻是困難重重。也正因為這是條充滿荊棘的路，這本書顯現了它非常獨特的價值 —— 作者用她的親身經驗結合引人入勝的故事來告訴你，她在這條路上跌倒了多少次，並且結合許多神經心理的研究，提醒你有時候控制自己的行為，不完全是你的問題。

我並不期待看了這本書之後你就能夠從某種強迫行為或上癮當中脫身，但我衷心期待被某種症狀或者是上癮困住而受苦不堪的你，能夠在作者的理解裡重生。

「如人飲水，冷暖自知」的「成癮」面面觀

翁仕明

國立臺北護理健康大學聽語所副教授

該如何對本書作者下個註解呢？「神農嚐百草」，不，也許「生命的鬥士」較為貼切吧！

一開始仔細閱讀本書時，看到作者動用第一人稱的視角，我還好奇地翻了翻前言，心想：「這本該不是部小說吧？」直到後來才恍然大悟，作者利用親身「試毒」的經歷，告知我們有關成癮的一切！

「成癮」，醫學上又稱為「物質濫用」。記得今年初在中廣知名主持蘭萱的專訪節目中，我們除了聊青少年的感情事件外，也略提了這個話題。「成癮」在神經科學上，與一種神經傳導物質「多巴胺」有關，而「多巴胺」正是行動力的來源。曾經有科學家發現，「成癮」的行為與「賭徒」的養成有著異曲同工之妙：舉例來說，相同的毒品成分，某些人即使淺嚐，卻絲毫無感，而另有某些人卻完全無法抵抗，一碰立馬晉升「毒粉」！進賭場似乎也雷同，有的人是無論輸贏，都早早收山，而另一群人卻不斷加碼，上演那齣「一日賭神」或是「傾家蕩產」的大

戲。除此之外，難道僅有壞事會上癮，不、不、不，更有一群朋友，成天「書癮」上身，好書不離手，一本接一本，說不定諸位看倌，正有幾位「大書蟲」，捧著這本好書，準備拎它回家呢！

事實上，更令人關注的是，臺灣青少年的物質成癮現況，其實遠高於教育現場各級學校的回報；根據精神科醫學會的推算，粗估約有兩到三成的莘莘學子，曾經在同儕的鼓動或壓力下，以身試毒！可想而知，了解何謂「成癮」，並明白其成因與後續如何因應，是刻不容緩的！

很高興見到本書中譯本在臺上市，也期盼藉由本書作者生動的筆觸，讓我們更加深入看見「成癮」的世界！

拒絕讓生命陷入成癮現象

張進益
《下流青春》作者

　　看完這本書一則喜一則憂，高興的是一名毒癮者重生，並且將自己所經歷的戒癮成功方法告訴大家，憂的是在書本最後提到各種新興合成藥物不斷的出現，讓人真的防不勝防，透過這本書讓我再度思考，書中提到成癮是學習的！戒癮是必須跨界的！社會拒絕及挫敗是讓人進入成癮是戒中重要一個環節！

　　我近幾年來到過無數的校園、監獄、軍中談反毒，書中內容所描述的戒癮是認知的、學習的，我非常的認同，反毒教育絕對不是告訴人民毒品、毒品分類……，重點是讓生命不陷入成癮現象，當然毒品是讓生理進入生理依賴最快物質，並且因著需要取得毒品而造人害人害己的現象，尤其書中引用許多數據兒少早期接觸成癮物質，是大過一般成年人接觸後成癮現象的數倍，這讓我們在兒少拒毒的努力中要更加落實努力，我努力的把書看完，內容雖與我們國人對毒品的認知有所落差，但一些數據及方法確實值得我們探討，誠摯推薦此書，還給我們身心靈健壯的人生，祝福您！

作者註記

寫關於成癮，是一件很有挑戰性的事。其中的困難之一，是無所不在的污名化和不正確的用詞。重視這種事的倡議人，已經成功的進步到用「第一人稱」來描述有其他狀況的人，像對思覺失調症（Schizophrenia）[1] 或躁鬱症（bipolar disorder），以完全不涉及個人的方式來描述個體的種種症狀。但是在媒體報導的範圍則還沒有進展到這個地步，在報導成癮的情況時，他們還是不時的會噴出像是「毒蟲」「酒鬼」或「頭殼壞了」，這些在描述別種疾病時難以想像會出現、把人降級貶低的用詞。

結果就是，我決定全部使用「成癮者」或「有酒癮者」取代「毒癮者」或「酒精中毒者」。只有在使用別種說法會顯得過度繁瑣、重複，或是當我在討論的是一種刻板印象時，才會使用這些簡化了的貶抑字眼。更進一步說，我也只有在提到本身就很不幸地被不當命名的政府機關，或是現今已經過時了的精神疾病診斷中的「物質濫用」時，這種在當時用來形容比吸毒不嚴重的問題所使用的標籤，才會用「濫用」這個貶抑的字眼。我比較偏好的，形容較輕微的藥物問題的名詞是「藥物誤用」，這個詞不會自動的把藥物使用者和「虐童者」「騷擾」和「家暴」連結在一起（「用藥」一詞指的是使用某種物質，但是不必然和傷害或成癮有關）。

---

1 思覺失調症過去稱為精神分裂症，有多種不同的亞型，共同特徵是人格的解離，造成異常的社會行為及與真實世界脫節。（譯註，以下皆同）

還有，當寫到自閉症（autism）時，我會使用「自閉者」，不是「有自閉症的人」，因為這是很多替自閉症發言的人喜歡使用的詞彙。這些行動派的人認為自閉症是這些人原有的情況，他們認為，說「有自閉症的人」就像說女人是「有女性性別的人」一樣的怪。我也會使用「成癮的人」來減少重複性，或是行文的不自然。

　　最後，在本書所有具有懷念性質的章節中，名字都已經更改過了。

目　錄

緒　論

疾病和創造力之間常有某種衝突，有時候，
更有趣的是彼此甚至會對撞。

——奧立佛・薩克斯（Oliver Sacks）

我面朝上，躺在加州大學洛杉磯分校的薩默爾神經科學與人類行為研究所（Semel Institute for Neuroscience and Human Behavior）的大腦斷層掃描儀的金屬管中，試著不去想到棺材或地震。在我的大腿上有顆橡膠球，萬一感到疼痛時可以捏，讓我可以立刻脫離這個白色的巨大甜甜圈狀的機器；我的頭部現在深深的埋在甜甜圈的正中心。稍早，在滑動的軌道上被推進去時，我忍不住想到停屍間裡擺放屍體的抽屜。雖然我戴著耳塞，機器的金屬嘶吼聲還是讓我覺得耳朵快要聾了——尤其加上不時出現的震動和尖銳的嗶嗶聲時，這種感覺更明顯。因為我懼怕密閉空間，又痛恨大噪音，我試著集中注意力在呼吸上。我在這裡要做的作業之一，是要測量我的衝動控制，但是我幾乎要用盡全力，才能不立刻緊捏那顆橡膠球來逃離現場。

我不是因為醫師處方而來照大腦斷層掃描的。實際上，是我決定讓自己置身在這個困境的，因為這是實驗的一部分。我想更了解成癮：和我自己的經歷以及更廣泛的現象有關。到底我如何會從一

名資優的女孩，一名獲得長春藤盟校獎學金的學生，變成一個一天要注射四十次古柯鹼或海洛因的人。為什麼我在 23 歲時就復原了，而其他人需要更長的時間，甚至沒有成功？更重要的，是什麼因素決定誰會成癮，誰能復原，誰又不能？躺在掃描儀裡等待時，我回想起最後一次使用毒品，那是 1988 年，當時的我整天不是在注射毒品或販毒，就是在找毒品。我在想——改變了的是什麼？沒有改變的又是什麼？

很悲哀的，我在昏睡中度過了 1980 年代，到了 2015 年，不知怎地又清醒過來時，並沒有發現整個社會看待和處理成癮這件事有什麼改變。當然，有四個州和華盛頓特區，為了消遣用途而販賣大麻已經合法化了。這對任何記憶還停留在「說不就好了」的時代的人來說是一大震驚。同時，是的，成癮行為再次回到媒體的聚光燈下，只是現在，成癮的不再是快克古柯鹼，而是網路成癮、性成癮、食物成癮、遊戲成癮以及悲劇性的處方藥的過量使用致死（名人，還有其他人）獲得最多的關注。現今，藥物過量致死，事實上甚至已經超過車禍，成為意外死亡的第一名。

的確，現在認為自己有物質成癮或正從成癮中復原的人，比例創歷史新高：2012 年進行的一項大型全國性調查中，每十名美國人中有一人——總數超過 2300 萬人——表示在他們的一生中，曾經受到某些毒品或酒癮的影響。至少，有另外 2300 萬人受到某種物質濫用的問題所苦。這還不算數以百萬計的，自認有性、賭博或線上活動方面的成癮，或是正從這些問題中復原的人——也不包含有各種飲食障礙的人。2013 年美國醫學會（American Medical Association）宣稱，一如成癮，肥胖也是一種疾病。照體重算，每三名美國人中，就有一人有肥胖的問題。

在此同時，大藥廠、大食品公司、大菸草公司、大酒廠、大企業，整體來看都很了解成癮的問題，並且知道如何操弄這個問題。但是，大多數美國民眾並不知道──包括大多數有毒品問題的人和他們的家人。受限於早已過時的想法──很多想法可能從禁酒令（1920～33）時代以來就沒改變過──我們重複進行某些令人疲憊的辯論，同時適得其反的加強了打擊犯罪的策略。但事情並不是非得如此不可。

我在這裡提出一個新的觀點，一個有助於結束這種沒完沒了的僵局的觀點，指出一個對如何治療、預防並管理我們的成癮行為的方向。我會在這本書裡呈現一個看法，成癮不是一種罪惡，也不是一種選擇。但它也不像阿茲海默症（Alzheimer's disease）那樣是一種慢性、進行性的腦部疾病。相反的，**成癮是一種發展的障礙**──一個和時機、和學習有關的問題，比較像自閉症、注意力不足過動症（ADHD）以及閱讀障礙（dyslexia），而不像腮腺炎，或是癌症。無論從豐富的資料或成癮者本身的真實經驗來看，這一點都很清楚。

就像自閉症，成癮者一樣在和他人建立關係時有困難；像ADHD，也有數量大到令人吃驚的人可以在成長中克服這個問題。更進一步說，像其他的發展障礙（developmental disorders）一樣，成癮也有可能和某種才華或個人的特殊優勢有關──而不僅只是一種缺陷。例如，有 ADHD 的人，長大後常常發展成企業家或是探險家，而自閉症的人可以在著重細節的工作上表現特別優異，其中很多人更是極具才華的音樂家、藝術家、數學家和程式設計師。閱讀障礙可增進視覺訊息處理和模式搜尋的能力，而這些能力，對要從事科學和數學工作是有幫助的。成癮常常和熱切的驅力

和行為執著連結在一起，如果能適當地引導，這些情況可以作為各種領域成功的動力——而有些人相信，這些使用非法藥物者常有的「局外人」觀點和創造力有關聯。在以上種種情況中，正常和有問題的行為之間的界線其實是相當模糊的。

當然，某種程度來說，成癮看起來和其他發展障礙非常的不一樣。很明顯的，這是因為成癮包含明顯可見的蓄意的、不斷重複的做出相同的選擇，而其中一些情況，像是使用毒品，本質上被視為不道德。早年的創傷經驗，在成癮這件事上扮演一個重要的角色，但是對自閉症沒有任何影響。然而，這種不同，掩蓋了兩者間重要的相似點。舉例來說，自閉症和成癮，都會利用重複的行為因應他們面臨的問題，而這種重複性卻時常被誤解成問題的來源，而非當事人試著解決問題的行為。事實上，受到嚴重忽略的孩子，常常發展出一種很像自閉症的行為，像是持續地搖晃身體來舒緩或刺激自己；而受虐待的孩子常常會看起來像是有 ADHD，因為他們對「令人分心的事物」超級敏感，像是甩門的聲音。

在所有這些問題中——包括自閉症本身——重複的、高警覺性的，以及破壞性的行為通常不是主要的問題。相反的，它們通常是一種應對機制，是一種試著處理常常讓他們覺得受威脅或極度難以忍受的環境的方法。與此類似，成癮行為常常是一種尋求安全感的作為，而不是試著要叛逆，或是一種向內的自私行為（這也是過去對自閉症兒童的一種指控）。這整本書都會讓我們看到，對可理解的自我保護行為的錯誤解讀，如何毫無必要的以享樂、自私或「瘋狂」來污名化有發展障礙的人，包括成癮者——而結果就是，這樣的誤解不但於事無補，更增強了這些人失能的程度。

關鍵在於，成癮不是單純的因為接觸到藥物，也不只是因為某

種與生俱來的性格類型或遺傳條件，而造成無可避免的結果，雖然這些因素的確扮演著某種角色。其實，成癮是因為個人學到，在「某些時間或模式下，接觸到某些可以上癮的物質，或是有其他讓人成癮的經驗」，還有「某種先天的傾向，所接觸的文化和物理環境」以及「社會性或情感上的需求」，這所有因素之間建立起某種關聯性。不同的大腦成熟階段也很重要：25 歲之後第一次使用毒品的人不太容易上癮。而且二十多歲的人即使吸毒，無論有沒有接受治療，通常也不容易成癮。而這正是大腦完全成熟的時間。事實上，所有物質濫用的人，有 90％是在青少年期就開始了，而對最嚴重毒品的成癮問題在 30 歲就結束了。

用發展的角度看待成癮，影響深遠。舉個例子，如果成癮是一種學習障礙，打一場「對藥物宣戰」的戰爭就一點用也沒有。令人吃驚的是，嘗試過最被污名化的藥物，像是海洛因、快克古柯鹼或冰毒的人，也只有 10～20％會上癮。而會上癮的這群人，比例上常有嚴重的童年創傷經驗或其他心理疾病，無論我們花多大力氣來禁止某種成癮物質，他們通常還是會選擇某種執著的方式來「自我療癒」。在這個脈絡下我們就可以了解，要讓某種特定藥物消失以終止成癮行為，就像要禁用一種又一種的肥皂來治療不斷洗手的強迫症（obsessive-compulsive disorder, OCD）一樣。雖然當人們在自己無法控制的強迫症狀時，你可以讓他們使用對人體或多或少有害的物質，但是這樣做並沒有面對真正的問題。

其次，既然成癮是一種學習障礙，就不必然是一個需要長期治療、終生得接受某種污名化身分的問題：研究發現絕大多數的古柯鹼、酒精、處方藥以及大麻成癮的人，無論有沒有接受治療，他們的癮都在 30 歲中期之前就結束了。類似的情況，在被診斷為

ADHD 的孩子中，有三分之一到二分之一的孩子成年後就不再有相同的診斷，看起來，無論接受治療與否，他們都可以隨著成長而脫離問題，雖然它的確會影響個人是否真的能克服險境。最後，以這個學習的角度來看成癮，一方面可以對其他情況——從焦慮症（anxiety disorder）到思覺失調症，從躁鬱症到憂鬱症（depression）——提供一些啟示，因為這些疾病通常都是成癮的前兆，也可以從其他類似的取向中受益。

要挑戰成癮者有「受損的大腦」的看法，以及更簡單的，就說他們有「成癮的性格」，這本書對毒品、對物質的渴望以及強迫行為提供一個新的思考方向，無論在行為上它是極端到要注射毒品，或是正常到只是某種飲食習慣。

＊　　　　＊　　　　＊

在等著大腦斷層儀測量我頭骨下的軟組織時，我不禁想著，這是科學家認為既知宇宙中最複雜的器官。我知道我們所有經歷過的事，都以某種方式記錄在腦中。在我自己的大腦彎彎曲曲又充滿活動的表面上，一定有所有我學過的事情的痕跡，無論我現在能否清楚地回想起來，以及我所做過的所有有意識或無意識的選擇。

同時，在我的灰質（gray matter）和白質（white matter）的某處有什麼神經結構，甚至在我接觸藥物之前就已經讓我承受成癮的風險了，也是在這裡，殘留著這些物質所造成的化學改變。現在的我，以及所有我經歷過的，都在這裡用某種化學、神經結構或電生理變化的方式呈現出來：不僅是成癮本身，以及復原超過了二十五年，還有數十年的其他生活經驗的整體呈現。

我希望大腦掃描結果可以幫我說明，為什麼學習過程對這種障礙來說很重要。經過數十年對成癮的閱讀、報告以及寫作，數百次的專家訪談，更多和現在或過去使用毒品的人的訪談——其中有很多人有成癮的經驗——我現在相信學習才是好的治療、預防和政策的關鍵。雖然科學家長久以來已經了解到學習對成癮來說是很關鍵的，大眾卻沒有相同的認知——或是沒有意識到其中隱含的意義。然而，不能體會學習所扮演的角色而想了解成癮，就像不了解音樂理論想要分析歌曲或交響樂：靠直覺，你可以辨識出不和諧或優美的聲音，但你會錯過深層的、形塑和引導出音樂和諧性的結構。

　　不能成功的認識成癮的本質，也要付出災難性的代價。這會讓我們在預防、治療以及政策制定上，都不能有效的掌握各種藥物使用的問題。這會埋沒掉以個人化的角度來面對問題的方向。它同時也會讓這些議題停滯在無謂的爭論中：到底成癮是犯罪還是疾病。更進一步說，對成癮的誤解，也讓藥物政策持續被當成一種政治或是種族的皮球，因為我們持續使用的無效戰術，已經讓受影響的個人和家庭產生廣泛的絕望感。但是事實上研究顯示，整體而言成癮是復原機率**最高的**，而不是預後最糟的精神疾病——如同很多人被誤導而相信的。

　　人會上癮，並不是因為他們剛好碰到某些特別的化學物質，然後就開始固定的使用它。成癮是學習的結果，而且它的發展是有個人、社會、文化發展上的歷史的。我們會認為這是一種單純的大腦疾病，或是犯罪行為，是因為我們不了解它的發展史以及它扮演了什麼角色，這些因素用各種不同的方式產生出一整組表象很類似的問題。了解學習所扮演的角色，才能讓我們清楚看到問題所在以及如何解決。

正確的了解成癮者的大腦並沒有壞損——它只是走了一條不同的道路。就像 ADHD 或自閉症一樣，你也可以說，成癮有不同的大腦迴路結構，而不必然是結構受損，雖然有些藥物的確會傷害腦細胞。然而，就像所有後天學會的東西，成癮也可能隨著時間而變得更根深蒂固，但是隨著年齡的增加，從成癮復原的機會是**更高**，而不是更低。這個明顯可見的矛盾，如果把成癮當成一種發展障礙來看，而發展障礙在生命的不同階段本來就會有所改變，道理就明白多了。

此外，就像世界各地的父母和老師都清楚知道的，要強迫或脅迫別人學習，幾乎是不可能的——尤其是要改變一個已經習慣的行為。如史金納（B. F. Skinner）親身的觀察，「人們不會因為被懲罰，行為就不朝某個固定進行；頂多他只是學到如何避免懲罰。」恐懼和威脅，實際上真的會讓能量從大腦中負責自我控制和抽象推理的區域中流失——剛好與你想教對方一種新的思考和行為方式背道而馳。如果有社會支持、同理心，還有正面的誘因，要改變行為就容易多了，如同相當多心理學的研究發現——卻在成癮的治療和政策上大大受到忽略。這顯然對要如何透過司法系統來改變成癮行為，提供一個明確的願景。

最後，學習和發展在成癮上扮演重要的角色，意思是，不像其他身體的疾病，成癮的文化、社會和心理因素，都和生理的脈絡無法分割，緊緊的編織在一起。單獨的扯動任何一條線，都會讓整個結構分解成令人無法理解的一團混亂。單向度的從生理、心理、社會或文化對成癮貼上標籤，只會讓它令人無法理解。然而，如果能同時強調學習、情境和發展的重要性，會讓整件事情變得更容易解釋也更好處理。

把成癮視為一種發展障礙，讓我們能夠回答一些以前頗令人困惑的問題，像是為什麼成癮的人顯然有能力做一些高度自主性的選擇，如隱瞞他們在使用藥物，且能有效的計畫以確保自己的藥源不斷，但明知結果是弊大於利卻無法改變吸毒的習慣。學習有助於解釋為什麼文化趨勢和遺傳都有重大的影響，以及為什麼成癮行為會因人而異。進一步的，學習和發展也清楚地闡釋了，為什麼工作和社會支持這類的因素對成癮復原的影響遠遠大於對生理疾病。悲哀的是，癌症很少因為某人墜入愛河或結婚而消失——但是酒精或其他成癮可以，而且常常因此而得到緩解。

本書的其他章節，我們要來看學習如何密切的和成癮的每件事緊密關聯：從某些藥物使用模式和經驗所造成的大腦分子結構的改變，還有藥物和特殊線索的連結，以及透過個人、家庭、文化和歷史情境而形成的記憶。把我個人的經驗當成一個案例，我會說明某種成癮如何透過某個神經迴路來作用，同時，別種成癮卻利用不同的神經迴路。毫無疑問，我的經驗的確不尋常，但是這個案例的特殊情況卻讓我們可以清楚看到學習在成癮過程中的廣泛影響，以及如果要了解更大的問題所在，在各個案例中，學習特有的本質都很關鍵。

在這裡，我們會看到成癮如何影響某類學習，其中牽涉到的古老神經迴路是與我們的生存和繁衍後代有關的。既然在生物上這本就是有機體的最基本任務，這些迴路會產生動機極強的行為。如果用程式設計的語言來說，當我們飢餓、戀愛、擔任父母時，即使某些行為可能會產生負面的結果，我們還是會堅持下去——這正是成癮行為的本質，這樣的現象並不是程式中的瑕疵，而是特徵。這可能就是生與死，或成功與失敗的差別。

但是，當大腦本要用來促進覓食、社交連結、繁衍或是擔任父母的通路走上歧路，產生了成癮行為時，那麼上天的祝福就變成一種詛咒。愛和成癮是同樣的神經迴路的作用，只是用不同的樣貌呈現，這也是為什麼關心和與人的連結，是成癮能否復原的重要因素。

世界終於了解，用美國式的、懲罰的方式——上世紀藥物政策的主流——來解決成癮問題是注定要失敗的。要往前進，就需要了解這種障礙本身，以及它和藥物與其他行為的關係。只有透過學會成癮到底是什麼——以及不是什麼——我們才能開始找到更好的方式來克服它。同時，只有了解每個成癮的人都是不同的個體，並且對他們抱持同情，我們才可能學會更好、更有效的方式，以減少和毒品有關的傷害。

當我躺在大腦掃描儀裡，Talking Heads 樂團[1]的一些歌曲片段在我腦中跳出來。歌詞是這樣的：「嗯，我怎麼來到這裡？」這是每個成癮案例中令人迷惑不解的地方——而要解決它，我們需要從成癮者的角度來看待問題，透過檢視其中的一般性原則和特殊情形，情況就明瞭了。

1　Talking Heads 是一支美國搖滾樂團，成立於 1975 年，1991 年解散。樂團以複雜而多層次的音樂見稱，融合了龐克、放克、流行音樂、前衛、藝術搖滾等，後演變成自成一格的新浪潮曲風。

第 1 章

針 頭

海洛因是唯一真正有效的東西，唯一能讓他停止像倉鼠一樣在無解的跑步滾輪裡疾走不停的東西。海洛因就像遊騎兵……（它）滿足的安然降落在他頭顱的底部，陰暗的將自己包覆住他的神經系統，就像一隻黑貓，蜷伏在牠最喜歡的抱枕之上。

——愛德華・聖・歐拜（Edward St. Aubyn），
《壞消息》（*Bad News*）

到了 1988 年 7 月，我的人生已經退縮到只剩針頭。當時我和男友麥特住在一起，賣古柯鹼。首先，我當時每天唯一的目標，就是在一個美沙酮計畫中死撐著，然後，不知如何做到的，確保自己賺夠錢來吸毒、付房租和養貓。那個夏天，是我人生中最好也是最糟的時期。最好的部分是，那年 8 月，我成功的脫離古柯鹼和海洛因癮，而這個癮頭讓我的體重只剩下 85 磅，四肢上佈滿憤怒的針孔，頭髮非常稀少，像「瑪丹娜想要變成瑪麗蓮・夢露」那種金色，而眼神渙散茫然。同時，那也是我最糟的時間，嗯，因

為我不會向任何人**推薦**主動戒斷和早期復原這種痛苦的經驗。

我 23 歲，當時正保釋在外，在紐約州的〈洛克斐勒麻醉藥物法〉（Rockefeller drug laws）之下，因為在 1986 年販賣古柯鹼，面臨強制性的 15 年到終身監禁的刑期。我被抓到時，身上有 2.5 公斤的古柯鹼，這讓我看起來像是高階的藥頭，但事實上，這大部分是麥特的藥頭的，他要麥特幫他藏這些藥。

對一個 3 歲就會閱讀，八年級時努力隱藏自己的社會不適應感，而被稱為「非常可能會有個成功的未來」，同時學業成績非常優異，得以獲准進入哥倫比亞大學第一個女性班級就讀的人，這樣的未來誰也沒料到。但是哥倫比亞大學對我而言已經是過去式。我無法在面對一重罪的壓力之下同時繼續讀書；事實上，我什麼也不太能做，連基本的自我照料，像是打掃家裡、洗澡或是洗衣服，都有困難。

大概就是在這時候，我應該跟你們說，我是不一樣的，我不是你們心中「典型的吸毒者」。美國媒體一再的向我們保證，成癮者當然不是白人、女性、受過教育以及中產階級的。但是我不會這樣做。歷史告訴我們，所謂的「典型吸毒者」這個概念本身，是一個很殘忍的刻板印象，它是在一個非常嚴厲的種族主義時代鑄造出來的，這正是為什麼我們治療藥物成癮的系統和藥物管制政策都很嚴苛，都很無效。整體而言，這個隱藏的障礙，讓我們無法真正的了解藥物成癮的議題。要做得更好，我們需要了解成癮的真實現象，了解用被誤導的方式來界定它會造成多大的傷害。

在 1980 年代，在我藥物成癮的時代，非常強調「生理的」和「心理的」成癮的區分，令人吃驚的是，這種強調兩者不同的沒根據說法到現在仍然很普遍。生理的成癮被視為醫療的問題：主要的

問題是依賴，是當個人並沒有生病，但在生物層次上卻需要使用藥物，才能讓個體繼續運作。的確，從 1980 年代直到 2013 年，這類問題在精神診斷手冊中正式使用的詞彙，就是「物質依賴」。

相反的，「心理的」成癮被視為道德問題：代表你的心智已經失控，你意志薄弱、自私，是一件壞事。生理成癮是真實的問題，而心理成癮是你自己想像出來的。很不幸的，像我這樣的人是用一種很艱難的方式學到，要避免戒斷症狀，對藥物的生理需求並不是問題的核心。反之，心理，以及影響成癮的學習過程的重要性，才更是重大。在 1988 年的夏天，這個心理需求主宰了我的人生。

*　　　　　*　　　　　*

麥特最愛的字之一是「惡臭的」。它很適切的描述了我們那年夏天的生活情況。我們住在離三區大橋 [1] 不遠的亞斯托利亞（Astoria），房子月租 750 美元，基本上是個正方形，分隔成四間房間，非常簡略的裝潢，其中一個房間的地上放著一張沒有鋪床單、有污漬的、折起來是椅子的折疊床，很多書，漫畫書，唱片，CD，一套高階的音響和幾張桌子椅子。

散佈四處的，就是我們的吸毒殘痕：彎曲、燒黑的湯匙，和球莖狀的玻璃古柯鹼管，有些已經破掉，有些底部有一層燒焦的金屬沉澱。一些霓虹橘色的針筒蓋放在成堆的髒衣服上，而我的衣物幾乎清一色是黑的。在其中一間房的角落裡有一部早期的個人電腦和

1　羅伯・甘迺迪大橋，原名三區大橋（Triborough Bridge）。位於紐約市，經過兩個填土而成的人造島來連接紐約市曼哈頓、布朗克斯、皇后區三區。

一部點陣式印表機，我用這來歸檔幫一個嗑藥雜誌《超嗨時刻》（*High Times*）寫的文章（我的第一篇全國性的專欄，是用摩拉·萊斯這個假名所寫的，標題是〈尿尿巡邏〉[2]，寫驗尿）。

另一個角落有一盒貓砂，我們的長毛灰色虎斑貓思蜜克踱來踱去，現著他豐厚膨鬆的尾巴。至少，思蜜克是有被好好寵愛、甚至餵得太好。我們則是住在骯髒和雜亂之中──而貓砂盒並不總是清乾淨的，這種情況，有時候思蜜克會用不在貓砂盒中便便來抗議，常常地就直接大在散佈一地的紙或布上。

這時期，麥特變得非常怪誕的執著於自己的身體功能，並且很怕被消防隊員逮捕。他覺得開紅色卡車的那個人不知怎地能夠監控他，並且可以偵測到他所吸食的古柯鹼的煙。他總是拉下窗簾，偶爾還會謹慎的偷看外面，看看消防隊員是不是要來抓他了。這個來自長島，曾經很酷、機智又有藝術特質的猶太男孩，現在大多數日子只是坐在屋裡，只穿著白棉內褲，被垃圾所包圍，心中確信吸食加熱過的古柯鹼破壞了他的消化道，但是又無力停止。

每天早上我都跟自己說，我今天沒有要注射古柯鹼，知道那只會讓我更焦躁、更偏執和妄想（但至少跟消防隊員沒關係！）。我會拖著自己到位在第五十九街橋底地鐵高架路段附近，像堡壘一般的美沙酮計畫所在地。我已經選擇了要接受治療；我知道生理上依賴海洛因是個問題，而我想獲得協助以脫離困境。事實上，我是認為這樣做就足以讓我的生活重新回到軌道上。

我完完全全的浸潤在美國對成癮的矛盾觀點中：我相信，這同

2　篇名 piss patrol 是雙關語。可以是巡邏別人有沒有隨便尿尿的警察；也可以是「尿在巡邏警察身上」的意思。

時是一個道德和醫療的問題。我不能接受自己有道德的問題；我認為那就表示我的智力──這是我唯一珍惜自己的地方──是脆弱而損壞的。所以，我對自己說，我只是「生理上有依賴」，而美沙酮可以修正這個問題。

基本的想法就是要藉由使用一個安全、乾淨、非注射類的成癮藥品，在六個月的期間逐漸減低用量，讓我能對非法的成癮藥品「斷奶」。「大橋廣場美沙酮維持療法計劃」（The Bridge Plaza Methadone Maintenance Treatment Program）首先用我現在知道根本不足的劑量讓我「穩定下來」。有效的美沙酮劑量因人而異，但是基本上需要超過 60 毫克（而他們給我 30 毫克），這樣，最終就能在不至於產生陶醉感的情況下，降低你對海洛因的癮頭。在這樣的劑量下，萬一你毒癮復發，美沙酮也同時會阻斷你的快感。而我倒是從來沒有這樣的經驗。

但是即使這個計劃從頭就給我正確的劑量，也不會有太大的差別。他們幾乎立刻就開始幫我「降低劑量」了，將美沙酮的劑量降低到當時的研究就已經知道是非常沒有效果的程度。結果一如研究資料顯示的，隨著他們降低美沙酮的量，我自然調高了自己海洛因的用量，使得整個過程完全無效，而我的身體也維持著對藥物的依賴。我感到很無助，覺得深陷其中，無法逃離。

所以，我改變策略。首先，我說服自己美沙酮實際上讓戒毒的過程變糟。傳聞中，戒海洛因比戒美沙酮「容易」，因為海洛因最糟的戒斷期會持續辛苦的兩週，而美沙酮的戒斷是曠日廢時的，可以延續好幾個月（雖然我後來了解到，如果做法正確，它其實是相對不嚴重的）。我想出的新戒毒計畫是這樣的：我會完成美沙酮排毒，再用幾週的海洛因將美沙酮排出體外。**然後**我就再也不用毒品

了。當然，在那個時間點我也會停用古柯鹼；然而今天，我只要再打一針就好。

既然麥特和我當時在賣古柯鹼，所以，實際上我們身邊總是有一些貨，所以這個打一針就好很快就變成十幾針。我需要努力找到我僅存的血管，等待足夠的血液流過來的時機，看著血液衝過屏障，就像挖到油井時石油噴出一樣。但是就算這種情形順利的發生，絢麗的快感也不再了。它被妄想玷污，充滿高懸的恐懼感所造成的陰影。以前，一開始就爆發出來的興奮感，對我開啟無限的機會和充滿可能性經驗的感覺，如今已經充滿恐懼，讓我覺得困住無法脫逃，沒有自由可言。試圖把這個恐懼感凝結住，徒增更多毫無結果和想要更多毒品這種令人沮喪的慾望。

我用藥過度、身體顫抖、無法放鬆，我的心臟好像敲擊出比可能發出的更大的聲音，那時候，我會意識到唯一能幫我的就是海洛因。而這在布希維克、布魯克林、曼哈頓下東區這些當時很可怕的地區，幾乎等同於自己拜託警察上門。

我很怕被逮捕——不僅僅是因為一般的理由，更因為我很怕這會對我的保釋金造成什麼影響，這是用我已離婚的父母各自的房子一起作為抵押，充做 5 萬美元的價值。保釋金設得這樣高，是因為我被捕時持有 2.5 公斤的古柯鹼，我因此被當成大藥頭起訴，雖然實際上根本不是這樣。事實上，這是我第一次被捕。

結果，因為要降低再次被捕的風險，我不再自己去買毒品。相反的，我和會在街上幫我弄到毒品的朋友一起出門，然後他們會分我一些。我們會開著某人的破銅爛鐵車，走布魯克林一皇后快速道路到達布希維克，抖抖抖的經過分割兩個區域的大片墳場。快到時，我會在右前座或後座上伏倒。我的族裔和襤褸的外表，讓我們

在那裡出現的目的變得明顯可見。每當同行的人快速飆進老朽、佈滿塗鴉的建築物時，我總是緊張的在車內等候，而他總是好像經過許久才回來。

海洛因，如果我們成功的買到好料——而不是沒效的摻假的劣質品殘渣——就可以給我幾小時幸福的平靜時光。當我回到家，我會加熱湯匙，將海洛因溶解在水中，冷卻後，我會加入一些古柯鹼，然後將這個混和物注射到體內。如果藥物品質好，而我的抗藥性又沒有太高（在成癮的這個階段，這是很少見的狀況），最先的衝擊真是只能說是上天賜予的。就像銅管樂器演奏出的飽滿豐富的音樂，當我將藥物注射到體內，就像小喇叭聲的暴發一樣令人振奮；我可以在喉嚨的後方嘗到冰冰的感覺。再過一下子，取而代之的是海洛因所產生的比較溫暖、平順的和諧感。我身體裡的每一個原子都因此而感到平靜、安全、飽足、滿意以及最重要的，被愛。

然而不幸的，不久之後，我就決定再注射一針古柯鹼會很棒。這會啟動一個牢不可破的「再一針就好」的循環，直到古柯鹼引起的焦慮緊張完全抹去海洛因造成的鎮定效果。在一個無眠夜之後，第二天也如此這般的，從令人屈辱的美沙酮課程開始。

位於低矮、光線不足的工業區，在地鐵 N 線和 7 號兩條路線的高架鐵軌的陰影下，被圍繞在像是汽車零件供應商的公司中，看起來像是座監獄。目光所及，所有東西都顯露了對保全的強調，以及類似圍城時要保住所有有價值物品的心態，而這個心態來自你把所有客戶都視為罪犯。雨、雪、霰，或是冰雹——沒有任何氣候嚴苛到足夠阻止我們在診所一早開門前就在門前排隊，這樣我們才能獲得治療藥物，來阻擋戒斷症狀。在那個時刻——有時稍晚一點但絕不會提早——沉重的金屬門會吱吱的打開，而我們會在監視器的

監控下成群進入獵人的陷阱中。在第一扇門關閉之後，第二扇有著同樣裝備、同樣深具強迫性的門，會打開讓我們進入。

接下來，我們在裡面排好隊。通常，你需要先提供尿液樣本，才能從護士那邊，從精準校正且嚴密保護的機器中，得到一份由美沙酮和橘子水調成的有苦味的混合飲料。那年夏天，這個程序對我而言有個問題：我總是因為前一晚使用毒品而脫水。而如果我要提供一份「觀察下的尿液」，那麼負責這件可愛工作的女士通常需要站在我身後，等到我能擠出足夠的尿液來。他們其實可以直接問我有沒有用藥：我不認為在這裡我曾經交出「乾淨的」尿液，而我的持續用藥，應該是我需要額外協助的一個訊號。但是要這樣做，他們必須視我為人類族群的一員，我生病了，而不只是另一名毒蟲——我需要真正的個人化的治療，不僅只是一些官僚的規則。

這是我個人第一次與所謂的專業「協助」戒癮人士接觸的經驗：一個如果你復發就叫你「髒鬼」，一個預設你是個說謊的人、小偷或是更糟字眼的制度，當你成癮症狀變嚴重時，這個制度的反應不是給予更多的協助，而是用懲罰，或把你驅逐在外。真的是這樣。當我的「排毒」很清楚的不成功時，我問輔導員是否可以在美沙酮計畫留久一點，看看能否讓我穩定下來，看看能否進步，但得到的答案是我不使用海洛因的時間已經夠長了，所以不能再繼續接受美沙酮治療。除此之外，我也用了太多的古柯鹼。

換句話說，當情況很明確地顯示我無法正確排毒時，我的問題就變成我既「太壞」（古柯鹼）又「不夠壞」（用海洛因的時間不夠長），所以不符合接受更多協助的條件。基本上，出現成癮症狀的事實，正是讓我被踢出治療計劃的原因。我甚至沒有被轉診以獲得進一步的復健治療或醫療照顧——即使實際上那正是美國因為靜

脈注射藥物而造成愛滋病毒 HIV 流行的高峰期，而我在紐約市，那正是疫情的震央。市區中，注射毒品的人至少有一半早已感染；其中很多是我的朋友，而我很可能和他們共用針頭。在任何其他醫療領域，在這樣的全球大流行中，這種「照顧」會被視為一種弊端。

然而，那就是我所獲得的治療——悲哀的是，到現在這仍然是常見的做法，至少有三分之一的美沙酮治療課程仍然無法成功地提供適當的劑量。但是對我而言，至今我仍然難以相信，雖然一天要打十幾針毒品，雖然面對持有毒品的重罪，雖然參加美沙酮課程來戒海洛因，雖然被捕後從大學退學，我仍然不認為自己是真正的毒品成癮者。

到 8 月 4 日，一切都改變了。就在那天，我了解我快要跨過一條線，達到自己謹慎設定的成癮標準了（我必須承認，這個標準是特別設定，主要用來把自己排除在成癮者之外的）。從毒品中復原的故事，常常強調當事人突然的覺悟，因此啟動了改變生命的行動，真實的情況是，研究發現因為心理上的突破而走上改變之路是很少見的，也很少因為這樣引出某種明確的道路而造成行為的改變。的確，研究發現，想做某件事，結果也只有 33％真正採取想要達成的行為，即使**沒有**吸毒問題的人也是如此。學會一種新行為，基本上需要時間。

然而，我的經驗卻有些不同。我的故事，我的復原之路，也許是研究者威廉‧米勒（William Miller）會標記為「量子質變」的一個例子。在這種例子裡，極少數的人一夕之間就完成了整個轉變的過程——和比較典型的逐漸適應、改變的歷程不同。這也有可能是因為我的大腦自然的成熟歷程，最後終於達到一個境界，此時我

的「執行功能」終於可以開始在產生慾望的區域踩下煞車——而這個改變讓我的頓悟救了我一命。

不管是哪個情況，當時，如果沒有吸食足夠的毒品，我的意識就持續的被恐懼感所盤據。我不再使用美沙酮，這表示我又回到海洛因和古柯鹼了。我一直對將要發生的戒斷症狀感到焦慮。那天下午，為了逃避它，我和麥特一位朋友的女友海瑟一起去下東城（Lower East Side）。街上很熱，實際上和意象上都是如此。好像沒有人在賣藥。然而，最後她瞄到一名牽線者——一個介紹買家和賣家認識的人，我站在一旁等著而她過去交易。

每次聽到一聲很大的聲音或是看到一輛可能是警車，我都以為心臟要跳出胸口了。這是警方大力持續掃蕩低階藥頭的行動中的第一次行動：「壓力點行動」（Operation Pressure Point）[3]。之後幾年，這個行動持續地將低階藥頭和吸毒者送進司法系統中。我在街上，整排都是低矮、寬扁的房子，而整齊劃一的紅磚不知為何散發出一股威脅的味道。我想藏起來。路人的目光好像直接跳過我，好像我只是擺在街上的物品之一，像一只陳舊的垃圾桶。我垂下頭，眼睛看向別處。

我上星期做的一個夢突然跳了出來。在夢裡，我奮力抵擋某些想入侵我大腦的外星寄生動物。我目睹它進入別人的腦，讓他們獲得不可言喻的幸福感，但同時也破壞了每個人的個別性，控制每個行動。一旦它成功了，你就成為它的一部分，不再是你自己了。我試著逃走，但是哪裡都不安全，有個朋友出賣我的藏身之處時，我

---

3 壓力點行動是 1987 年紐約採取的打擊販毒行動，做法是持續逮捕小的、較低階的藥頭和吸毒者，而不是直接做大規模的掃蕩。

開始被吞噬。我醒來，驚恐又顫抖。回想起來，好像我內心已經準備好面對某種改變了。

我開始擔心海瑟是不是被逮捕了，而我就在這個烈日當頭的時刻，卡在街角，身體越來越不舒服。但是突然的，她從一個街角出現了，用快速、目的明確的速度走過來，我知道那表示她買到了。

然而，當我們回到皇后區，所有事情都不對勁。在她買到的「兩個藥包」中，各有好幾種不同的貨（每個 100 美元的藥包中會有十個袋子：一包給她和她的夥伴，一包是我的）。街頭的海洛因供應者通常會在包裝上蓋上自有品牌的名稱，往往有某種瘋狂的幽默感在其中——歷久不衰的名字像是「到院死亡」（D.O.A），「七年到無期徒刑」（Seven to Life），「毒藥」，還有和各種頭條新聞標題有關的，像是現下的「歐巴馬醫療法案」（Obama-care）。但是，藥包裡不同品牌混雜在一起不是一件好事：如果是廉價劣質的貨，通常在一個藥包裡應該只會拿到一個、頂多兩個不同的品牌。

我一進到廚房，就把其中一包藥丟到湯匙上。我真的開始覺得自己生病了——當你手上有著藥，知道馬上就可以使用卻又還沒用時，戒斷症狀實際上會更嚴重。這個貨碰到水時聞起來就不太對勁。無論如何，我還是把它注射到身體裡了，但是沒有效果。

就在這時候，我的心裡真的改變了——我想，雖然不用感謝它，但這個改變的確是因為包包裡顯然沒有任何有效的毒品。我發現自己在求海瑟的男友，一個我不特別喜歡的人，分我一點他們那份裡其他牌子的毒品。他的渾號叫做「水狸」。棕色頭髮，落腮鬍，下巴有點戽斗，還真像那些會蓋水壩的水狸，不是因為牠們享有盛名的勤奮，而是因為外表。他通常都極度慵懶。

我發現自己再次求他給我一包海洛因，希望至少其中一包有真的毒品在內。我沒錢再買更多。我覺得很絕望，而戒斷症狀正步步逼近。而且，我的道理是，既然他當時生理上並沒有對藥物的依賴，那麼就算他用了毒品，那天也不可能有很嗨的感覺。而我，相反的，沒有吸毒會生病，會很不舒服。除此之外，我知道我隔一天需要去法庭，這是我的律師設法延遲我可怕的洛克斐勒法相關案件的「最後審判日」，所想出的數不盡的手段之一。我應該已經「完成」了美沙酮治療；我的狀況應該很好才是。

　　但是水狸不為所動。而我在驚慌之下，甚至想過要誘惑他，只為了得到毒品。至於他的女友和我的男友也在同一個房子裡，根本無所謂。我以前根本看不起他，一點也不被他吸引，這都沒有關係了。這個想法基本上就是瘋了，也根本不可能成功，但這些也都無所謂。我的腦子只是遍尋可能的策略，任何可能拿到海洛因的方式，無論多離譜。

　　然而，當腦中出現這個想法時，我大感震驚。我無意批評那些用性交換毒品或是賣淫來維持他們的嗜好的人：如果有造成傷害，他們本身也是最可能的受害者，而很多這樣做的女性，孩童時代有長期被性虐待的歷史。但是，我個人無法明白自己為什麼有這樣的念頭。理由之一，我對別人的碰觸、丟臉的感覺、被拒絕都非常敏感。其次，我有個怪異的錯誤觀念：除非妳超級漂亮，男人才會為此付錢，而，嗯，說起來很好笑，我的自信有限，自認並不夠格作阻街女郎。

　　結果是，想要色誘水狸的想法遠遠超過我正常會想的事，所以這個想法立即就強迫我檢視過去我無法想像的事：我是個墮落的成癮者。生理的，心理的，隨你愛怎麼稱呼它：對我而言，我將要跨

過的線，表示我已經走到一個我過去完全沒到過的領域，就是「那些」意志薄弱的成癮者的棲息之地。

現在，我內在有些東西開始動搖了。我思考自己早期的藥物使用——高中時期，大麻和其他大麻製品，在死之華樂團（Grateful Dead）[4] 音樂會上的迷幻藥，在優雅的夜總會中的古柯鹼。我想像自己回到哥倫比亞的學生宿舍，秤出 0.25 克我當時認為無害的藥物，它帶來歡樂，也有助學習。我記得那些聚會，尤其在紐約最高檔的私人俱樂部之一，一間在 86 街那頭的第五大道上的公寓，俯瞰中央公園——一個如果不是因為我販毒絕對不會獲邀的地方。然後，我快速回顧那些我難以停止、無法成眠、流鼻血的深夜，所有的光彩都流失殆盡。我想到我因為販毒而被停學，重新入學後又被逮捕。我看到自己先是吸食海洛因，然後用注射的，現在，我在這間骯髒的公寓裡，求一個我並不喜歡的人給我毒品。

我望望四周，就像我第一次看著我的家和在裡面的我。貓砂早就因為太久沒換而發散出一股令人作嘔的惡臭。所有的東西都沾滿一層污垢——髒衣服上是虯結的貓毛和灰塵；發黃的報紙上是燒焦的、破碎的吸毒用管子。整個氣氛令人作嘔。我突然對周遭的情況感到非常驚愕，同時不能理解自己為什麼可以在這樣的狀態下過了好幾年。

就像攝影機往後拉，我看到的不是一堆難以理解的線條和色彩，而是清楚看到我真正的生活。當我在求海洛因時，透過這個鏡

4　死之華是一支美國搖滾樂隊，於 1965 年在加州成立。音樂風格融合搖滾、民謠、藍調、雷鬼、鄉村、即興爵士、迷幻和太空搖滾等元素。《滾石》雜誌列為「史上最偉大的藝人」第 57 位。1994 年入搖滾名人堂。2007 年獲得葛萊美終身成就獎。

頭，我看到整個世界崩解了，而且突然的，所有我以為很確定的事情，所有對藥物、對我的人生，我自認為知道的事情，再也不確定了。

就在這當下，我決定我需要幫助。父親第二天會和我在法庭見面；他總是會來，無論我的情況多糟糕、多無望。相反的，母親發現來法庭是如此的讓她不舒服，所以她就保持距離。至少已經有六個月了，她開始將我們的電話限制到只是簡短的對話，而在這些對話中，她總是建議我去復健治療。這個策略來自她的心理師的建議，以及她修習第二專長的藥物輔導課程。我成功的請父親帶我去上州到我媽媽的家，讓她可以幫我安排治療。我記得我吸毒的最後一晚——那個無效的毒品，結果變成我最後一次用毒——那個隱隱約約的不舒服的感官感受，預告了我將墮入戒斷症狀中。

我到法庭時身體又不舒服，一直盜汗。我穿了一件黑色，但至少上面有鮮豔花朵的「上班族」洋裝，我的骨頭突出。我如此的虛弱，只能勉強推開被告的小方井的木頭單扇門；我的律師唐諾·沃格曼，一個著名的被告委任律師，很有紳士風度的幫我推開門。他很高，身材也很精實，大約三十多歲到四十出頭，有著深色的頭髮和濃厚的布魯克林腔。

萊絲莉·史奈德法官，一位因為主張嚴厲的判決而有著「龍女士」封號的前檢察官，事後告訴我，當天如果我沒有尋求協助，她有考慮要「為了我好」而判我入獄。她有長長的、造型完美的金髮，聲音和身體語言清楚地顯現出權力和權威，而不只是透過她的法官袍。她因為判決嚴厲而出名，使得她需要二十四小時的警察保護，免得被判最高到 120 年刑期的憤怒大藥頭派來的殺手所傷害。

當我站在她的法庭上，我又瘦又蒼白到不像話的地步，甚至有可能被誤以為是癌症病患，實際上，我很快就被懷疑有厭食症。我並沒有要減肥，只是古柯鹼讓我食慾全消。當我想吃東西時，吃的幾乎完全是波士頓派，和來自其他亞斯托利亞區質優量足的糕餅店的各種甜食。

　　我的頭髮也見證了我不良的健康狀態：曾經是滿頭的猶太式捲髮（Jew-fro），現在是又脆又稀，一塊一塊扁扁塌塌，好像在做化療。這不但是因為我過度使用漂白劑而傷害了髮質，也因為我有了「拔毛症」，一種和古柯鹼成癮有關聯，會拔除毛髮的強迫習慣。這些全部加起來，我看起來比實際年齡至少老一倍。我的瞳孔因為戒斷症狀而放大，看起來魂不守舍。我媽媽描述我那個階段，因為成癮，看起來就像「雙眼後方空空如也」。

　　那天稍晚，我就開始住院戒毒。1988 年 8 月 4 日，我現在把這視為復健之路開始的時間。讓我改變主意的，不只是法律責任上的沉重壓力，或是我越來越糟糕的健康──真正的原因，是我突然了解到自己已經超過我自訂的成癮標準。我並沒有在吸毒的「最糟情況」或因為「到達谷底」而停止吸毒──這如果不是我從哥倫比亞被退學那天，或是在公寓裡被逮捕帶著手銬被帶出來那天晚上，就是當爸爸把我保釋出來時。

　　相反的，我停止吸毒，是當我自我診斷出，或者應該說，我了解到自己是個成癮者的時候。

第 2 章

成癮之路

> 我一點也不喜歡我有時會瘋狂沉溺於其中的興奮劑。
> 我讓我的生命、名聲和理智處於困境，並不是要追求
> 快樂。那是在絕望之下，要逃離的一種嘗試，要逃離
> 折磨我的記憶，逃離一種無法承受的寂寞感，還有一
> 種奇怪的恐懼感，感覺毀滅將臨。
>
> ——艾德格·愛倫·坡（Edgar Allan Poe）

我們第一次去的急診室不讓我住院，說他們不治療「毒蟲」。雖然我媽媽已經試了好幾個月，讓我獲得協助，但當我同意時她還覺得蠻意外的。她不知道要送我去哪裡，只是立刻排除了附近的一家醫院。我最小的妹妹在那裡做志工——而我媽媽不想讓她因為我而感到尷尬。最終，我輾轉來到在蘇利文郡的社區總醫院，他們讓我在這裡接受七天的戒毒計畫。我躺在擔架上，顫抖又哭泣，握著媽媽的手。在某個時間點，他們幫我打了一針，可是好像沒有什麼效果。護理師不告訴我打的是什麼，我事後才知道，那是那若松（naloxone），一種抗鴉片類的藥物，用來救用藥過量的受

害者是很好的，但是對有戒斷症狀的人來說就有點難受了，因為它會增強症狀。它是一種解毒劑，可以將神經受器（receptor）中任何殘留的鴉片類藥物移除。（這和現在藥物成癮者、他們的愛侶還有警察用來逆轉藥物過量所使用的是相同的藥物，而這種用法無疑是可以救命的。）

我猜，使用那若松來「治療」戒毒的基本理論是，它會更快速的將我系統中的藥物移除；而懲罰性的理由是，這會增加你的不適感。那若松增強了戒斷症狀，而且是在沒有獲得我同意的情況下施打的——這正是另一個跡象，顯示社會對藥物成癮者的看法是自相矛盾的，它既是一種罪惡，又是一種疾病。成癮病患，一如其他病患，需要徵求本人同意的這個想法根本不被考慮。雖然治療和懲罰應該是相反的做法，而事實上，在我尋求協助的那時候，嚴厲而負有教化意義的手段才是常規，而不是例外，而這種做法現在仍然是大多數成癮者接受治療的共同經驗。

在尋求協助之前，我讀到復健治療時會讓成癮者成為「眾矢之的」，成癮者的外表也會刻意被要求要低調，而每個在場的人都可以隨意批評他們的錯誤和缺點，當面喝斥他們，常常對他們吐口水。我聽過這樣的治療程序可以持續好幾小時，不許你上廁所或睡覺，完全沒有個人隱私，還有持續又嚴厲的攻擊，就是要完全擊垮你的自我認同。我在公眾的慈善晚宴上看過這類的治療課程，或是在主流媒體上當作播報重點，而完全沒有受到批評。我知道這些做法是普遍被接受的。事實上，對這種以殘忍又蓄意侮辱的做法做為住院成癮病患治療方法的恐懼，正是我為何沒有更早就醫的一個重大理由。

一般來說，我是很怕和人接觸的；我使用藥物來獲得情緒上的

保護和社會上的慰藉。要讓我變得更脆弱、更「破碎」，要用這種方式來治療我的成癮，看起來和我所需要的恰恰相反。身處無法逃離的大眾譴責的中心點，對環境沒有任何控制力，對我而言如同地獄，而非救贖之地。我本來就深感羞愧、自我嫌惡又有罪惡感；我一天注射十幾次古柯鹼並不是因為以此為榮。

而對內向又過度敏感的人，沒有私人的空間或時間，被迫參加長時間的團體活動，即使活動本身是很友善的，還是一種受罪。如果被強迫面對敵意和持續不斷的攻擊，那更是極度創傷的經驗——特別是對那些在兒童時期有被霸凌或虐待的人，而這就涵蓋了很大比例的成癮者。有一項研究發現即使對一般大學生，參加「攻擊式治療」的受試者中，9%的人事後有持久的心理傷害，而這種治療模式在藥物治療中是很常見的。這樣的效果，對本來心理就不是很健康的人當然更糟糕。然而，當時我覺得自己並沒有其他的選擇，只要是立即可用的治療方式，哪一種都無所謂。

我當時並不知道，無論是我自己對成癮的觀點，以及我將以哪種方式被治療這兩件事上，歷史將有如何的轉折。

*　　　　*　　　　*

使用改變心情的物質，可能早在人類或其他靈長類崛起之前。很多物種都會蓄意的尋找有麻醉效果的植物或能產生酒精的爛水果，例如，貓科動物，無論體型大小都會吞下貓薄荷或在上面打滾，這除了讓牠們覺得愉快之外，沒有其他明顯可見的理由（雖然可能有個很有用的副作用：可以殺死一些寄生蟲）。馬也會尋找瘋草，這種植物就像它的名字，讓馬吃了之後行為怪異——而牠們即

使吃了之後會生病,之後還是會再去找來吃。傳說中,人發現咖啡有興奮作用,是觀察到山羊吃了這種植物的果實之後腳步特別跳躍。有些人類學家甚至主張,文明的產生,就是人類想定居下來種穀物——不是因為食物,是因為要做啤酒。

無論藥物的使用在演化過程中是從什麼演變而來,一個永遠都「不用藥物」的人類文化,到現在還沒有被發現。就像音樂、語言、藝術和工具使用,尋找有變化的意識狀態是人類社會的普同現象。在選項有限的情況下,西伯利亞地區的薩滿人(shamans),飲用馴鹿和人類尿液的混和物,來增加毒蠅傘這種蕈類所造成的迷幻效果(排洩出來的代謝物很可能比直接攝取原本的物質效果更強);在世界差不多相反的那一端,紐西蘭使用中國化學家合成的、未經測試的「研究用化學物質」開趴。藥物的使用是跨越時間和文化的。以個人來說,不曾使用藥物改變自己心情狀態的人是很少見的;統計上,沒使用藥物的人才是異常的。

的確,今天在美國,12 歲以上的人大約有三分之二,在過去一年至少喝過一杯酒,而五分之一的人現在有抽菸(1940、50 年代更高達 67%)。21~25 歲的人當中,有 60% 的人至少使用過一次非法藥物——絕大多數是大麻——而 20% 的人受訪前一個月有用過。更進一步來說,人口中有一半的人如果不許喝咖啡,就會有身體的戒斷症狀。雖然相對而言美國人的藥物使用量的確很大——在很多相關物質的使用上都排在名單的最前端——但是在偏好這些會造成心理效果的物質上,我們絕不孤單。

然而,藥物**成癮**就相對少很多了——一般來說,大多數的物質會使 10~20% 的使用者受到影響,香菸裡的尼古丁則是例外——大約有三分之一嘗試抽菸的人可能上癮。再一次的,除了香菸,在

不同時間所進行的全國調查，比較曾經嘗試過毒品、現在正在使用的人，以及符合成癮診斷者的各種統計數據，都得到類似的結果。這樣的結果與更大型的國際研究結果一致，這些研究是長期追蹤毒品使用者，以及不同精神疾病——包括藥物成癮——的盛行率。雖然毒品教育課程傾向於避免將這些數據公諸於世，專家的共同看法是，即使嘗試過最容易上癮的藥物，會上癮的仍然只是少數人，而即使在這樣的族群中，沒有接受治療就自行復原的人是常態，而不是例外。

很重要的是，成癮這個觀念本身就是一個相對近代的概念。要了解成癮真正是什麼，以及為什麼我們對它的想法被扭曲了，很關鍵的是要知道一點相關的歷史，以及在談論這件事時政治和文化偏見如何壓過科學。我對自己的古柯鹼和海洛因問題的認知，就是被這種擾人的歷史塑造出來的——而只有在我真正了解這種對成癮和用藥者的刻板印象的源頭後，我才有辦法看清這樣的想法造成了多大的傷害。如果不考慮到這整個歷史，就很難了解為什麼我們如此治療成癮問題——以及，為什麼我們需要理解學習所扮演的角色，才有可能改變它。

歷史上，**成癮**這個名詞指的是一種社會關係的枷鎖：它的拉丁字根是「被奴役」或是「束縛」的意思。最開始，我們現在稱為成癮的行為，在當初就算是不可取，至少被視為一種自願的選擇。例如，《聖經》把「酒鬼」描述成「愛酒的人」；在這裡，成癮指的是對所喜愛的事物一種過度的沉溺，而不是不快樂的強迫行為。清教徒的重要傳教士薩穆爾・丹佛斯（Samuel Danforth, 1626～74）傳道時這樣說：「對無節制飲酒之人，上帝降下很多種嚴厲的懲罰。」反映出成癮這個概念的特性是習慣性的，是有意的、頻繁而

過度的使用某些東西。而選擇做出成癮行為的人，被視為過度喜愛他們所選擇的麻醉物質。除此之外，他們和其他任何帶有原罪的世人並無兩樣。不健康的喜愛某些東西和成癮這兩者，從一開始就不斷重複的被發現存在著某種關連，但是它也有遭到誤解的傾向，這一點，我在第十一章會再仔細探究。

「吃鴉片的人」，就有如湯瑪斯‧迪‧昆西（Thomas De Quincey）[1] 在 1821 年的著名作品中「懺悔」自身的經驗，他也談到藥物「廣大的力量」和「美妙的媒介」。他用「讓所有人類驚嘆的靈丹妙藥」和「神妙享受的深淵」來描述自己的興奮狀態。迪‧昆西也同樣毫不保留的描述了戒斷的痛苦，但是結論仍然說「至少在我的情況，經過十七年的使用以及受到它八年的強力控制，證明鴉片仍然是可以棄絕的。」然而，就像很多跟隨他的人，這個普遍被認為是世界上第一本成癮傳記的作家，之後也毒癮復發了。而且就像他的追隨者很快會做的，迪‧昆西對藥物，很矛盾的一方面高度讚揚它，一方面又將它妖魔化，一邊警告它致命的誘惑力，同時又寫出一個盡情享樂和後續克服它們的故事。

把成癮當成是一種臣服於化學物質的看法，幾十年後，大約在十九世紀中葉，變得非常受歡迎。同一時間，美國也耗損於種族的爭論以及實際的奴隸交易，這也許不是巧合。明目張膽的種族主義以及奴役的想法，從頭就在成癮的觀念上扮演了某個角色。結果是，當我們要在觀念上更正確的定義成癮的問題時，要考慮如何治療以及如何制定政策，正面挑戰種族的角色是很關鍵的。

1　湯瑪斯‧迪‧昆西（1785～1859），英國論述家，以《一個英國食鴉片者的懺悔》（1821）這本自傳性作品為代表作。

美國醫師，同時也是〈獨立宣言〉的簽署人班哲明・拉許（Benjamin Rush）是最先稱酒精中毒是「一種抑制的疾病」的人之一。在十八世紀即將結束前，他在自己出版的小冊子初次提到這個看法。在這本 1784 年出版的《探詢酒精性飲料對人體的效果及其對社會的快樂的影響》（*An Enquiry into the Effects of Spirituous Liquors upon the Human Body, and Their Influence upon the Happiness of Society*）書中，他怪罪酒精本身，大量飲酒的人，不管多努力嘗試，還是完全束手無策，無法控制自己的飲酒行為（雖然奇怪的是，他認為只有烈酒才會有問題，啤酒和葡萄酒都沒有問題）。但是這個疾病的概念，直到數十年之後才受到歡迎，而這也助長了世紀更替時以及之後的禁酒運動。

　　更令人感興趣的是，拉許本人也是主張廢除奴隸的領導人之一：他建立了美國第一個反蓄奴的組織。然而一如成癮，他也認為身為黑人就像一種疾病，他稱之為「黑源病」，同時認為這種病只有變成白人才能治癒。（他相信這是可能的，因為他看過白斑症病患，一種在深色皮膚上長出缺乏色素的白色斑塊的疾病。）拉許本人似乎沒有把「黑源病」和種族主義對非裔美籍人士的刻板印象連在一起——而他將黑人和成癮兩者都當成疾病的這個事實，看起來只是單純的巧合。

　　然而，這個看法卻反映了真實的情況，因為毒品政策一向都和種族議題糾結在一起，和誰是「我們」、誰是「他們」的看法緊密關聯。的確，種族主義者的刻板印象中，用來定義有色人種的負面人格特質，和據說成癮者會具有的墮落特質完全一致，而這一點都不是巧合——從犯罪的傾向、懶惰、濫交、暴力、幼稚到迂迴有心機，以及沒有能力說實話等等。這個扭曲的刻板印象，長期以來用

來促進嚴厲的藥品法規，和試著貶抑某些族裔和文化的人士有關，而這些團體往往被和某些禁藥的使用連結在一起。

還有，選擇性的執法，接著就讓犯罪、種族、文化和藥物進一步的關聯起來，形成一個惡性循環。結果，從所謂的「科學種族主義」時代殘留下來，對成癮看法的歷史源頭，到今天仍然影響著我們。如果你看過媒體報導快克古柯鹼或海洛因成癮「蔓延到中產階級」，或讀到一個白人寫的故事，宣稱「這不是你常見的成癮行為」，你聽到的，本質上就是源自過去的種族主義，在現今我們對成癮的看法上產生的回音。這些回音影響深遠，甚至對那些自認不受其影響的人也一樣。

事實上，我們對成癮的觀念，自從開始用在處理藥品問題、用來當成禁用某些物質的理由以來，就已經和對族裔、階級與外國人的恐懼深深纏捲在一起了。「我們」偏好的麻醉物品總被認為不是毒品，而是藥品和滋補劑——而「他們」所使用的物質，就被標示成危險的藥物，不應該做合法的使用。造成的結果就是，成癮的不可能是「像我們一樣」的好人——他們是令人害怕的、壞的、瘋狂的人，只能用極端的手段阻止。更確切的說，如果他們是被污名化的少數族裔成員，我們就支持嚴厲的、懲罰性的治療方式；而如果某個「像我們」的人被感染了，我們會當成個例外，認為應該以一種不同的、比較和善的方式對待他。

例如，美國最早反對古柯鹼的州立法，是在吉姆‧克羅（Jim Crow）[2] 時代的南方通過的。根據歷史學家大衛‧穆斯托（David

---

2　吉姆‧克羅是一個主張種族主義的階級系統，所制訂出來的一些法律，主要是在 1877 年到 1960 年代中葉，在美國南部各州實行。所謂吉姆‧克羅，其實不只是一系列嚴格反黑人的法律，更是一種生活上整體反黑人的態度。

Musto, 1936～2010）的說法：「對吸食古柯鹼的黑人的恐懼，和使用私刑的高峰、法律的隔離主義、投票法是一致的，都是設計來讓黑人沒有政治和社會的權力。」南方警長宣稱，毒品不但讓黑人變成更好的神槍手，實際上更讓他們變得防彈，讓警方需要使用更具殺傷力的武器。更糟的是，它還激發黑人強暴白人女性——這些藥物也可以用來誘惑「無辜」的白人女性，要不然她們是連做夢都不會想到要發生跨種族關係的。

　　類似的，加州和其他西部的州，也在支持這類想法的人針對建築跨美洲大陸鐵路的華工煽動起種族恐懼之後，在 1880 年代首次通過禁止鴉片的州法和地方法。在南方，古柯鹼被說成讓黑人認為自己可以得到白人女性，而在西方，完全一樣的指控則是針對中國男性和他們淫蕩的「鴉片窟」，即使從藥理學來說，鴉片基本上幾乎產生剛好相反的效果（古柯鹼是一種興奮劑，而鴉片是一種抑制劑）。例如，在一份那個時代加州的執法報告中，警察「發現白人女性和中國佬在這種藥物的影響下並肩而坐——對任何還保有一絲人性的人來說，這都是令人羞愧不已的畫面」。在明顯主張種族主義的報紙和政治運動的幫助下，這樣的訊息推動通過了 1914 年的〈哈里森毒品法案〉[3]。在偽裝成稅法的外衣之下，它讓古柯鹼和鴉片及其衍生物，除了某些確定的醫療用途之外，實際上都變成違法的。雖然內容上還有些爭論，像是應該如何標示，還有爭取應該由專業團體像是醫師、藥師或產業界來控管如何販售，核心上，種族主義顯然涵蓋了整個政治的辯論和媒體的訊息傳播。連照說是保

3　〈哈里森毒品法案〉（Harrison Narcotics Tax Act）是一個美國聯邦法案，針對鴉片類和古柯類產品的生產、進口、分銷設下規範，並且課稅。

守拘謹的媒體如《紐約時報》（*New York Times*）都無法免疫：一則1905 年《紐約時報》的報導，標題是「黑鬼古柯鹼的邪惡」，還有一篇 1914 年的專欄，宣告「愛好古柯鹼的黑鬼是南方的新危害」。一名支持反毒品法的「專家」在國會作證時說：「在南方，大多數對白人女性的攻擊，直接的原因都是黑鬼的大腦受到古柯鹼的作用而發狂了。」

古柯鹼的禁用一樣深受種族主義的影響。這個陣營的主要倡導者哈利・安斯林格（Harry Anslinger），用種族主義的雄辯，成功的將這個概念推到聯邦政府，在 1937 年開始禁止使用這些藥。安斯林格，一名前禁酒陣營的代表，在聯邦毒品局成立後擔任首任局長直到 1962 年。他明白的說，要禁止大麻製品的主要原因，就是「它對那些不良族裔的影響」。他宣稱「大麻捲菸讓那些黑皮膚的人以為他們自己和白人一樣好」，而且警告「在美國總共有 10 萬人抽大麻，其中大多是黑鬼、西班牙仔、菲律賓仔和藝人。他們邪惡的音樂，爵士和搖擺樂，都是使用大麻的結果。大麻使得白人女性會想要和黑鬼、藝人和其他這類的人發生性關係。」雖然這樣的雄辯──還有一些電影，像 1936 年發行的《大麻狂熱》（*Reefer Madness*）[4]──看似好笑，但對我們現在的藥物管理法也有推波助瀾的作用。

然而，當某種特定的藥不和「危險的階級」連結在一起時，成癮就傾向於視為醫療的問題。例如，在 1906 年通過的〈純粹食物

4　大麻狂熱最初的標題是「告訴你的孩子」，有時也叫做「當務之急，毒品成癮，吸毒的年輕人，以及愛的瘋狂」。形式上是喜劇片，內容是說大麻對高中生造成的傷害──從車禍肇逃、殺人、自殺、強暴的嘗試、幻覺，最終發瘋了。

與藥物法案〉（Pure Food and Drug Act）要求所有「專利藥品」的製造商都要列出產品的成分之前，海洛因、古柯鹼和大麻常常和滋補劑和藥丸陳列在一起，很容易在藥房中買到。當時最「典型的鴉片成癮」，事實上是媽媽和家庭主婦，因為無意中購買了到處都買得到又沒有附加任何警語的藥品，而產生依賴性。這種依賴性到底有多少是純粹的止痛醫療用途，又有多少實際上是上癮行為，並不得而知，但是歷史的紀錄顯示，有些女性絕對是使用這些藥物以獲得快感或逃避。（尤金·歐尼爾〔Eugene O'Neill〕的自傳體劇本《長夜漫漫路迢迢》〔*Long Day's Journey into Night,* 1941〕中，主角之一瑪麗就是一個這樣的角色。）

然而，這類的成癮並沒有被視為對社會的威脅。相反的，他們是病患，應該同情、教育，保護他們不要受沒道德的製藥公司之害，並且應該由醫師來照顧。事實上，1906 年法規通過後的那幾年，光是標示上寫明內含有鴉片成分，這類藥品的使用量就下降了25～50％。這清楚的顯示，不需要說它是非法的，即使對最容易上癮的藥物，教育仍然是預防措施中強而有力的一環。

然而，隨著二十世紀繼續前進，成癮的觀念開始改變。早先，拉許和其他人把酒精成癮描述成一種主要特徵就是無法自我控制的疾病──原因是暴露在「強烈的酒精飲料」下，而這對人性的自由意志是有毀滅效果的。問題是在藥品本身，這個例子裡指的是酒精：他們主張，任何暴露在酒精之下的人，如果持續長時間的大量飲用都有可能成癮，這不是當事人的錯。不令人意外的，這就是最終引出 1920～33 年戒酒令所根據的意識形態。畢竟，如果酒精造成酒精成癮──以及所有的家暴、酒吧打鬥、貧窮和與這件事有關的墮落，禁止它，將可以結束或至少顯著的降低這些社會問題。

值得注意的是，一如其他藥物管制相關法規成立的過程，對外國人和移民的種族主義和偏見是禁酒令得以確實實施的關鍵。它最大的支持者之一是三K黨（Ku Klux Klan），他們能夠在1920年代重新振興，部分原因就是透過大力支持這個目標。有位歷史學家這樣寫到，「支持禁酒令是全國所有三K黨員最重要的團結力量」，其他人則描述這個團體對違法賣酒人的攻擊，還有三K黨和「反酒館聯盟」（Anti-Saloon League）成員的重疊，而後者正是推動禁酒令立法的關鍵團體。然而在這裡，種族仇恨不是只針對黑人；事實上，他們主要針對的是移民團體，因為支持禁酒的團體認為像德國人、愛爾蘭人、猶太人和義大利人都很愛喝酒。

　　當然，禁酒令造成的災難性結果至今仍然惡名昭彰。雖然一開始實行時看似有些正面的效果，如與酒精有關的住院情況變少了，肝硬化致死也減少了，但這些數字的下降，也發生在其他進行戒酒運動卻沒有執法禁酒的國家。有些保險公司估計，在禁酒令持續的期間，酒精上癮的比例上升到三倍之多。同時，謀殺率從禁酒令前1918年的每10萬人中6.5人，到撤銷禁酒令的1933年上升到每10萬人有9.7人，幾乎上升了50%。這表示可能有某種因果關係存在，然後到了1942年，這個數據又下降到每10萬人中有6人。

　　也許更糟的是，一些較不廣為人知的事件，顯示美國人可以將他們想要痛恨的各種藥品使用污名化到何種程度。有數千人——研究甚至認為可以多到1萬人——在禁酒令時代，因為政府試著不讓人們飲酒，在生產酒品的過程中遭到殺害。沒有人被要求對這些可防止的死亡負責，但是在1926年，美國科立芝（John Calvin Coolidge Jr., 1872～1933）政府開始命令酒廠在製造工業酒精時加

入甲醚、汽油、氯仿、苯酚和丙酮等致命的毒藥，以防止工業酒精轉到釀私酒的人手上。那一年，光是紐約市就造成 1,200 人因此生病，400 人死亡。很快的，大家就很清楚地知道這個法律不但沒有拘束力，更會產生反效果。

當禁酒令不再可行時，認為酒精中毒單純只是因為暴露在大量酒精之下的想法也開始受到質疑。廢除禁酒令，還有 1935 年成立的「戒酒無名會」（Alcoholics Anonymous, AA），開始提倡一個稍有不同的疾病模型。不再把酒精當成造成酒精中毒的唯一理由，他們開始把喝酒看成一種症狀。現在，問題不僅只在物質本身：而是使用者和藥品之間的關係。當大多數人可以安全的使用酒精時，酒精成癮者卻沒辦法，他們對酒精有一種「過敏」的反應。讓喝酒成為一件合法的事，這樣可以讓這些人接受醫療的治療，而讓其他正常的飲酒者不受騷擾，讓酒的製造和可貴的稅金不會落入幫派的手中。

這些在禁酒令時代逮捕成癮者的做法，現在已普遍認為是一種失敗的做法──至少在酒這方面是如此。然而，非法藥物的情況就沒有那樣普遍的獲得共識了，即使事實上海洛因、甲基安非他命和古柯鹼的成癮率和酒精差不多，而大麻的成癮率還要稍低一點。

*　　　*　　　*

對我而言，當我開始戒毒時，顯然成癮並沒有受到和其他疾病同等的對待──無論心理上或生理上。我對成癮的意象，基本上就是標準的刻板印象，一個我現在認為是有害而且是欺瞞的看法：一個人為了能打一針，會說謊、欺騙、偷、為了錢發生性關係，甚至

可以殺人。當然，我看過周遭的一些毒品使用者有這樣的行為模式——至少有說謊、賣淫和偷竊。然而，我當時不知道這個認為所有成癮者都會這樣做的想法從何而來，我就只是接受了這個道德的模式。

而且，既然**我**不認為我為了得到藥品所做的事有什麼不對——我很天真地認為販毒是有幫助的，因為我也想要其他人能提供好品質的藥給我！我不認為我符合成癮的意象，即使我一天要注射很多劑藥品，每一天都是——直到我發現自己試著色誘水獺為止。

我還必須說清楚，我對成癮的概念也受到我開始吸食古柯鹼的時代影響，當時這不真的被視為成癮。還有，雖然在發明了快克古柯鹼——1980 或 90 年代數以千計的媒體故事都描述過這是有史以來最容易上癮的藥品——之後很難令人置信，但它還是清楚的顯示，要正確的定義成癮的問題真的很困難。當時科學上的誤解，至少在我的情況下，的確反而在無意中鼓勵了我使用藥物。

1982 年的《科學人》（*Scientific American*）雜誌說，在傳統的觀念下，古柯鹼不會令人上癮；我可能在家裡因為我爸爸有訂閱，或是在哥倫比亞大學的某堂課上讀過這篇文章。文章的作者克萊格・范・戴克（Craig Van Dyke）和羅伯・拜克（Robert Byck）論述說，吸食古柯鹼者的行為模式和「很多人吃花生或洋芋片的經驗很類似。它可能會干擾這個人的其他活動，但本身同時也可以是快樂的源頭。」換句話說，古柯鹼並不比垃圾食物更容易上癮。當飛漲的犯罪率被怪罪是因為古柯鹼，以及看起來像上癮者的乾瘦骷髏的影像出現在每天晚上的新聞畫面時。這樣的斷言很快就引起奚落和憤怒。（今天很多專家主張，事實上，垃圾食物至少是和古柯鹼一樣容易上癮。而這種比較，因為肥胖問題的高盛行率，也不再那麼

令人驚嚇了——然而在當時，這相對被視為既荒謬又令人難以接受。）

但是這兩位作者想表達的觀念，在當時令人感到矛盾，而且阻撓了人們如何看待成癮，因為這個名詞首次用到藥品使用相關問題上，是從 1800 年代開始的。抑制劑像酒精、鴉片還有海洛因，都會產生身體的依賴性——首先，是增加一點藥量來獲得相同的興奮程度（耐藥性），然後，如果長時間使用高劑量，就會有很強的生理需求，以阻擋可能產生的戒斷症狀，像是噁心或全身發抖。

相反的，如果是興奮劑，像是古柯鹼或是甲基安非他命，不會造成徹底的耐藥性。事實上，它們有可能造成相反的結果，就是所謂的「敏感化」，意思是隨著時間的經過，有些時候較低的劑量反而會產生較強的效果。（很悲哀的，對成癮的人，降低劑量而獲得的較大效果不是好玩的那些效果，而是令人不愉快的，像是焦慮或妄想。）興奮劑的戒斷也一樣，不會像海洛因或酒精讓你身體上感到不適；幾乎所有的徵狀都可以被當成「心理的」而非「生理的」現象，包括易怒、犯癮、沮喪和睡不好。

因為抗藥性的問題，以及缺乏嘔吐或拉肚子等生理依賴的徵狀，讓科學家認為興奮劑成癮問題相對的比較不嚴重。其中隱含的想法是，你可能**想要**古柯鹼或安非他命，但並不像一名真的海洛因毒蟲那麼**需要**。在當時，成癮被描繪成一個持續對抗戒斷症狀的過程——所以如果某種藥物不會導致明顯可見的戒斷所造成的身體不適，應該就不是那麼容易上癮。因此大麻、安非他命和古柯鹼都被當成不容易上癮的東西，海洛因和酒精則被視為可以造成真正的癮。生理的症狀才當成真的、可以測量的；心理的症狀就被淡化，不被嚴肅對待。這兩種症狀，其實都需要透過大腦化學和神經結構

的改變才會影響我們的身體的這個事實，就被忽略了。

　　我當時也接受了這個觀點——所以會去參加美沙酮課程。我以為只要慢慢的降低藥量，就可以從鴉片類的戒斷症狀中解脫，我就可以治好，而要戒掉本身沒什麼生理戒斷症狀的古柯鹼應該是很容易的。在 1988 年，每一天，我自己都發現這個想法是多麼錯誤和誤導的。

　　所以，開始戒毒時，我還不確知成癮到底是怎麼一回事，但至少知道它不是什麼：成癮不只是生理上需要某個物質來避免戒斷症狀的發生，雖然這個說法沒有什麼實質的幫助。生理的戒斷症狀根本無法和心理的慾望相比：成癮中，重要的是你想要什麼，或者，對的，就是你相信你需要什麼，而不是你有沒有覺得身體不適或多不適。我之前有五次成功的度過鴉片成癮的生理戒斷症狀，過程中我發現身體最不舒服的時候，並不是癮頭最大時——真實的情況幾乎剛好相反。我最危險、最想再度使用海洛因，是當我覺得好一點，覺得戒斷症狀並沒有太糟糕，我還是可以偶爾的使用，又不會有生理依賴的時候。

　　我很快就發現，身體和心理哪個比較重要這個問題——以及心智與大腦、心理與生理的界線在哪裡——是大多數成癮問題中最關鍵的議題和潛在的問題。

第 3 章

成癮的本質

你不會有天早上起來，決定要成為一個成癮的人。至少要三個月的時間，每天注射兩針，那才有可能變成習慣……至少要一年，還要打好幾百針才會成為一名成癮者，這樣說並不誇張。

——威廉・波洛斯（William S. Burroughs），
一名毒蟲

在媽媽把我留在醫院之後，我被帶到樓上的半私人房間。我拿到一件薄棉浴袍，一雙在腳趾頭處有笑臉圖樣的綠色塑膠拖鞋。這是我戒毒的第一天，我不斷的嘔吐。他們給我一種叫做「可尼丁」（clonidine）的藥來減緩我的戒斷症狀。可尼丁是一種拮抗劑，主要用來降血壓。它不會解除焦慮或引起興奮——但的確會讓壓力系統平穩下來。不令人意外的，壓力系統在戒斷症狀發生時會非常活躍。它是稍有幫助——也許主要是讓我很累和頭昏腦脹——但我還是睡不著。

　　復健治療的第一晚我完全無法休息，只是一直翻來覆去和嘔

吐。我的腿痛到我徒勞無功的用腿去敲床，像要把痛的感覺敲掉。這個常見的反應，也許就是他們稱海洛因戒斷症狀為「亂踢」的原因。當我跑進浴室時，我無法忍受看到洗手台上鏡子裡，自己極度放大的瞳孔。眼睛的空洞感提醒我，現在的狀態和使用鴉片藥品正嗨時，瞳孔會縮到極小的情況剛好相反。每件事情都太痛、太吵、太亮、太不舒服。溫度也都不對，我要不冷得到死，要不就是熱到不斷流汗。

戒毒中我有三種情緒狀態：沮喪、亢奮和無聊。而我在這三種情緒中快速擺盪。前一秒我可以很狂躁和誇張：所有事情都會順利解決，我很快就可以重新獲得應有的名聲、財富和一切美好的事物。下一秒鐘，我會被身體的不舒服感壓垮，同時深深陷入因為涉案而產生的絕望狀態：要坐十五年牢，最低刑期，不能保釋，沒有機會過好一點的人生。然後，我心中又會充滿新的偉大計畫，任何可以讓我從無聊的現狀中分心的事都好，雖然我根本無法構想出這些計畫的內容，或是鼓起足夠的勇氣真正試著執行這些計畫。

我最清晰的記憶，是坐在浴缸中，但是因為太瘦了，屁股沒有足夠的肉讓我在這個堅硬的陶瓷表面上坐得舒服一點。在這個時間點，我持續失重；在醫院的七天中，我的體重從 85 磅下降到 80 磅。我躺在溫水中，常常因為神經性的不適而抽搐，試著在這個舒緩的液體中停留越久越好。而當我走出浴缸，感受到空氣接觸到身體，在短短的可貴片刻中，我覺得一切都還好：溫暖，以及我受到保護。

戒毒儘管不好玩，但是它生理上的恐懼感真的是被過度誇大了——也許因為長期以來，在成癮問題上心理和學習的重要性都受到忽略。首先，戒毒造成的痛苦絕對比不上癌症、愛滋病或肝炎的

常見症狀，或是這些疾病治療過程中所造成的副作用。事實上，它真的和嚴重的流行感冒差不多。當然這並非說它不是極端糟糕的，只是說生理症狀不是主要的問題。讓戒斷症狀難以承受的，是焦慮、是失眠，是一種你覺得會失去某種唯一讓人生可以忍受、讓生命值得繼續的東西，而不是嘔吐和身體顫抖不已。心理和情緒的症狀才重要——是你學到的藥物和心情放鬆的關係，認為沒有藥就會痛苦。

事實上，這種存在主義式的恐懼和焦慮，正是實際上助長各種不良經驗的極痛苦的泉源：痛苦本身的意義在於它會深刻的影響我們實際的感受，而且我們越擔心、越害怕，就會承受更多的折磨。被我們視為威脅到生命存在的痛苦，實際上會比因為已知原因或沒有危險性或在限定時間範圍內才有影響的痛苦，造成更強烈和更痛的感覺；研究發現，對某種特定的痛做程度上的評量時，如果來自相同的生理經驗，在他們相信情況還會更糟時，痛覺的評量也會更糟，相較之下，如果安慰他們說沒有什麼好怕的，就不覺得那麼痛了。

神經科醫師嘉夫瑞爾‧帕斯托納克（Gavril Pasternak）是紐約史隆‧凱特林醫院（Sloan Kettering Hospital）的疼痛專家。有一次，他描述一個這類現象的經典實例給我聽。他治療過的一名因為乳癌而造成疼痛症狀的病患，多年之後因為背痛回來找他。她相信背痛是因為癌症復發，而且很快就會讓她死掉。她想拿鴉片處方。但事實上癌症並沒有復發，在所有的檢驗排除了癌症的可能之後，帕斯特納克告訴她問題就是一般的椎間盤疼痛，她的症狀立刻就緩解了。她不再覺得疼痛是如此的難以忍受，而且不要任何藥物。折磨她的，是她自己對疼痛原因的分析，和她認為這個疼痛所代表的

意義。疼痛的心理感受和經驗是無法分割的。此外，無論痛源是明顯的「生理的」或「只是心理的」，這種經驗中的種種不愉快，都是由大腦中相同的部位來處理的。不令人意外的，這個大腦區域有非常多的鴉片類物質的神經受器。

沒有海洛因，我大腦的受器大叫著，想要獲得舒緩。成癮降低了，或讓我無法產生本來自然會產生的腦內啡（endorphin）或是腦啡肽（enkephalin），這些是大腦會生產類似海洛因作用的神經傳導物質（neurotransmitter）。我主要的感覺，就是全然的被剝奪安全感和愛。所以，在我蹣跚度過 1988 年 8 月的過程中，折磨我的不是噁心感或身體發冷，而是害怕會復發，然後我就會永遠無法享有持續的舒適與喜悅。我需要知道給我的是什麼藥，以及我的哪種成癮會消失。

*　　　　*　　　　*

表面上，成癮是很好定義的，每個人都認為自己知道成癮是什麼。但是當你試著要更精確的表述相關的情況時，很快就會發現，大部分的定義聽起來就像美國大法官波特・史都華（Potter Stewart）對色情刊物的著名描述：「我看到就知道是不是。」而比較不像科學。換句話說，關鍵特徵是很難清楚描繪的。

有些是源於被犯罪化的藥品，像海洛因、古柯鹼、大麻，甚至在很短的期間，酒精也包括在內，主要是來自種族主義的刻板印象和媒體對藥物造成的危害的誇張報導，而沒有針對藥品本身會造成什麼效果來討論。其他和「性格缺陷」有關的層面，很不幸的，由某些像戒酒無名會等倡議「十二步驟」課程的組織，他們想把所有

的成癮問題一律典型化，連不誠實和自私都包括在內。最後以及非常關鍵的一個因素是，任何心理疾病或狀況，如果症狀包含了行為層面，而且沒有辦法用單一特定的神經或遺傳病理因素來界定，那麼要清楚定義都是極端複雜的。

很多人認為這個定義上的爭論只有在討論成癮問題時出現，但其實思覺失調症、躁鬱症、自閉症、憂鬱症，還有其他所有精神診斷手冊中的狀況，也都是如此。以上所有的診斷都沒有單一的病理特性，也就是說，沒有什麼特徵是這種疾病的所有患者都有，而沒有這種疾病的所有人都沒有的。事實上，當有一組特定的基因組合或獨特的生理現象可以穩定的偵測出來時，這種疾病就會重新定義成「神經性的」疾病，而不再是精神的疾病，也因此會被從診斷手冊中移除。所以，所有保留在精神疾病診斷手冊中的現象的成因，都有著某種進行中的爭論性。

如我在自身的旅程中所發現的，神經—精神障礙有其發展的本質，指的是任何特定的診斷都可能是很多不同原因的終極結果。相同的經驗在不同的時間點發生，也可能代表同一個基因，可以對不同的障礙產生不同程度的風險。而到底最後真正會產生哪一種障礙，取決於個人在一生中的何時遭遇到那種特定的困境。這使得診斷和治療——以及讓人們了解某個狀況是真實存在的，而不只是一種「選擇」——是很棘手的。成癮正是其中最經典的問題。而沒有把它當成一種學習障礙，正是造成這個現象的原因。

再者，某些看起來是成癮的必要條件，其實並不是；而某些看起來是充分條件，結果根本不是必要的。我們就以戒斷症狀這個在一般觀念上，普遍認為是此一障礙的核心問題來看。顫抖、嘔吐、皮膚慘白、盜汗，以及我在勒戒期間很受罪的拉肚子，是明顯的生

理症狀。沒有人會說這些症狀「都是你自己想出來」的。但如同我稍早的說明，古柯鹼和甲基安非他命的戒斷不太會產生這類的現象。雖然過去因缺乏這些戒斷症狀，使得興奮劑被認為不太容易上癮，但是吸食過快克古柯鹼的人不會真的相信這個說法。

相反的，某些血壓藥有可能導致致命的戒斷症狀——如果你生理上已經依賴它，而又漏吃了太多的藥，這是可能害死你的。聽起來，以最後的結果看，這也像是一種成癮。但是人們不會對這些藥產生癮頭，而且如果他們不知道漏吃藥有多嚴重，也不會緊急的找藥吃，甚至還會忘了吃。還有，因為這些高血壓藥是促進健康而不是危害健康，所以很難把必須依賴這些藥可以病患視為成癮者。

類似的，某些抗憂鬱藥，如果突然停止使用，會產生一種怪怪的戒斷症狀——但是它們也一樣，在毒品市場是沒有價值的，也沒聽過有人搶藥房來得到這些藥。人們可以也很常忘記吃抗憂鬱藥，但是從來沒有成癮者會忘記吸食海洛因。這是為什麼雖然某些憂鬱症的病患，如果不服藥在心理層面上就無法正常運作，但是把這種情況說是成癮也沒什麼道理。這些藥改善了他們的生活，而不是讓它惡化。而且，如果所謂成癮只是需要某些東西日子才能正常運作，我們就都對食物、水和空氣成癮了，這樣的概念根本毫無意義。

＊　　　＊　　　＊

所以，到底什麼才是成癮的本質，如果不是生理或心理的依賴？成癮的基本現象，現在稱為「嚴重的物質使用障礙」，和最新一版的《精神疾病診斷與統計手冊》第五版（*Diagnostic and Statistical Manual of Mental Disorders*, 5th edition, DSM-5）中描述的相差不遠：

所謂成癮，就是強迫性的使用某種物質或強迫性的做出某些行為，即使這樣做會有持續的負面結果。國家藥物濫用研究所（National Institute on Drug Abuse, NIDA）這樣總結：「成癮的定義是一個慢性的、復發性的大腦疾病，其行為特徵是強迫性地尋找和使用藥物，不顧有害的結果。」雖然這的確描述了某些成癮的情況，卻並沒有解釋它的本質和源頭。還有，「大腦疾病」這個名詞既模糊又污名化，它沒有掌握到學習在成癮問題上的關鍵角色。

在這裡我會主張，**根本上成癮是一種學習障礙**。這裡有三個關鍵的要素：其行為有心理的目的性，特定的學習神經通路讓它幾乎變成自動化和強迫性，以及當這個行為已經不符合適應所需時它不會自己停止。稍後我會詳細說明這些觀點。

首先我要說清楚，我絕對不是第一個把成癮當成「習得的」行為的人。學習對成癮而言很重要這個想法本身並沒有爭議，而且廣為研究這種狀況的各方科學家以及數十年來的治療者所接受。沒有任何理論說學習與成癮**無關**——從國家藥物濫用研究所的「大腦疾病」說，到社會學家阿佛列德・林德史密斯（Alfred Linde-smith）、李・羅賓斯（Lee Robins）和諾曼・辛伯格（Norman Zinberg），還有史丹頓・皮歐（Stanton Peele）喜愛的心理取向理論，都是如此。事實上，研究成癮的先驅林德史密斯在他 1947 年的著作《成癮和鴉片》（*Addiction and Opiates*）裡寫到：「**成癮是經過一段時間的學習歷程造成的。**」無以數計的研究者和理論家——特別值得注意的有皮歐、諾拉・佛卡（Nora Volkow）、坎特・拜瑞基（Kent Berridge）、泰瑞・羅賓森（Terry Robinson）、伊恩・布朗（Iain Brown）、喬治・艾恩斯利（George Ainslie）、金・海曼（Gene Heyman）、羅伊・懷斯（Roy Wise）、大衛・

鄧肯（David Duncan）和愛德華・肯基恩（Edward Khantzian），這些人都在這個對話中有重要的貢獻，有的是互補不足，也有些彼此衝突的意見。

但是說到把成癮當成是一種學習障礙之後實際上要怎麼做，就很少人注意到了。在本書中，我試著把這些觀念做一個大眾可以接受的結合，這樣可以在成癮治療、防治以及藥品政策上提供一些見解。作為一個開始，我要先強調，我的意思不是成癮沒有生物的因素牽涉在內，也沒有暗示醫療的治療——包括冥想——大多時候沒有用但有時又很關鍵。我也無意暗指成癮是因為無知。我們現在對成癮的不夠了解，在於忽略了學習所扮演的角色，我們一直試著要將成癮狹窄的歸類為一個醫療上的疾病類別或一種道德的失敗，這樣的嘗試其實並不適當，然後我們就試著忽略自己其實是想把圓釘子硬擠進方洞中。

我們的社會不太會處理跨界的問題，像是心智與身體的界線，或是醫療與教育，或是心理與精神疾病，或是精神疾病和神經學。相反的，我們很容易忽略，自己偏愛的某種觀點其實無法解釋某類障礙的其中某些向度，因此不太能了解它的複雜性。想一想，憂鬱症到底應該用藥物還是心理治療這個無窮無盡的爭論，或是ADHD 到底是真的問題，還是只是一群學校成績表現不好又充滿活力的孩子。想一想，當孩子因為持續的行為問題影響到學業成就時，父母親很難決定，到底是要聯絡醫師、家教還是心理治療者。想一想，有個持續的戰場是在討論心理疾病到底是否真的存在，還是根本只是用來描述社會邊緣現象的文化名詞。

這個領域的討論，太常變成一個語義學的戰場，胡亂使用一些污名化的用詞：我的情況是神經學上的，而你的是精神疾病上的；

我的孩子有大腦的疾病，但是你的孩子是發展障礙。在成癮的世界裡，**疾病**這個字眼本身就是意識形態戰場的前線，因為太多的歷史和道德的重擔而被壓得喘不過氣來。我很想不要在語言上爭執不休（如果你想說成癮是學習障礙同時也是疾病，我不會試著阻止你，如果你要把這兩個名詞看成截然不同的概念我也不介意）。我想做的，是專注在討論學習和發展，如何讓我們停止把圓釘擠進方洞裡。

從這個觀點看，就像思覺失調症、憂鬱症和自閉症，成癮也有其神經發展上的源頭：因為一些遺傳的傾向，某些大腦在這方面比較脆弱，而這會對個體在子宮及之後的發展造成影響。容易造成成癮的先天傾向，同時也對其他心理疾病以及發展障礙有高風險：成癮的人中，至少有半數同時也有其他狀況，像是憂鬱症，焦慮症，躁鬱症，ADHD，還有思覺失調症，有些研究發現同時有一種以上障礙的機率可高達 98％；而有某種成癮行為的人中，大約有50％同時有其他類型的成癮現象。所有這些傾向都和個人的早期生活經驗有交互作用，尤其是創傷的經驗，經過一段時間就會造成風險。成癮不是突然出現的，它是漸漸開展出來的。

就像會得到其他的精神或發展障礙一樣，成癮本身也不是一種選擇。但相較於其他情況，像是思覺失調症或自閉症，它的確更清楚的牽涉到個人從孩童或青少年時期，這整段時間面對和處理生活的問題時所做的各種有意識或無意識的選擇。以結果論，它深深的受到文化因素以及個人如何解釋自身的經驗的影響，尤其是早年的生活。這表示，雖然成癮的確會損害道德判斷，但並不會使我們失去自由意志，而這個損害的程度大小也因人而異，甚至對同一個人也可以因狀況而異。在成癮期間，我常常在做要不要使用藥品的決

定──例如，我從來不會在法庭上或在警察可能看到我的地方吸毒──但是我的價值觀當然是歪曲的，把吸毒的重要性遠遠放在上學或維持人際關係之上，而這些本是一般狀況下我很看重的。並不是我對自己的行為完全沒有控制能力，只是比較弱。

進一步看，作為一種發展障礙，成癮在生命中的某些階段比其他階段容易發生。事實上，大腦發展的關鍵時期和某些症狀的起始，兩者之間存在著緊密的關聯性，這正是發展障礙的定義特徵。例如，思覺失調症最常在 20 歲前後開始顯現，自閉症症狀初始的平均年齡是兒童期早期，憂鬱症則普遍是在 30 歲出頭開始的。

青少年是成癮的高風險期，因為這正是大腦開始改變，準備好要有成人的性能力和責任感的時期。正是在這個時候，他們要發展出後續人生都會持續使用的對付各種問題的能力。例如，在 14 歲或更早就開始喝酒的人，酒精成癮的機率有 50%──但是 21 歲或更晚才開始喝酒的人機率掉到 9%。而快速發展出對大麻、古柯鹼、鴉片或像煩寧（Valium）這種藥丸的成癮，如果在 11～17 歲就開始使用，機率是 18 歲之後才使用的人的二到四倍。**如果你能安全的在青少年或青年早期，不曾發展出以使用藥物來對付問題，你之後再成癮的機會雖然不是不可能，但是已經戲劇化的降到很低了。**

那麼，成癮就是一種應付問題的方式，後來發展成一種適應不良，因為你持續做出某個行為，卻無視於一直存在的負面結果。行為能夠維持，是因為「過度學習」，或是因為大腦可塑性的下降，使得學會的行為極端難以改變。可塑性是大腦透過經驗來學習或改變的能力。低可塑性表示個人的學習或改變的能力遭到破壞，而當某個行為模式已經被鎖定了，這就叫「過度學習」。

這種過度學習的能力，是大腦「動機系統」的一個特徵，它是演化的結果，用來促進我們的生存和繁衍。這種系統所產生的強烈動機，在激勵人們戀愛、工作和擔任父母要堅持不懈時非常有用。然而，這種堅持不改變，在人們使用藥品或進行其他結果會導致持續性傷害的不健康活動時，就變成我們程式中的一個大漏洞。

　　再者，不像一般的學習形式，成癮會干擾大腦本身引導我們如何做決策的歷程，也會透過影響我們衡量不同選項時情感因素有多重要，來影響我們的動機。它改變了大腦判斷價值的方式——例如，讓古柯鹼的重要性高於大學，或讓其他所有讓你開心的事都變得無關緊要。這個改變，有可能因為藥物本身的作用，改變了大腦的化學作用或迴路，也有能因為這些大腦系統與生俱來就比較脆弱，相對容易的被某些經驗模式修改——或是上述兩種歷程組合起來一起作用。這是複雜的，但還是可以透過了解這些歷程的發展過程來了解它如何作用。

＊　　　　　＊　　　　　＊

　　這裡有一張我的拍立得照片，時間是 1988 年 8 月 11 日，我開始復健治療的前一天。因為戒斷症狀，我的瞳孔大到讓藍色眼睛看起來像黑色，而因為我那麼的瘦，使它們深陷在臉孔中。在我染金的頭髮下可以看到黑色的髮根，而且因為我吸食古柯鹼時頭髮隨便亂抓亂綁，現在仍然蓬亂不均。我的鼻子看起來像被揍了一拳——我不確定為什麼，但是它比正常的腫很多，即使當時我早已多年都用注射而不用吸食了。我微笑著，但是看起來茫然、不確定。我如此羸弱以至於看起來很蒼老；除了臉孔的光滑皮膚，你一

定猜不到我當時才二十多歲。我脖子和鎖骨的肌肉明顯突出，在我垂掛於流理台上的手背上，你如果注意看，可以發現注射毒品的紅色線條。的確，二十六年之後，那裡仍然有隱約可見的疤痕。

現在，看著它，寫這一段，我仍然感到痛苦，特別是我把這張照片放在一個裝滿更快樂記憶的照片的盒子裡。要找到這張照片，我必須翻遍高中還有童年時期，到現在仍然疑惑著我是怎麼走進──以及最終走出來──這個令人痛苦的狀態。我成癮的種子是在哪裡播下的？要找到答案，我需要挖掘自己過去的成長歷史。

第 4 章

極端的世界

這條回溯之路並不是一趟純真的旅程。那是要停止向前行，是害怕死亡的一種症狀，以及對一種結果是可以預知的經驗的愛。而，正是這個對可預知經驗的愛，而不是對毒品本身，對用藥者造成最重大的傷害。

——安·馬羅（Ann Marlowe）

我最早使用的藥是利他能（Ritalin）——是我的處方藥。那是1968 年，我三歲。我並沒有參與那個自由放縱的嗑藥文化時代，雖然後來倒是希望我有。相反的，媽媽在我人如其名的托兒所老師達令太太（Mrs. Darling）的推薦下，帶我去看一位兒童精神科醫師。當時，我上的是上東區（Upper East Side）一所比較前衛的——的確有點嬉皮式的——專收資優兒童的私立學校，我通過入學測驗，並且獲得一個「需求型」的獎學金。媽媽希望我能在一個有創意的、能激發潛力，而且族裔融合的環境中受教育。環境友善的新林肯學校，正是她弟弟就讀的學校，而族裔和經濟的多元

性，正是這個獎學金頒發的政策。

　　但是現在，達令太太開始擔心了。她擔心到要求我媽媽來學校待一整天，觀察我的行為。相較於其他三歲的孩子，我很難乖乖坐好。有時候，我會突然去做某件事，像是用手指畫畫或著色——當然是畫在線外面——而且是獨自一人。或者，我也很難跟大家聚集在一起。我很常哭。從一堂課換到另一堂，這樣我也不能處理。我不太會跟別人玩，比較喜歡自己一人。看到我和別人如此的不同，媽媽同意帶我去做評估。結果就是我得到了利他能的處方。

　　我一點都不記得第一次的精神評估，根據媽媽所說，這位醫師是哥倫比亞一位看起來很親切、很溫和、有點年紀的女士，她的辦公室裡有很多玩具。她看著我玩，和我講話，聽媽媽告訴她我在學校的行為，和我有社會化的困難。最終，她評估說我是「感覺過敏」（hyperesthetic）——這不是稱讚我的藝術技巧或品味，而是一個臨床的詞彙，代表我對幾種不同的刺激會有不正常的過度敏感反應。我同時也被貼上「情緒不穩定」（emotionally labile）的標籤——表示我除了對景象、聲音、氣味、味道、質地和身體接觸過度敏感，還對感情有不尋常的反應。還有（我自己並不知道這個情況，直到為了本書開始做研究），這位精神科醫師也診斷我有ADHD。然而，如果是個現在接受評估的孩子，我很可能會被放在自閉症譜系（autism spectrum）中。

　　但是在當時，亞斯伯格症候群（Asperger's syndrome）——所謂的高功能自閉症——還沒有開始它在精神診斷手冊中的短暫現身。這種病在 1944 年首先由奧地利的精神科醫師漢斯·亞斯伯格（Hans Asperger）描述出來。這個以他命名的疾病，是有社會互

動問題、有特殊的感官感受 [1]、對任何變化都很難接受、會做重複的行為像是拍手或轉頭髮、有強迫性的興趣，以及，常常會有超強的記憶，智商在平均或平均以上的情況。然而在我小時候，自閉症這個診斷標籤通常是用在嚴重的失能狀態，例如完全不說話的孩子，或是主要只做出重複行為，而一旦固定行為被打斷就會發脾氣的孩子。這個診斷同時也很少針對女孩子——在 1960 年代，只有在問題最嚴重的情況下，才會對女性下這種診斷。

的確，我的 ADHD 診斷，是在一個對孩童的心理健康有著與現在完全不同的氛圍下做出的。在 1960 年代，光是去看兒童精神科醫師，就會受到比現在嚴重很多的污名化，如果有可能避免，大家是不會這樣做的。不像今天，很多父母主動地尋找某些標籤，讓孩子能得到更多的協助。當時，即使很嚴重，孩子的問題也很容易被當成只是成長的某個階段，或單純只是行為不檢。現在，有 6%以上的學童被開了興奮劑類藥物——但在 1960 年代只有不到1%。還要很多年後，大藥廠的直銷行銷手段才會大大改變精神疾病治療的實務；當時，對藥物的恐慌，來自骯髒的嬉皮亂用毒品，而不是學齡前兒童的使用阿德拉（Adderall）[2]。

所以，我不像現今有什麼問題就衝去吃藥或是被標籤化的受害者；相反的，相較於其他孩子，我的問題很明顯的是對大家都有的經驗或情緒沒什麼反應，而要如何幫助我也不太清楚。我自己最早的記憶是恐懼——或是狂喜（兩種極度相反的感受）。同時，因為

1　對一般物理刺激，亞斯伯格症的人有的會有和一般人不同的感官感受。可能過度敏感或過度不敏感，或兩者都有。

2　阿德拉是沙爾藥廠（Shire）生產的安非他命類的治療 ADHD 的藥物。台灣並沒有批准為醫療之用。

也無法對我做出一個很合理的診斷，我的怪異之處就被解釋成「資賦優異」或「自私」。我的矛盾讓自己大惑不解——更不要說對我周遭的人了。

＊　　　　＊　　　　＊

傳統上，發展障礙被定義成某些在兒童期早期就會出現的狀況，像是 ADHD、自閉症譜系障礙、閱讀障礙和唐氏症（Down syndrome）。然而**更近期的研究發現，實際上所有的精神障礙——包括思覺失調症、躁鬱症、人格違常（personality disorder）和，是的，成癮——在很大程度上都受到發展階段的學習歷程所影響。**所以上述這些問題，現在也同樣安置在神經發展的大傘之下了。結果是，了解學習如何形塑我們的大腦就很關鍵了。沒有經驗，大腦是無法適當的發展起來的；因此，幾乎所有在孩童或青少年時期會影響個人心智功能的障礙，都有一部分與學習有關。

一旦了解學習和發展對成癮的重要性，很多矛盾的地方就可以迎刃而解了，也比較容易理解為什麼它不是傳統觀念裡的道德敗壞，也不是大腦的疾病。因為，定義上學習就是大腦的改變，它代表了個人的經驗，這樣的改變既不是傷害也不是破壞，而是大腦的硬體設定好要做的事。以結果論，不是所有的大腦改變都是病理現象，即使在成癮過程中發生的改變也是如此。很多我們在神經組織發展過程中看到的個別差異，實際上是大腦為了呈現我們所學到的東西而產生的變化；換句話說，這就是我們的記憶。大腦的變化，就是我們生命故事的痕跡，以及我們接受了會引導個體未來行動的

種種輸入資料所形成的運算法則。它們不必然是病理的記號或傷痕（雖然極度的心理壓力的確能造成大腦神經細胞生理上的傷害）。如果我們真正想理解成癮，那麼，我們的記憶、這些記憶的社會脈絡和模式以及我們如何學會上癮，都非常的重要。這些加在一起，使得每個大腦——以及每個成癮現象——都獨一無二。

基本上，學習障礙或發展障礙——這兩個名詞可互換使用——有四個重要的特徵。**第一，他們都在人生很早的階段就開始**，是與生俱來的遺傳設定影響了大腦硬體迴路的變化而造成的。既然大部分大腦的發展取決於童年的經驗和環境的影響，這些因素從父母、同儕到接觸到的化學物質，都可以決定硬體的差異是否會演變成障礙、失能、某種優勢，或是三者的某種混合結果。

其次，發展障礙不必然會和整體的缺陷有關聯。雖然唐氏症和整體性的低智商有關，但是閱讀障礙、ADHD、算術障礙（dyscalculia，一種和數學學習有關的特殊問題）、成癮以及很多心智疾病並不是這樣。事實上，除了唐氏症，以上所有其他的問題，都可能有高智商和特定範疇的學習問題。（這在談到成癮時很重要：多年以來，很多治療者有個錯誤的主張，說成癮問題正在作用時，個體的學習就算不是不可能，也是嚴重受損的。）

第三，時機對學習障礙的影響很大。因為健康的發展過程會以一種精準的方式展開，環境因素——特別是社會方面的——出現的先後次序非常關鍵。在某個發展階段，缺乏某種經驗可能無關緊要，但是在另一個階段，就可能使得整個發展路徑嚴重出軌。的確，在成長發展的某些階段，就是大家所知的敏感期（sensitive period），大腦會對一些特別的經驗有所預期，如果這些經驗沒有在正確的時間、以正確的順序發生，發展可以嚴重的偏離預期的方

向。**人類大腦發展的兩個重要敏感期是嬰兒期和青少年期。**在這兩個階段，特定訊息如果漏掉了，對某些人來說要再追趕上來就很困難了。

最後，因為發展有一定的順序，適時的介入可以改變其路徑。例如，語言發展的關鍵期是在嬰兒時期，在嬰兒聽力檢測廣為流傳之前，早期的聽力損傷常常被誤診為智力不足。因為耳聾的孩子在大腦對口語最有反應、最能接受時沒有學到語言，看起來就好像有與生俱來的文法學習和其他技巧的困難，即使在手語上也是如此。很多人因此流落到教養機構，因為他們的聽力問題從來沒有被發現，且只有在過了語言發展敏感期之後才接觸到語言。

但是早期的聽力篩檢，再加上由能流利使用手語的父母養大，就能造成極大的改變。這就可以排除很多之前被和耳聾本身連在一起的認知障礙。然而，這些障礙不是來自大腦原來的能量不足，而是因為沒有在適當的時機點接觸到複雜的語言。（相對來說小得多的問題是，敏感期也能解釋，為什麼你如果沒有在青少年期接觸外語，可能無法流利、毫無腔調的說這種外語。）

自閉症研究也顯示時間如何影響發展障礙。在這裡，早期介入可以明顯的降低相關的缺陷，有時甚至可以完全排除。就像耳聾之於智力障礙，有些在自閉症身上看到的社會障礙也可能跟能力無關，而是因為缺乏適當且即時的發展經驗。例如，如果你的感官知覺常常巨大到讓你不知所措，其實你很難交朋友，這正是自閉症很常見的問題。例如，因為鬧脾氣或其他行為嚇到同儕，而造成個人的孤立，或是你要利用不斷搖晃之類的重複動作來撫平自己內在的緊張不安，而造成的社會退縮。然而，一旦找到比較恰當的方法來處理本身感官上的不舒服，即使還是可能需要一些額外的幫助，你

就比較能和別人建立關係，也能趕上其他孩子較早就學會了的社交技巧。

即使有了有效的早期協助，當然，自閉症的成人和青少年還是會有自閉症的特質，像是對某些東西有執著的興趣，有不同的感官感受，以及和他們特有的大腦神經結構有關的特殊才華。然而，這些是差異，而不是障礙。對一種發展障礙，如果能在敏感期有效介入，你有可能完全的防止在過去看起來像是與生俱來無法避免的問題，其實卻是因為缺乏某種重要的發展經驗的結果。雖然我們還不能確知，同樣的早期介入對成癮是不是也有相同的效果。

將成癮認知成一種發展障礙，還有另一整套重要的意涵。其中之一是，成癮的狀況很多是可超越的，就像在 ADHD 上常看到的情形。因為他們通常牽涉到大腦成熟時間上的延宕，而不是永久性的缺乏某種能力，有發展障礙的兒童，有時候可以趕上、甚至超越同儕。或者，有些發展障礙也可能是因為大腦某些區域成熟比較慢，這些延宕的原因並不清楚，但是個人終究會迎頭趕上的。這個說法，也可以解釋為什麼有些人隨著年齡的增長成癮問題就消失了，而其他人則需要接受治療。

整體來看，在所有發展障礙中，時序都是再重要不過的。發展上，較後面階段的發展是否順利，往往取決於之前的階段是否成功。如果你沒有好的基礎，後續的建構歷程顯然很難成功。

結果是，很多發展歷程和物理學中所描述的渾沌理論（chaos theory）很相似，就是多個複雜的系統，有時候彼此之間可以有很大的差異，而這要取決於在其他情況下顯得微不足道的改變。這就是我們知道的「起始狀態的決定性」（sensitive dependence on initial conditions）[3]。這種系統的一個經典例子就是氣候，借用一下老生常談：在北京的一隻蝴蝶拍拍翅膀，一般情況下是不會有什麼效果的；但是偶爾，它可能對巴西造成不同程度的影響，大到產生颶風，小到造成小型暴風雨。在某些狀況下，在對起始狀態很敏感的系統中，微小的事件可能造成巨大而不成比例的骨牌效應。

類似的情況也可以在科技的設計中看到，在此，一個明顯無害的早期選擇——如鍵盤的排列方式——可以把整個後續發展鎖定在一條固定的路徑，使得未來的改變變得非常困難。例如，一旦QWERTY 排列的鍵盤變得很普遍，要在大型的大系統中克服這種龐大的惰性，或是在訓練或設備上做數量驚人的修改或改變，實際上就變得不可能，即使最終這些改變是有可能製造出更優的技術，簡而言之，就是不值得花這個力氣了，這個現象稱為「路徑相依」（path dependence）。在任何可以看到這類序列效果的領域中，如果不能確實知道過去發生了什麼，那麼要了解這個系統的現況幾乎是不可能的。過去發生哪些事件，還有確實的發生次序，都很重要。

相同的，在嬰兒時間，本來微小的、早期的行為傾向，因為接收到微量的、起始點的鼓勵，就有可能讓本來是小小能力上的差異，隨著時間、因為交互影響而轉變成在某種特定才華上的巨大差別。例如，跟一個小孩子說她畫的畫很棒，會鼓勵她更愛畫畫。然後，她畫得越多，就畫得越好，也會得到更多的稱讚。為了得到更多的注意，以及現在對自己的技巧更有信心，這位年輕藝術家會比其他人更有可能在無聊和挑戰中堅持下去，這在將來就更會加速她

3　在渾沌理論中的蝴蝶效應（Butterfly effect），指在一個動態系統中，初始條件下微小的變化能，就帶動整個系統長期的巨大的連鎖反應。

的才華的發展。如此不斷重複這個流程：現在，曾經是幾乎微不足道的、在性向上小小的提升，就變成一個巨大的優勢。一個本來有很多不同可能性的神經迴路，現在調節成朝向某個特定的技巧去發展。然而對一名成年人而言，給予相同的讚許就不太可能得到相同的效果了。

很不幸的，早期的負面價值或經驗也可以用同樣的方式對將來的反應造成較大的影響。一個人在童年時對自己的想法，會塑造他將來的自我概念，有可能增加，也有可能降低他的恢復力。有可能成為發展障礙的傾向，可能繼續發展或者凋落，而這正是孩子本身和同儕還有家庭互動的結果。早期的互動會形塑後續的互動，而隨著時間的進行，家人對你的行為，不只是針對你現在的行為的反應，同時也受到他對當事人過去行為的解釋，以及這整個重複不斷的過程的影響（只要想想你和兄弟姊妹一起回家過節時的互動情況）。雖然某些特定的影響及其盤旋式的互動，在不同的案例中的確可以大不相同，但是在所有的故事中，時機和發展都扮演著能造成巨大影響的角色。

* * *

四歲生日那天，我等不及要去我們位在華盛頓高地的大樓的家裡，派對專用的房間。在派對開始之前，我因為期待而顫抖。我很可能穿著最愛的藍色洋裝，兩邊各有一條由紅白貼花組成的花邊。我媽媽邀請了大樓裡其他上幼稚園的孩子，還有我新林肯的同學，總共大約十五個孩子。當客人到了，我繞著桌子轉圈圈。我們有尖頂的派對帽，但是我不戴，因為我不喜歡橡膠帶碰到脖子。但是我

很期待點心和禮物，坐著的時候，我踢著腿來減緩緊張。最後，媽媽捧著蛋糕進來了，大家開始唱歌。她把大大的錐形糖果放在桌上。本來很吵鬧、很混亂的房間，很快變成令人驚訝的無聲無息狀態：因為我的蛋糕是如此的明亮又熾熱，即使過了二十年，當我和那時候就認識的一個女孩聯絡時，她馬上就提起這件事。其他的女孩可能選擇粉紅色，上面有小小的玫瑰花或公主造型的蠟燭，在我的要求之下，我的蛋糕造型是巧克力火山。

我不確實記得怎麼做到的，但是我的爸爸，一位有創意又有幽默感的化學家，讓這個蛋糕爆發了。蛋糕上擺著一個小小圓頂，是由一只小盤或小碗裡裝著橘色粉末做成的。點燃時有顏色的火焰跳耀了起來，紅色像熔岩般的液體噴出，沿著小小的粉末山丘流下來，使山頂形成一個火山口，就像真的火山一樣。每個人——家長和孩子——都深深地著迷，尤其是我。

我愛火山，你知道，我會跟所有聽力可及範圍內的人詳細說明它亮紅色的熔岩，以及它在觸及地表之前，要叫做岩漿。我會背誦火山的名字，所在的位置，還有它的特有特徵。我喜歡夏威夷和冰島的盾火山，因為它們的熔岩是如此的色彩豐富，流動速度又快。我也喜歡和火山有關聯的詞彙和意象：火成的、火山渣錐、浮石。我發現思考這些大自然力量的展現時，很奇怪的令我感到非常舒適。

這種愛向別人講解某些事物，以及我對火山的強迫行為，是典型的亞斯伯格症狀：當這種狀況剛剛定義出來時，孩子因此被賦予「小教授」的稱號。而這些特質造成的和社會疏遠和壓力，為我走上成癮的道路推了一把。當然，在我成長的過程中，沒有人知道這些——我們也沒有察覺到很多家族歷史中潛伏的因素，會讓我面對更進一步的風險。

　　從我父親這邊開始講：我爸爸是匈牙利大屠殺的倖存者。我遺傳了他灰藍色的眼睛，豐厚的捲髮，很可能還有他憂鬱的傾向。匈牙利人憂鬱的比例蠻高的，部分是因為遺傳的因素——一個很怪而可以和芬蘭人共享的風險。這兩個族群曾經是同一個部落，分開之後朝著非常不同的方向移動，而創造出兩種都非常困難卻又彼此有關聯的語言，以及兩種都有高自殺率又喜歡喝酒的文化。

　　我爸爸的家庭是猶太人，所以很難知道哪些基因（如果有的話）是他和他的匈牙利同胞共有的。我祖父是大家都知道的以熟知拉比相關技巧而聞名的學者，他個人的名聲則來自看上我祖母微薄的嫁妝而結婚，用它來付賭債。他的賭博問題，表示他的近親在成癮行為上有某種特定的潛在遺傳性風險。

　　我父親同時也有難以抵抗的憂鬱症的環境風險。他 1938 年出生，二次世界大戰爆發前一年。他成長的過程非常貧困，單只這個因素就至少讓憂鬱症的機率加倍了。當父親還是一名學步兒時，祖父就作為一名奴隸勞動者被徵召到匈牙利陸軍去，然後音訊全無。多年之後，當祖父回到家中時，我爸爸甚至不認得他。早年缺乏雙親的經驗，毫不意外地也讓風險提高了。

　　然後，在 1944 年，爸爸 5 歲或 6 歲時，納粹開始圍捕匈牙利的猶太人，最終，他、他的母親，還有兩歲大的妹妹，都被帶到奧地利的史特拉斯霍夫（Strasshof）集中營。當同盟國解放他們時，他們正被塞在開往奧斯維茲（Auschwitz）的死亡列車上——挨餓，塞在無法忍受的擁擠車廂內，沒有食物、水或廁所。我爸爸受到巨大的心理創傷，以至於當他開始上一年級時，老師還誤以為他

有智力障礙。很難想像一個從這樣的童年長大的人會**沒有**憂鬱症的問題。

媽媽的童年就完全不同了，雖然，無論從遺傳或環境方面來看，它也呈現出某種心理疾病的潛在風險。外公和他的一名姊妹都受到憂鬱症之苦；我姑婆的情況嚴重到需要接受電療。而媽媽在紐約市北邊威斯切斯特郡（Westchester）一個叫做哈德森河畔的克羅頓（Croton-on-Hudson）的高級郊區長大的過程中，也面對了她特有的困境。

外公是柏魯克學院（Baruch College）商學院的教授，曾經以社會主義者的角色競選過美國副總統；外婆則是一名家庭主婦。媽媽出生時就有嚴重的心臟缺陷，如果是現在，很容易用一般手術解決，但在當時這可能是不治之症。15 歲時，她進行史無前例、死亡率相當高的開心手術，術後她需要住院一個月來復原。而在動手術的兩年前，外婆死於胃癌，在失去母親後的一個月，媽媽在她母親舉行成年禮、現在是埋骨所在的同一座猶太教堂裡，舉行了她的成年禮 [4]。

我媽媽 20 歲時生了我，她的第一個孩子。我的父母是在紐約市立大學的俄文課上認識的。爸爸是個喜歡古典音樂、有決心的年輕移民，媽媽是位瘦瘦的、棕髮綠眼的美人，她曾經參加 1963 年在華盛頓特區由馬丁・路德・金恩（Martin Luther King）博士領

---

4 成年禮（Bar/Bat Mitzvah）是一般猶太裔男孩年滿 13 歲、女孩滿 12 歲時舉行的慶祝典禮。Bar 是亞蘭文兒子的意思，Bat 是亞蘭文和希伯來文女兒的意思。Mitzvah 是亞蘭文和希伯來文「誡命」的意思，指孩子到這個年紀後就是成人了，要受「誡命」的約束。在猶太律法中，誡命不是強制的規定，但是會被鼓勵遵守。

導的遊行。音樂上她喜歡皮特・西格[5]和披頭四。年輕時，他們截然不同的背景，或許還有不同的早年創傷經驗，讓他們對教養孩子並沒有什麼共識。

　　結果是，他們一開始不太清楚我到底有多怪。即使在嬰兒期，例如，人們會記錄一些對父母來說需要注意的事。對我而言，語言發展得很早；我說出的第一個詞彙是「書」。在沒有正式上過什麼課的情況下，我三歲生日時就可以閱讀了。差不多在相同的年齡，我可以用希伯來文完全無誤的從記憶中吟唱〈逾越節問答〉[6]——這是逾越節晚餐[7]中年紀最小的孩子要問的四個問題。這讓親戚從此對我印象深刻。我有當時人們所說的「照相式記憶」，而且可以做像背誦大部分的週期表這類的事，這同時也讓大人讚歎。

　　從一開始，我對資訊的胃口就難以滿足，一如我後來很想使用藥物。對研究資優兒童的人來說，這叫做「猛烈的學習需求」，但這也可能是一種常在自閉症身上看到的，不同步的、不均等的發展症狀。早期閱讀行為，現在被標記為「超讀症」（hyperlexia, 或譯閱讀早慧），也同時可以是資優生的特質或自閉症的症狀。大約有5〜10%的自閉症兒童有超讀症，它的定義是沒有受過正式教育，

---

5 皮特・西格（Pete Seeger, 1919〜2014），生於美國紐約曼哈頓，民歌復興運動的先驅，有「美國現代民歌之父」之稱，也一直參與民權運動、反越戰、環保等各種抗議活動。

6 逾越節問答（Mah Nishtana），字面是「是什麼讓今夜與其他夜晚不同？」總共有四個問題，都是用這句話做開頭。傳統上，在逾越節晚餐，由最小的孩子來吟唱這四個問題和答案。

7 逾越節晚餐（Passover Seder）是猶太教儀式，逾越節的開始。由社區或家庭舉行，儀式中講述以色列人在古埃及解放的故事，並且進行猶太法典特殊的祝福和禮儀，吟唱逾越節歌曲。

自己學會閱讀，通常是在 5 歲之前。這個比例遠遠高於一般兒童的發展。

同時，我的感官和社會方面也和別人不同。一群孩子會讓我緊張；我很常哭，同時，如果有別的孩子開始掉淚，我也很難控制自己，會同時開始哭泣。我喜歡一再重複穿同樣的衣服，不喜歡有任何的改變。童年時期典型的偏愛某樣相同、重複東西的行為，在我身上更是誇張。開始上學之前，就有一些跡象，看得出感官的經驗常常讓我不知所措：明亮的光線、嘈雜的聲音、讓人發癢的材質、新口味、黏滑的質地──所有這些頂多讓其他孩子不太喜歡的東西，都讓我大大的不舒服。我還記得那種覺得世界隨時可能要爆炸成一片混亂而我會被吞噬掉的感覺。

這類感官上的問題，現在已經知道是自閉症診斷的一個關鍵症狀。事實上，神經科學家亨利・馬克倫（Henry Markram）、卡蜜拉・馬克倫（Kamila Markram，她第一次婚姻有個自閉症的兒子）和同事塔尼雅・巴凱特（Tania Rinaldi Barkat）提出一個理論：自閉症者身上常見的社會退縮、重複行為、喜歡相同的東西、不能順利的處理溝通和人際關係相關的訊息，實際上是他們試著處理本身感官過載所呈現出來的現象，而不是自閉症的根本問題。他們稱之為「激烈世界理論」（intense world theory），而這在自閉症研究領域中越來越受到注意。

想像你出生在一個撲朔迷離、感官刺激過載又無法逃脫的世界，就像一名來自一個暗很多、平靜很多、安靜很多的星球的訪客。媽媽的眼睛：是個閃爍不停的光線。爸爸的聲音：像咆哮的風鑽。那件所有人都覺得柔軟的、可愛的小小嬰兒連身衣呢？就像砂紙上有堅硬的小鑽石。還有那所有的咿咿呀呀和關心呢？就像由混

亂、無法解讀的訊息，和由粗糙、無法過濾的刺耳雜音所形成的火網。為了生存，你必須非常厲害，才能在這整片亂七八糟令人窒息的雜音中偵測出任何可能有規律的模式。要能維持心智正常，你必須盡可能的控制所有的情況，發展出一種非常沒有彈性的，對細節、對一成不變的重複事物的專注力。在這樣的系統中，特定的刺激能產生可預測的結果，這比任何個人都更有吸引力，因為「人」常常有令人困惑又不一致的要求，和偶發隨性的行為。

馬克倫等人主張，這就是身為一名自閉症者的感受。他們說，這些行為不是認知缺陷或同理心神經迴路的缺陷──自閉症研究現今盛行的觀點──造成的結果，而是因為剛好相反的原因。他們不但不是對周圍毫不在意，毫無感覺，自閉症的人其實是對外在訊息接受太多，學習太快。馬克倫等人堅持，自閉症的人雖然表面上看起來好像缺乏情緒，實際上，他們不但被自己的情緒，也被他人的情緒所淹沒，而不知所措。他們說，現在的資料是，這種盛行率大約 1% 的發展障礙，並不是同理心的問題，而是因為想要因應一個訊息太多的世界，所發展出來的社會行為方面的問題和種種怪異的行為。

雖然這不見得是所有自閉症的情況，但的確就是我孩童時代的真實感受。例如，在中央公園的旋轉木馬快要結束之前會大聲的搖鈴，提醒大家，這個鈴聲讓我很害怕。我喜歡旋轉木馬，它有好聽的音樂，喜氣洋洋的木馬，還有持續搖晃的動作。但是每次坐旋轉木馬的後半段時間，我都會在那裡等著那個會嚇到我，破壞美妙經驗的刺耳搖鈴聲響起。因為每件事看起來都如此的令人無法忍受──如馬克倫的理論預測的──我要花很多時間事先預測和控制將要發生的事，想要事前就處理好，我待會要如何反應。很不幸

的，這表示我就沒有太多剩餘的注意力資源，去想別人的想法和感受。這正是我最初始的特徵之一，一開始不怎麼起眼，但是隨著時間的進行以及不斷的重複，這個傾向漸漸變得強烈。

我的某些敏感性是很極端的：我覺得小調的音樂讓人非常不舒服，我會只因為旋律聽起來悲傷而哭泣；一般來說，我拒絕穿任何有拘束性的衣服，像是雪衣。我靠「溫和飲食」（bland diet）[8] 的食物維生，像花生醬和披薩的外皮，拒絕嘗試新口味。我無法觀看卡通、有暴力的電影或電視節目，因為我總是會想像萬一那些暴力是施加在我身上。就好像我的所有感官都像電影《搖滾萬萬歲》（*This Is Spinal Tap*）[9] 中所描述的著名情節，調高到破表的程度。再加上社會接觸──即使只和少數幾個孩子接觸也讓我無法承受──就真的是過量到我無法接受了。

1968 年 5 月妹妹綺拉出生之後，另一個感官的症狀也變得明顯了。她是一個感情特別豐富的嬰兒，永遠想要被抱抱和摟著。透過這個對比，我的父母現在可以清楚的看到我不是這樣。一如其他感官，我對身體的接觸有很大的障礙：我常常熱切的希望被抱著和安撫，但很討厭那種沒有掌控權的感覺，而某類壓力壓在身上，會讓我覺得好像要窒息了。所以，我抗拒，也從很多擁抱中逃走。我的家人學會除非是由我起頭的，或是用其他的方法表達碰觸是沒問題的，否則不要碰我。矛盾的是，有時候這讓我覺得被拒絕，因為我當時不了解為什麼我那麼不一樣。

8　溫和飲食是無刺激性、低纖維，易於消化且具足夠營養的飲食。

9　《搖滾萬萬歲》是一齣 1984 年出品的美國搖滾樂紀錄片喜劇電影。故事以虛構的英國重金屬樂團 Spinal Tap 為對象。電影譏諷搖滾樂團和重金屬樂團的怪異行為和音樂的做作，以及充滿當時搖滾紀錄片的溢美之詞。

總而言之，「激烈」（intense）這個字眼，不但超級正確的描述了我對這個世界的經驗，同時也是其他人最常用來描述我或是我的反應的形容詞。我整個十幾歲的歲月，變成一個持續的戰場，用1970年代的詞彙，我所打的仗，就是要試著從「激烈」變成「柔和」（mellow）。

＊　　　　＊　　　　＊

　　亞斯伯格症或它的某些外顯形式可能看起來不是一般所謂的成癮，但是過度敏感、社會焦慮、有憂鬱的遺傳特質、ADHD、缺乏調節情緒或行為的能力，和成癮給人的感覺就有點類似了。的確，上述所有因素，分別都有可能增加成癮的風險，更不要說合併起來的作用了。事實上，很難找到一個成癮的故事，全不涵蓋上述任何問題。例如，麗莎‧摩哲—托瑞斯（Lisa Mojer-Torres），一名前海洛因成癮者，一位律師，和一個為成癮者發聲的先驅（很不幸的，她幾年前死於子宮癌），向我這樣描述她的童年：「我媽媽以前會說我比任何人都更精敏。我聽到的聲音比別人大聲，看到的顏色比別人鮮豔活潑。我用一種不同的步伐行走在這個世界上。」在一則有關酒精中毒的故事中，「誰」（The Who）合唱團 [10] 的吉他手彼特‧湯申德（Pete Townshend）寫到：「大多數有飲酒問題的人之所以喝酒是為了逃離什麼……通常，他們要逃離的，是本身的感覺，和無法處理自己如此強烈感受的感覺。」

10　「誰」合唱團，英國搖滾樂團，1964 年成立。有史以來評價最高也最受歡迎的樂團之一，尤其是現場演出，被譽為史上最受歡迎。

線上有個支持團體，其成員都有心愛的人因為藥物過量而死亡，最近有個討論重點是早在藥物出現之前就有的問題：他們失去的親人在在孩童時代的氣質（temperament）[11]。如果有人在團體討論中報告出儀式行為或是過度敏感的行為，像是無法忍受衣服的標籤以及對別人的疼痛反應過大，你會誤以為這是個討論自閉症行為的團體。其中一位媽媽寫說她必須買無縫線的襪子，她的孩子才會穿；好幾個人也寫說他們有相同的問題。

　　這些年來，讀到和聽到數百個這類的故事，我發現很多情況包括了對他們自己的皮膚有著本質上不同的、不舒服的感覺。這裡只是從成癮的案例中選出幾個經典例子：

> 「我總是和整個世界格格不入，更不要說整個宇宙了。我和我的人生、家人和人都不合……我真是一團糟。」（匿名戒酒癮者，《大書》[12]）
>
> 「自從我是個小女孩，我就記得那種沒有歸屬感的感覺。我想我一定是來自別的星球的外星人。」（匿名戒菸癮者，《大書》）
>
> 「（可待因〔codeine〕，一種鴉片藥劑）讓我在人生中第一次有了『對』的感覺。我對自己說：『啊哈，這就是

11　氣質指的是個人內在的性格特質，如內向與外向、勇敢與溫和。它通常是天生而不是後天習得的。現代遺傳生物學者認為，許多先天性格存在著基因的影響。

12　《大書》（*Alcoholics Anonymous: The Story of How Many Thousands of Men and Women Have Recovered from Alcoholism*）是無名戒酒會在 1939 出版的一本描述個人如何從酒精中毒復原的書。因為書很厚，所以一般俗稱為《大書》。

我一直都缺少的東西。」自我有記憶以來，我就從不覺得事情是對的，而我總是試遍各種方法來改變我的感受。」（無名氏，引自《從巧克力到嗎啡》〔*From Chocolate to Morphine*〕）

使用藥物來應付的症狀之間其實變異很大，但相同的是，當你整體的感覺被孤立、不被愛、緊張、覺得危險時，想要感受到被接受、有安全感的慾望，則是很一致的。或者，有些人的氣質讓他們更不容易被刺激；在這裡，想要探索的這種感覺，要追求極限，喜歡風險和冒險，可能正是成癮深層的原因。無論從哪個方向看，這些從小就讓一個人引人注目的氣質，是從出生就開始有影響了。

作為學習障礙，成癮是一種失常的因應風格，而這大大的受到發展過程的影響。自閉症、ADHD 或閱讀障礙的情況，很明顯的是從小或兒童時期中段就會表現出來，成癮本身則通常不會在青少年期或是成年早期之前出現。**成癮的敏感期——就像思覺失調症——是在青少年期，而不是兒童期。**就像思覺失調症，有時成癮也會早一點或晚一點開始發作，但在大多數情況下，青少年是最關鍵的時期。

這並不表示童年不重要。只有少數孩子會在小學期間服用非處方藥，幼稚園就更不用說了，在這個時期，我們的感官反應和先天的傾向，會形塑我們如何對外在世界作出反應，同時也影響外在世界如何對我們作出反應。這樣的學習歷程創造出某種行為模式，而這個模式會在後續的時間裡不斷迴響。例如，一個膽怯的孩子，有可能學到她是可以克服她的恐懼、一切都會沒有問題的；或者他有可能發現事情比他預期的還要糟糕。一個大膽的孩子可能持續尋找

更大的風險和更難的挑戰，或也有可能因為受傷而變得比較小心。我們的社會環境以及我們對環境的反應，教導我們如何生存下去，而周遭的世界與我們個人的性格和先天傾向是合拍還是彼此衝突，也有助於決定我們後續的方向。在成癮的情況下，青春期之前發生的學習歷程可以加強或削弱我們情緒上的痛苦，使我們產生「連結」或「孤立」的感覺。我們感到越多的不舒服、壓力、創傷和痛苦──不論是因為對一般經驗的過度反應或反應不足而造成的，或是對創傷經驗的正常反應──我們的風險就越大。

＊　　　　　＊　　　　　＊

我媽媽以為利他能可以讓我在激烈的世界中喘口氣，但她根本無法認知到我絕大多數時間的真實經驗是什麼。然而，我對這種藥本身或是它造成的效果並沒有清晰的記憶。爸爸反對讓小孩子吃藥，而媽媽開始擔心藥會讓我的創造力變鈍，所以在幼稚園結束的那個夏天，他們就不再給我吃藥了。回到學校之後，既然我看起來好很多了，能夠應付問題，在我就學期間，他們就再也沒有考慮藥物或診斷的問題。

有人會說，就是這個最早的用藥經驗本身，讓我走向藥物成癮之路，因為我的大腦在早期發展的關鍵期，已經接受到潛在成癮的興奮劑。我認為，在孩子很少真正服藥的那個時代，毫無疑問的，扮演著更重要角色的是導致孩子需要處方藥的那種先天傾向。事實上，光是 ADHD 本身，幾乎就足以讓非法藥物濫用的機率增加到三倍之高，也讓酒精成癮的風險增加了 50%，這是根據一項回顧研究的資料，如果是個別的研究，所得到的數據更嚴重。

但有點令人吃驚的是，在 ADHD 的孩子身上，研究發現藥物對他們未來的成癮風險來說，無論是正面或負面的效果，影響都很有限。認為只要在孩童時代有暴露在潛在成癮性藥物的經驗，長大後就會自動成癮的這個想法，從利他能的資料來看，並沒有獲得支持——或者，進一步的說，研究也發現，在兒童時期因為治療的原因使用其他潛在成癮性藥物，像是鴉片類的止痛劑，情況也是一樣的。

　　但悲哀的是，對 ADHD 進行早期治療可以防止負面結果的發生的看法，跟藥物成癮的想法一樣，也沒有受到支持，雖然有些研究認為的確有些好處。這個理論是說，這些興奮劑藥物可以幫助 ADHD 的孩子在學業和社會互動上有比較好的表現。而這，回過頭來，會降低個人在十多歲的階段使用非法藥物或酒精應付相關困境的風險。不幸的是，事情好像不是這樣運作的：大多數研究發現成癮的風險都差不多。至於 ADHD 的不同類型，有的好像因為用藥而變糟，有的又比較好，情況未明。

　　另一方面，在氣質的研究上倒是顯示出重大的成效，這我們會在下一章談。當孩子從嬰兒期漸漸走進成年期，那些後來有某些行為或精神問題的人，常常被發現他們某些早期的測量結果就有些不同，有時甚至從出生就是如此。值得注意的是，這些差異之間還有差異；事實上，有些情況甚至是相反的，像是極端大膽或極端畏懼，全然不顧後果的衝動或極度僵硬不變通。相反的極端行為，甚至可以在同一個孩子身上交替出現，例如在我自己身上，我可以要嘛非常專心，要不然就是全然的分心。

　　的確，雖然一般廣為人知的是，有 ADHD 的人有空間的需求與無法專心，對感到興趣的事物會完全的著迷卻也是這種障礙的一

個常見症狀。有趣的是，自閉症和 ADHD 有很大比例的重疊：30～50%的自閉症者有 ADHD 的症狀，而 ADHD 者中，有三分之二的人自閉症特質也很高。藥物濫用的人中，大約 20％有 ADHD，比一般族群至少高四倍。

當然，作為一個孩子，我完全不知道這些診斷及其特性，還有它們之間的關聯。

儘管如此，我還是學著如何應付這些問題——而在過程中，也改變了我自己的發展之路。

第 5 章

成癮性格的迷思

成癮者和任何人沒什麼不同——只是每樣都多一點。
　　——無名氏

甲烷、乙烷、丙烷、丁烷。我這樣對著自己吟誦著這些字眼，不是想著爸爸教我的化學（如果你有興趣知道，這些都是烷烴類的化學物質），而是這些詞彙具有安撫效果的聲音。我獨自一人，在小學遊樂場的盪鞦韆上，試著用熟悉的音節以及自己有節奏的動作讓自己冷靜下來。我不知道該如何應付其他的孩子，他們尖銳的說話聲、突然的舉動，還有我無法了解的社會性世界。那時候我應該是六、七歲。

我閉上眼睛，只是偶爾微微張開一小縫，確定沒有人偷偷走向我。利用有節奏的動作和心裡默默的吟誦，我的目標是要達到一種發呆的境界，雖然我當時並不知道自己在做什麼。我想像自己飛離鞦韆，以一道完美的弧線高飛越過這個封閉的遊樂場邊緣的圍牆，在一片草地上輕輕的降落。在那裡，沒有其他的小孩來折磨我，只有耀眼的陽光、茂密鮮綠的草地、花朵和山丘。但是我無法完全投

入其中，不像在自家院子裡小得多的鞦韆上玩這個遊戲時一樣。在這裡，總是有人可能會走過來，又突然又無禮的把我帶回地球。

我很討厭休息時間。上課時，至少老師會不讓其他人嘲笑我奇怪的癖好和怪異的舉動；至少，在學校的結構上，可以和書本和閱讀緊靠在一起。再者，至少老師們看起來是喜歡我的：不像其他的孩子，他們會告訴你，如果你要他們接受你，就一定要如何如何。只要我能阻止自己不要每次都把答案叫出來，或是試著讓老師叫到我，我就可能取悅老師們。然而，結果是連這一點我都沒辦法每次都做到，所以在一天中的某些時段，學校為我設計了一個臨時的資優課程。因為我閱讀能力超前很多，我的無聊是如此的明顯，有可能干擾到老師，讓他們無法幫助真正需要協助的學生。

在那些時段，要不他們就是讓我在奎肯布希太太（Mrs. Quakenbush）的督導下，在教師休息室自己閱讀，要不就是做做手工藝。我清楚地記得，和猛喝咖啡的老師們坐在一起，用讓自己覺得很厲害的、有之字形刀刃的鋸齒剪刀剪著色紙。當沒和老師在一起時，我就會被安排和學習障礙的孩子在一起──再一次的，我就可以用自己的步調做事，而不會覺得無聊或是干擾別人。我比較不喜歡這個：有些男孩子會嚇到我，而且我也對和他們綁在一起的污名化標籤極其敏感，這些標籤進一步的延伸，也和我連結在一起。既然我相信，我最好的一點就是很聰明，我尤其不想要別人把我和這些當時被貼上「智障」標籤的孩子連在一起。

當我 6 歲，正要開始讀一年級時，我家離開了紐約市，搬到上州[1] 車程一小時的一個小村莊，旁邊有一道 9 哩長的美麗湖畔。

1　紐約上州（Upstate New York）泛指紐約市及長島以外的所有紐約州，而不是正式的行政區。以郊區為主，也有一些城市（如水牛城、羅徹斯特等）。

格林伍德湖（Greenwood Lake）離市區很近，應該算是紐約的郊區。然而，因為連到曼哈頓的交通非常差，所以它實際上是十分的鄉下。夏天時我父母看了這棟房子決定要買下來，當時鎮上到處是有錢的旅客。而「鎮民」則很不同：愛爾蘭、德國和義大利的勞工階級家庭占壓倒性的多數。他們之中很多是紐約市的警察或消防隊員；大多數的媽媽都是家庭主婦。我們是鄰居中唯一的猶太家庭。我不但因為我的氣質顯得突出，同時也因為社會階級、宗教和文化的理由而與眾不同，這對一個孩子來說是很難理解的。

　　而我，除了開始尋找逃脫之路，其他什麼也不能做。

＊　　　　＊　　　　＊

　　一個怪怪的小女孩在鞦韆上，試著用強迫的行為安撫自己，這應該不是你想到一個成癮的人或她的背景時腦中會浮現的畫面。美國的文化對成癮的意象應該不太可能引起同情。其中一個理由是「種族化」，所以，即使非裔或西裔的人並不比白人容易成癮，在美國媒體的成癮故事中，主角很容易被描繪成深色皮膚的人。而當白人出現時，通常都會描述成不是「一般的情況」。

　　其次，一部分也由於我們的藥物政策深深受到種族主義的影響，這些形象常常將成癮者描繪成「××狂」或「惡魔」，認為他們的放蕩糜爛是來自極度的享樂主義，而不把他們視為一般人，也不了解他們只是在尋求安全和舒適感。**「成癮性格」被視為很壞：不堅強的、不可靠的、自私和失控的。從這樣的性格湧現出來的氣質，被看成是有缺陷的、無法抗拒誘惑的。**雖然我們也會開玩笑說自己有成癮的性格，但那通常只是用一種反諷的方式合理化我們對

某個東西的沉溺，或是表示對享樂的罪惡感。要了解學習在成癮以及在使某人容易成癮的氣質這兩件事上所扮演的角色，我們需要更仔細的檢驗成癮和性格之間的關係。

雖然一開始，成癮被無名戒酒協會和精神醫學設定為某種形式的反社會人格，或是「性格」的障礙，然而研究的結果並不支持這種想法。即便經過數十年的嘗試，並沒有找到任何一個所有成癮者共有的性格特質。如果你已經相信自己（或你所愛的成癮者）成癮的本質是源於某個有缺陷或自私的性格，你就是被誤導了。如同國家酒精濫用與酒精中毒研究所（National Institute on Alcohol Abuse and Alcoholism）所長喬治・庫布（George Koob）告訴我的：「我們的發現是，成癮性格，如果你要用這個名詞，是多面向的，」他說：「並沒有一個單純完整的成癮性格的存在。」

本質上，認為有一個普遍性的成癮性格的看法是個迷思。研究發現沒有什麼是所有成癮者共有的性格特質。成癮者中，只有一半對一種以上的物質會成癮（不包括香菸）——其中很多人對讓他們成癮的某些物質或活動有一定的控制力，但是對其他物質就無能為力了。有些人很害羞、有些人很大膽。有些人本質上很親切，很關心他人；有些很殘忍。有些比較誠實，有些不是。在非常傷人的刻板印象之外，所有人類會有的特性，在不同的成癮者身上都可以看到。例如，只有 18％的成癮者有某種性格障礙（personality disorder），讓他們會說謊、偷竊、沒有良知和會做出有控制慾的反社會行為。這是一般人的四倍，但是其中仍然有 82％並不符合這種對成癮的諷刺漫畫式描述。

雖然成癮，或是有潛在成癮問題的人，並沒有辦法用某組特定的性格特質來辨認，但是往往在孩子很小時就可以看出誰有較高的

風險。最終會成癮的人，傾向於在一些可以測量的東西上得到比較極端的分數。是的，有些人因為反社會又冷酷而凸顯出來；但其他人顯得突出，卻是因為他們過於道德主義或過於敏感。當最浮躁，最樂意嘗試新事物的人有高風險時，行為最僵硬沒彈性、最怕新事物的人同樣也有很高的成癮機率。就是這些性格和氣質的極端狀態提高了風險，其中有些是和資優有關，而不是缺陷。例如，相較於平均智商的人，資優和高智商者有更高的非法藥物使用比例。

這些極端的特質是否會導致成癮、其他的強迫行為、發展的差異、心理疾病，或是上述問題的某種混合體，不僅止受到遺傳的影響，同時也受到環境、本人還有周遭人對此的反應，所有這些因素造成的影響。成癮以及其他神經發展障礙（neurodevelopmental disorder），不僅取決於我們實際的經驗，同時取決於我們如何解釋它，我們的父母和朋友對它有什麼反應，以及我們如何標籤化它。這些問題的發展發生在我們的大腦，它運作的方式會根據經驗而改變，正是這個特質，讓我們很脆弱，因為我們在學習事物的過程中，除了學會有用的習慣，也有可能產生出有破壞性的行為模式。

這些因素合在一起可以造成什麼影響，從自嬰兒期到成年追蹤同一群人所進行的研究裡（這些研究很稀罕，因為曠日費時，所以花費非常可觀）看得最清楚。在這一類的資料中，有些明確的模式浮現出來了。一項和藥物使用有關、最早也最廣為人知的縱貫性研究，追蹤了 1970 年代加州柏克萊地區長大的 101 個孩子，主要是在中學，其中三分之二是白人。

這是心理學家強納森・謝德勒（Jonathan Shedler）和傑克・布拉克（Jack Block）在加州大學進行的研究，研究結果在 1990 年

發表，它的主要發現引起很多爭議。作者發現大部分心智和心理都很健康的青少年，不是那些完全不碰酒精或其他藥物的孩子，而是會試試大麻和酒精但不過頭的孩子。在這個研究裡，偶爾喝喝酒、抽點大麻是正常的青少年行為，當這些物質沒什麼特別時，通常不造成問題。

不令人意外的是，當這些青少年頻繁的使用大麻和酒精時，就開始會有你可能也已經預期到的問題了，像是憂鬱、焦慮，以及青少年的違法行為。但再一次的，很多相同的精神問題，在完全**排斥**喝酒用藥的青少年身上也同樣看得到。這很可能是因為，在 1970年代的柏克萊地區，孩子在成長的過程中要避免自己進行**任何體驗**（當時對高三學生進行的全國性調查，發現將近三分之二的學生至少試過大麻），你要嘛就做一個只有很少朋友的獨行俠，要嘛就是特別擔心或特別不怕同儕壓力的人。對這些年輕人，不使用藥物的確是明智的決定，但好的決定並不永遠是因為健康的理由。

的確，這正是這個研究發現的結果。遠離藥物的年輕人，並不是因為他們理智的認知到這樣做的風險而不去做，反而是由於過度的焦慮、緊張、缺乏社交技巧；其中有些人之所以拒絕毒品，是因為根本沒有機會接觸毒品。青少年飲酒的研究也有類似的資料和發現。中等程度的飲酒——而不是不飲酒——是適應最好的一群，至少在飲酒是符合社會規範的國家中如此。最健康的模式是在分佈曲線的中段，而不是兩個極端。

要了解為什麼這些極端的特質會提高成癮的風險，我們必須看看它們如何影響成長的歷程。關鍵是，在謝德勒和布拉克的資料中，被標記為完全不使用和大量使用者的特質，早在真正使用藥物很久之前就可以看出來。畢竟，作者是從這些孩子還在幼兒園時就

開始追蹤了。一旦知道這些受試者在青少年時期的行為，他們就可以回顧資料，看看早年的哪些特質和現在的問題有所關連。

＊　　　　＊　　　　＊

　　探討成癮風險的縱貫性研究發現三條與氣質特質有關的主要路徑，三者都可以在小孩的身上以一種初期發展的形式出現。第一種特質在男性身上比較常見，和衝動、大膽和渴望嘗試新事物有關；這可以導致成癮，是因為它讓當事人比較難以控制自己的行為。第二種比較常見於女性，和悲傷、抑制或焦慮有關。這些負面情緒有可能阻撓妳體驗人生，但是當這些情緒沒能阻止她們的時候，人們會發現她們以「自我治療」的路徑走向成癮，用藥物來處理她們痛苦的感覺。

　　大膽和冒險，或悲傷和謹慎，看起來是相反的性格類型。但是，這兩條導向成癮的路徑實際上並非彼此互斥。第三條路，就是同時擁有這兩種特質的人，對新奇事物，他們會交替出現懼怕和渴望的感覺，行為上也會在衝動和受到恐懼驅使的強迫行為以及卡在僵硬的行為模式之間來回擺盪。這就是過去長久的研究中常見的矛盾和令人困惑的地方：有些方面看起來精心策劃的，而另一些則明顯是缺乏克制的。我自己的故事就盤繞著這個矛盾的情境：我一方面有足夠的動機在學業上表現優異，本質上，我很怕任何改變，也害怕別人的接觸；但我同時也非常魯莽地去販賣古柯鹼和注射海洛因。

　　然而，如果我們看得夠仔細，矛盾就消失了。所有三種成癮的路徑，實際上牽涉到的是同一個本質的問題：自我調節的困難。這

可能很明顯的以無法抑制強烈衝動的方式出現，也可能看似無法調節焦慮這類的負向情緒，或是兩種成分都有。無論如何，自我調節的困難是學習到成癮行為的內在主要原因，也因此讓它很難理解。大腦中負責自我調節的區域，需要經驗和練習才能正常發展。如果那個經驗是反常的，或這個腦區的神經迴路硬體上有某種異常，那麼他們就有可能無法透過學習來正常運作。

自我調解的重要性在謝德勒和布拉克的資料中非常明確，在這個研究中，長大之後成為重度藥物使用者的人，從一開始，照他們的用詞，是「明顯的就和他們的同儕非常不同，情緒上不穩定，漫不經心，沒有辦法集中注意，對手上正在做的事也無法真正的投入」，而且是「固執的」。這是情緒失調（emotional dysregulation）的圖像——上面所有的描述，除了「無法投入手上正在做的事」，其他樣樣都符合我小時候的情形。

雖然這些孩子可以總結為「自我控制低」或是有「衝動控制的問題」——研究中這些孩子也有成績較差的傾向——但這並不能解釋成癮問題中行為僵化的那一端。我的情形是，當講到學校的功課，我一點也不逃避。的確，我拚命的想做個好學生，也很怕惹麻煩。在這裡，我的問題是無法從智性相關的事情中停止，而不是無法**開始**。

然而，像這樣的強迫行為同樣與自我調節缺陷有關——現在這個情況，是整個連續向度的另一個極端，問題變成是無法停止已經開始做的事，而不在要開始一個應該停止的行動。換句話說，當衝動的問題是行為的抑制太少，和不能成功的防止魯莽行為時，強迫式行為的問題是抑制太多，無法從一個軌道中脫離出來，而不是防止某個行為被啟動。再者，沒有能力調節害怕和其他情緒，也會降

低個人自我調節的能力。

　　謝德勒和布拉克在研究中發現，**完全禁絕藥物**或其他物質的年輕人是「過分挑剔、保守、很以自己是『客觀』和理性為榮、過度的控制、很容易沒必要的延宕自己的滿足感、不容易被他人接受或喜愛」，同時也是「很有道德感」「不愛交際」和「基本上是焦慮的」。以上這些文字，大致可以描述我 3 歲時的情況。的確，這個有點妄加批判的描述，現在讀起來就是亞斯伯格症兒童的重要特徵。

　　我自己孩童和小學時期的行為，就是在過度的控制和失控這兩個極端中擺盪。然而，兩種極端的行為都是來自我調節的失敗。現在的神經科學強烈的建議，這種失調在成癮上扮演著一個關鍵的角色。事實上，類似的神經迴路同時和成癮以及強迫症（OCD）有關：無論問題出在無法停止一個衝動的行動，或是無法停止一個習慣性的行為，很多相同的大腦區域都與此有關。成癮就是在大腦的這些區域中學會的。

　　大腦中相關的區域包括前額葉皮質（prefrontal cortex, PFC），它可以想像未來的可能性、規劃和做出協調而可行的決定。前額葉皮質特別重要的是眼窩前額皮質（orbitofrontal cortex），它有助於決定你的看法中情緒和心理的價值，因此影響你做出某些特定選擇的動機和機率。前額葉皮質和伏隔核（nucleus accumbens, NAC）合作演出，伏隔核以大腦的「愉快或獎賞中心」著名，這個區域是用來決定你有多喜歡某個特定選項，以及你有多強烈的想要追求或避免它。同樣在這個和獎賞和動機有關的大腦系統裡，另一個區域是腹側蒼白球（ventral pallidum）和韁帶（habenula），後者看起來主要是和嫌惡和不喜歡有關。

島腦（insula）也是這個神經迴路中的一個神經結，處理情慾、厭惡這類的情緒，同時也監控個人的內在狀態，像是飢餓或渴。還有前扣帶迴（anterior cingulate），它會尋找衝突或錯誤，並且根據情況來改變我們的情緒。看起來，前扣帶迴對強迫行為特別重要，這可能是因為它能產生事情「不太對勁」的感覺，直到事情變好或完成為止。在強迫症中，它有可能錯誤的偵測出不存在的錯誤，進而造成持續的焦慮。最後，杏仁核（amygdala）也在這個迴路中。雖然它最為人所知的是能處理害怕的情緒，其實這個杏仁形狀的杏仁核同時也和很多其他的情緒有關，包括正向的情緒。

全部加起來，這整個神經網路設定我們的價值、優先次序以及目標。很重要的是，這個系統的某些部分，也可以把重複出現的行為簡化成習慣性程式，可以在極微量的意識思考下自動化的啟動或不啟動這個程式。的確，研究顯示當一個行為已經習得、變成自動化了，它就會利用到紋狀體（striatum）——一個涵蓋腹側蒼白球、比較大範圍的腦區——的不同部分。當一個行為從有意識地選擇漸漸演變成習慣，大腦的活動也隨著改變，往紋狀體上方或「背部」（dorsal）方向移動，也就是離開底部或是腹部（ventral）的區域。在成癮和其他強迫行為中，如果紋狀體背部區域的大腦活動越多，看起來和前額葉皮質活動的降低，導致停止或控制某些行為的能力減低有關聯。

事實上，成癮的一個關鍵向度，是驅使我們採取習慣化行為的大腦迴路，和讓我們決定要不要執行這些例行工作的迴路兩者之間的平衡遭到修改。再一次的，所有這些區域本身的設計，都會因為經驗而有所改變，結果使它在發展上，在兒童期早期還有青少年期，都很脆弱。任何活動一旦學會，就會變得更容易、更自動化、

更少意識牽涉在內。這在你學彈鋼琴或學投球時非常重要——它讓「肌肉記憶」可以發展起來，並且磨利了你的技巧。但是，當你學習成癮行為時，它可就沒有那麼棒了，因為從定義上說，越反射性的行為就越不受意識控制。

看起來，正是同一個大腦區域，讓我對事物有強烈的好奇、有病態的執著和快速學習和記憶的能力，同時也讓我在發掘一些有潛在傷害性的壞習慣時特別脆弱，然後很快的就被鎖定了。

＊　　　　＊　　　　＊

讓孩子在生命最早的階段顯得與眾不同的特質，很清楚的和生物特性有關：不是基因就是子宮，或是兩者合在一起造成的結果。但是，雖然生物特性可以塑造這些特性，這些特性卻絕對不是生理上完全注定的。估計的成癮遺傳性大約集中在 40～60％，這表示還保留很大的空間給其他的因素。在決定一種特質最終會以什麼型態表現出來，也就是說究竟是又安全又有促進效果，還是會透過心理創傷而造成失落、暴力或其他無法控制的壓力之類的破壞性，環境具有同樣大的影響力。讓事情變得更複雜的是，環境的影響是主觀的，不是客觀的：某人可以把它當成創傷事件而覺得被拒絕，另一個人可能從中感受到較小的壓力，感受到支持，所以如何解讀經驗和其他人的反應也是重要的。在某些情況下，光是這些環境因素本身，就足以把某個有一點先天傾向的人推向成癮之路。

我的情況是，沒有什麼明確的早年創傷經驗，然而因為爸爸是大屠殺倖存者和媽媽的喪母經驗，我當然有暴露在間接創傷的經驗。但是對很多人來說，心理創傷也是成癮問題的最關鍵因素。多

年以來，我訪談過上百名成癮者，也聽過支持團體的聚會中上千個成癮的故事。在這個過程中，你不可能不因為大多數個案成癮前所經歷的痛苦和心碎而感到震撼。

以其中一些非常典型的例子來說，我曾經和一名海洛因和古柯鹼成癮者談話，他不但固定的被拿延長線打，而且目睹爸爸把媽媽的牙齒打落。7 歲時，他看著媽媽劃開自己的手腕。我和一名酒精中毒的女性談過話，她的媽媽常常告訴她：她是多醜的嬰兒，醜到讓她想把她的童帽反著戴——而這和她親身經歷的情緒和身體的虐待根本不能比。一名快克古柯鹼上癮的女性說，她打電話給兒童福利單位舉報自己的父母。我也跟數十名男性或女性成癮者談過話，他們小心翼翼的度過家庭中充滿尖叫的爭執打鬥，以破碎的家具或流血來畫下句點的事件，還有，在稚嫩的年歲目擊動刀動槍的衝突，以及那些在童年時期認為自己毫無價值且完全無助的人。

還有，我訪談過太多太多成癮者，他們早在青春期開始之前就持續的被強暴，有的甚至早到學步期。有一名女性喜歡使用的藥物包括酒精和快克古柯鹼，在她開始接受治療之後，才發現那個從她七、八歲就開始重複強暴她的叔叔，也對她媽媽做同樣的事，但是她媽媽沒有做任何事來保護她。我曾經和小學畢業前就因為暴力而失去多位家人的成癮者談話，基本上，這些人在生命很早的階段就有無法言喻、難以想像的事件發生在他們身上，而且常常不只一次。

沒有創傷經驗或不是這方面的研究者，很難想像這些生命中的苦痛。的確，我訪談過一個女性團體，她們落入成癮者中最被鄙視的類別中：古柯鹼中毒的母親，而且懷孕期間仍持續吸毒，記得當時我心想，光是聽到這些恐怖的故事就足以讓我想用藥物逃避了，

如果這是親身經歷，那不知道要糟糕多少倍。她們的童年，就是一連串的性侵、身體的虐待、被忽略、死亡、暴力、疾病、貧窮、被霸凌，就是失落、失落和更多的失落。她們的故事不是例外，而是常態。三分之二的成癮者，童年時期至少經歷過一次極端的創傷經驗——而創傷經驗越多，成癮的風險就越大。

再者，一般來說，成癮越嚴重，童年創傷史往往也越極端。事實上，三分之一到二分之一的海洛因使用者有被性侵的經驗，男女之間的比較，也發現注射海洛因的女性有被性侵的比例是男性的兩倍。而在被性侵者中，有 50%受到不只一次的傷害，而是一系列持續進行的攻擊行為，通常施暴者是親人或家庭的友人，這些本來應該是提供支持而不是施壓的人。海洛因成癮者中，有同樣的比例受苦於情緒上的虐待和生理上的忽略，這樣的事實，使得一支研究團隊把這種典型的成癮前經驗描述成**「破碎的童年」**。

這並不表示所有成癮都來自創傷，我自己和可能是整體中三分之一的人並沒有顯著的創傷史。進一步的來看，大多數有孩童創傷經驗的人也沒有發展成物質成癮——人類有令人佩服不已、走向復原之路的傾向。使用藥物，只是人們學會應付問題的眾多方式之一。既然應付問題的行為對心理的健康運作來說很重要，那麼我們在童年和青少年期學會的處理問題方式，就會深深銘刻在腦海中。

儘管如此，創傷和成癮彼此有關聯這點倒是不容置疑。對「兒童不良經驗」（adverse childhood experiences, ACEs）的研究顯示，這類創傷經驗的數量和成癮風險之間有著線性關係。一項以全瑞典人進行的研究發現，即使只有一次的極度不良經驗——像是失去父親或母親或目睹家暴——如果在 15 歲之前就發生，會讓物質成癮障礙的機率加倍。其他的不良經驗包括：離婚，語言、身體的

虐待或是性侵，忽略，主動的成癮，或是家人中有徵兆明確的心理疾病，或是有家人坐牢。如果你學到的是這個世界不是一個安全和穩定的地方——還有，其他人也不可信賴，在你還年輕時，這有可能會形塑你之後的情緒學習以及處理問題的方式的軌道。

聖地牙哥的凱瑟健康系統（Kaiser Permanente health system）所進行的涵蓋上萬名病患的研究顯示，這樣的經驗可以造成如何可怕的影響。例如，一個孩子有五次以上的不良經驗，非法藥物成癮的機率是沒有這種經驗的人的七到十倍；有一份研究結果建議，這類成癮的風險中，有 64％ 可以歸因到孩童的創傷。有五次或以上不良經驗的人，有菸癮的機率幾乎是沒有的人的三倍，而有四次或以上不良經驗的人，酒精中毒的風險要乘以七。雖然有些不良經驗也可能代表遺傳的危險因子（例如有成癮或有精神疾病的父母，這兩者都代表有遺傳的風險，同時也會產生不穩定的家庭環境），一個人創傷經驗的量，和他成癮的風險之間這種強烈的「劑量／反應」關係，是無可否定的。

＊　　　　＊　　　　＊

現在，研究也顯現小說家、詩人、劇作家老早就知道的事：創傷不只傷害直接受到影響的人，它也可以傳遞到下一代。這有可能是因為創傷不只影響擔任父母的品質，也同時影響到某些調節基因作用的化學物質。這些改變可以在生物層面上影響受到創傷的父母所能提供的教養行為，而且也可能影響精子和卵子，直接影響孩子的大腦發展。這樣的改變，就是我們所知的「表觀的」改變。而這種研究，對於我們的生命如何改變基因同時又如何反過來被基因影

響，提供了新的深刻見解。表觀遺傳學（epigenetics）[2] 十分明確的展現出先天和後天是無法分割的：它們親密的彼此交纏，並且在發展的過程中重複不斷的互動。

　　基本上，表觀遺傳學討論的是透過分子的改變，來決定哪些基因會被開啟，又有哪些基因會保持蟄伏的狀態。這類的改變並不會修改攜帶遺傳訊息的 DNA 本身；相反的，它們是影響 DNA 周圍的結構，來決定它們要如何被解讀。而這個作用反過來改變了某些特定基因的狀態是活躍的還是不作用的。這些「解讀指南」中的某些部分，可以隨著基因傳給下一代。儘管這些改變看起來只會影響兩個世代，然後就會消失。然而，這表示你的父母、甚至祖父母所經歷過的創傷——甚至他們的飲食和接觸過的某些化學物質——有潛在的可能性會影響到你大腦的發展，進而影響你成癮的風險。

　　針對大屠殺倖存者後代子孫的研究的結果建議說，我們父母的經驗也可能被寫入我們的基因裡。研究結果還顯示，父母雙方的影響並不相同，這雖然非常引人注意，但仍然只被視為是初步的結果。例如其中一個研究顯示，如果媽媽有大屠殺後的創傷後壓力症候群（posttraumatic stress disorder, PTSD），會增加某個放大腦中壓力訊號的基因的作用；但如果是爸爸有相同的障礙，效果卻恰恰相反。奇怪的是，這表示在這個情況下，父親本身的兒童負面經驗事實上反而可能有保護的效果——至少在創傷後壓力症候群上是這樣。大屠殺的經驗，對創傷後壓力症候群實際的遺傳性的影響已

2　表觀遺傳學又譯為表徵遺傳學、外遺傳學，後生遺傳學等。它研究的是，在不改變 DNA 序列的前提下，透過某些機制，引起遺傳的基因外在表達或細胞表現型的變化。

經證實是如此：如果母親在納粹的死亡營中有創傷經驗，孩子會有過度敏感的壓力系統，因此有較高的創傷後壓力症候群的風險；但如果是父親有這樣的經歷，結果就不是這樣了，就像我的情況。

然而，憂鬱症——我和我爸爸都為此所苦——看起來是個不同的故事。雖然還沒有以人類進行的研究，但是老鼠的實驗發現，如果父親本身在嬰兒時期受苦於極端的、無法控制的壓力，牠的雌性後代就比較會表現出類似憂鬱症的行為。雖然老鼠媽媽是正常的，而老鼠爸爸並不負責育兒，還是會發生這樣的情況。詭異的是，如果雄性小老鼠的爸爸有創傷經驗，並不會影響牠們的行為，但是牠們的兒子（第三代）類憂鬱症的反應卻會明確的增加，就像牠們的姑姑。這個研究也顯示出甲基化（methylation）的改變，這是表觀遺傳學的一種作用機制，通常是在這些老鼠的精子中，和會影響心理健康或壓力反應的基因上發現的。這些改變可以在最初受到壓力的個體之後持續兩代，才會回到它先前的狀態。

然而，精子和卵子的改變，不是表觀遺傳學唯一能影響發展的方式。巨大的壓力和創傷也會深深的影響父母如何和嬰兒互動，這回過頭來又可以改變嬰兒的基因表現。在生命的這個階段，嬰兒發展中的大腦正在尋找一些訊號，讓他們知道將要面對的是什麼樣的環境。這會影響他們生長的模式，生理上和心理上都是，這正是為什麼被虐待和忽略的兒童通常都比同年齡的孩子瘦小。表觀遺傳學上的訊號特別會影響壓力反應系統，而這對成癮的風險來說是很關鍵的，因為使用藥物，通常就是要試著處理面對的壓力。

例如，老鼠的研究顯示，接受最多哺育和母親梳理的小老鼠，面對壓力時有比較平靜的反應，同時在大多數的環境中有運作得較好的功能，也比較聰明。如果小雌鼠被較有感情的媽媽撫養長大，

當了媽媽之後也更會照顧自己的小鼠，至少相較於其他老鼠是如此。但是這些養育風格並不會透過改變基因的結構往下傳遞。

如果一隻由本來很會養小鼠的媽媽所生，但是「寄養」在一隻忽略的媽媽那裡，這隻小鼠就傾向於會有功能失調的壓力反應，同時，一般來說，除了在高壓力的情況下，牠們也比較不聰明。此外，牠在養育自己的孩子時也會採用一種忽略的方式，就像牠自己被養大的情況那樣。養育，或是缺乏養育，正是決定表觀遺傳結果的因素：好的父母親，名副其實的會為他們的孩子啟動一組較佳的基因，而這，讓他們在將來最有可能遭遇的情境中可以有好表現。

但重要的是，在壓力大的環境中被撫養長大所造成的改變，並不全然是負面的。早期環境會影響後續發展的原因，是要讓個體準備好，透過開啟或關閉某些基因，來面對他們預期自己將要面對的一生。這是自然界讓孩子根據本身所擁有的基因，來適應最有可能面對的環境的方式，所以，如果一個孩子被帶到一個瘋狂失控、嚴酷的世界，能幫助他們在這種情境下成長的基因就會被啟動，而適用於比較平靜、安全的地方的基因就會維持沉默。這會影響大腦中壓力系統的發展軌道，而這個系統對心理和生理的健康有重大的影響。它同時也會影響我們的認知，因為在嚴重的壓力之下，大腦的抽象思考無法達到巔峰的表現。令人悲傷的是，對壓力的適應，可能要以智能方面的天份作為代價，然而有趣的是，這類的改變不見得是永久性的。

但是，幫助我們適應充滿壓力的世界的反應——像是對即使很小的威脅都能快速的接受和做出反應——也有可能在平靜的環境中變成一種阻礙。硬體上如果已經設定好未來要面對一個充滿威脅的世界，可能會因此產生一個「痛快的活，早早的死」的心智和身

體，這就提高了成癮的風險。在一個不確定的世界裡，不要指望遙遠的未來是很合理的。然而，這種短線的思考方式，可以導致衝動的選擇，像是現在就吃一顆棉花糖，而不要等晚一點才有的兩顆棉花糖，或是使用毒品，而不是去上學。相反的，它也有可能產生一種控制的慾望，試著將混亂降到最低。不管哪一種，父母甚至祖父母過去的遭遇，在演化上會影響後代子孫的基因都很說得過去：適當的把自己調節到未來可能遭遇的資源或壓力程度，對個體是否能順利生存下去有一定的影響。但是當這種心理壓力設定和外在世界不一致，或是一般的壓力被過度敏感的大腦放大到造成一種失控的壓力感時，困難就來了。

＊　　　　　＊　　　　　＊

早在成癮之前，我就已經學到強迫行為了。對我而言，它似乎和怕死連在一起，而我從三、四歲第一次聽到死亡開始，就被它糾纏住了。我不記得是什麼引發了這段對話：有可能起於我在托兒所的寵物倉鼠死掉了（牠有一顆很大的腫瘤，即使到現在我都還能描繪出這個情況），也有可能是我的好奇心造成的結果，而這讓我對大人不斷的提出問題。當大人告訴我人類的死亡是什麼時，我立即的反應是：「喔，然後你就再被生出來了，對吧？」這展現出，要嘛是一種非常早就出現的否認傾向，要嘛就是某種精神層次上的知識，令人悲傷的是，我從此不再有這種看法了。就我所知，是這種訊息中所挑起的驚人焦慮引發了我的強迫行為，而這最終會產生像我小學時期在盪鞦韆上那種儀式行為。

當我獲得這種令人痛苦的知識後，人將不復存在的這種恐懼變成我每天的挑戰。兒時的我會在晚上醒來，想要克服對生命盡頭的恐懼。我會試著祈禱，希望有某種來生可以期待，但是在我成長的猶太教義中，很明顯的對這個議題沒有任何說法。我的父母提過「會活在別人的記憶裡」，但是這一點也沒有安慰的效果。我想了解為什麼靈魂的永生是可能的——或是成為一個可以治癒死亡的科學家——以便讓自己平靜下來。然而我還是常常害怕到發抖，亂踢亂扭，好像這樣可以讓我與身體會消失的可怕想法保持距離。

對整個情況完全無助的這個念頭，讓我一直很難過。擔心自己很快就會永遠的消失似乎完是全的理所當然。我不明白為什麼其他人對此毫不在乎。我沒有意識到別人並沒有這種執著的恐懼，也不知道對死亡本身的關注，是亞斯伯格症和強迫症中常見的強迫行為。恩尼斯特‧貝克（Ernest Becker）後來在他普立茲獎得獎作品《否認死亡》（*Denial of Death*）中寫到，對死亡的恐懼「比任何東西都更陰魂不散的騷擾著人類」，而且是「人類活動的主要動力」，對我而言，我根本就是直接在想著死亡這件事。

對一名大屠殺倖存者的孩子來說，這也許不令人意外，現在我懷疑，這也可能受到在我讀幼稚園期間媽媽正接受癌症治療這個事實的影響。她一直都被外婆也死於相同的疾病這件事所困擾——別人並沒有告訴我她也是，我當時並不知道事情不對勁。惡性腫瘤是長在她脖子上，而第一次手術的傷口並沒有癒合好。我可以很清楚看到她受傷了。幸運的是，第二次的手術治好了這個問題。然而，我還是很可能特別的注意到在我們這個小家庭中流動的恐懼感，心中畫著「那個腫塊」的圖像。

然後，隨著時間流逝，我強迫性的恐懼自行轉形變成隱藏的強迫性儀式，我試著重複某件事來安撫我的害怕。數數字、記東西、某些行動像是在離開某個地方之前我得是最後一個上廁所的人，這些都變成我秘密的防衛手段，用來抵抗各種焦慮，包括廣場恐懼症（agoraphobia, 懼曠症）和幽閉恐懼症（claustrophobia）的行為。即使現在，我對被陷在狹小的空間或人群中，特別是這兩者都具備的情況下，感到極度的恐懼。要處理這個問題，我需要靠近門或是出口，這讓我不斷的得和兄弟姊妹爭吵，因為我拒絕坐在車子中間的座位。我也很怕離廁所太遠──所以坐車特別讓我驚慌。

　　直到很久以後我才弄懂，這種特別的恐懼，很詭異的重複了我爸爸兒時在大屠殺期間最糟糕的經驗。我小時候爸爸從來沒有清楚的說出任何細節，但是好像不知如何的，他把自己的驚恐傳遞給我。我不知道這是不是一個表觀遺傳學的例子：一個奇妙的老鼠實驗顯示，特定的恐懼可以透過 DNA 解讀訊息的改變而傳遞下去，但的確覺得這異乎尋常，連光是把它寫下來都感覺很怪。

　　進一步的，因為對自己的強迫行為感到丟臉，我盡可能把它們隱藏起來。原來，這種羞恥感也是一種強迫行為的症狀，會出現在自閉症、強迫症和成癮上。也許因為它們所引發的明顯可見的失控──也許是因為相關的大腦區域同時也是處理厭惡感的地方──這些情況都會引起強烈的自我厭惡感。不管是哪一種，小學盪鞦韆時進行的心理和生理儀式，絕對不是我唯一不尋常的固定行為。

　　同時，雖然當時沒涉及任何藥物，我的行為的重複模式本身，就足以深深刻印在腦海中了。就像任何習慣，重複可以同時加強對做過的事的記憶，也可以讓整個歷程更自動化，讓之後再重複這個行為變得更容易和更愉快。單單是重複本身，對發展中的大腦來說

就有足夠的獎勵性了；問問任何一個曾經一而再、再而三的讀同一本書或聽同一段兒歌到快要發瘋的父母就知道了。如果你重複某件事可以解除焦慮，它就變得更有吸引力了。

但是在強迫症和亞斯伯格症上，一如成癮，隨著時間的進行，行為本身不再能滿足它原本想要達成的目的了。它不再能讓事情更好，反而變得更糟了。不幸的是，到了這個時間點，習慣性反應已深深烙印，學得好好的了；同時，即使你明知正在進行的事，本來是想讓自己比較不焦慮，實際上卻讓你更焦慮，你也拒絕相信這個事實。你覺得必須重複再做，即使非常確定這樣做一點幫助都沒有。這就是為什麼成癮——還有，並非偶然的，強迫症——是一種學習障礙。

這同時對藥物政策也有很重要的意義。強迫症並不是被美妙的、能降低焦慮的特質所驅使的。就像洗手，並不是某種隱藏在肥皂或水裡的東西讓人想一洗再洗。人們不會只是單純的透過洗手而「感染」上強迫症，同樣的道理，他們也不會只是因為使用過毒品而發展出藥物成癮。性格氣質裡本來就存在的不同，還有負面的經驗，才驅使他們學會成癮。

雖然有些藥物明顯的有成癮以外的風險（像是過量），如果我們只從化學成分上尋找成癮的原因，你就會錯過那些關聯性。把成癮看成是因為得以接觸到某些特定物質而造成的，會讓我們對某個更普遍的原因視而不見，因此產生一系列不斷擴充、有潛在危險而需要被限制的清單，從線上可以購買的新藥到網路本身，從手機的使用到賭博和色情片。但是問題不在這些現存的、可以讓我們逃避的活動或物質；真正重要的，是解脫的需求，還有不斷尋找某個東西的習得模式。

結果，試著透過把某些藥物犯罪化以打擊成癮，就好像為了壓抑自閉症的重複行為而懲罰他們一樣。一個有自閉症的孩子，如果停止不斷拍手的動作，可能看起來比較像一般人；但是這樣做並無法改變內在讓他不斷拍手的真正原因或是他的自閉症。結果是，如果行為真正的驅動力沒有解決，拍手的行為要不然就是被隱藏起來，不然就是被一個替代的行動所取代。的確，很多自閉症的成年人，把被治療者壓抑掉的，他們自我舒緩或自我刺激的行為描述成一種創傷經驗，因為這會讓他們筋疲力盡，心情沮喪，而且沒有其他的替代方式來處理原來的問題。

　　藥物也一樣：禁止新藥或是打擊舊藥，也許會讓政策制定者覺得他們「有在做事」，但是這樣做忽略了真正的問題：那個導致人們想要逃避的苦痛。更糟的是，這讓人們因為自己被標記成「無可救藥」而受到懲罰。不幸的是，把症狀當成疾病處置，在藥物政策上有一段漫長而晦暗不明的歷史。之所以如此，至少有部分原因出在沒有正確了解學習如何影響成癮。

第 6 章

標籤

> 診斷標籤是如此的重要……因為沒有了這些標籤，我們就只剩下從街頭來的標籤，而他們是如此的令人厭惡。
>
> ——約翰·羅賓遜（John Elder Robison）

妹妹綺拉和我大約在我們 4 歲和 7 歲時，坐在位於格林伍德湖家中的地下室，表面是藍灰斑點，有著奇怪凸凸質地的地板上（是爸爸用耐美樹脂地板的配方來做試驗，而且已經塗遍整個地下室）。我們玩著面前散佈排列的一大堆玩具。我們很喜歡費雪牌（Fisher Price）木製或塑膠製的「小人」。以一種只有我的小孩腦袋可以了解的理由，我們稱它們為「小飾物」。我們有很多配件：車庫、飛機場、校舍、穀倉、房子以及摩天輪。我們把它們全部排出來，像一座小城市，用膠帶在地板上貼出哪裡是道路。（當時我是二、三年級，我甚至寫過信給費雪公司，請他們做一間醫院，這樣這些女孩就有地方可以生小寶寶，並且收到一封來自某經理人非常誠摯而充滿鼓勵的回信。但就我所知，他們並沒有真的這樣做。）

通常，綺拉和我快樂的玩著，在我們的小小文明世界裡創造出各種故事和事件，並且扮演著各種角色。當然，我們也會爭吵，就很一般的，像誰可以先玩這類的問題。除此之外，我們就只有一個長期不斷爭辯的問題：邪惡問題[1]。我常常想要有壞事發生，讓我們的故事敘述更有趣。沒有問題或災難就沒有情節，而這讓我感到很無聊。

　　例如，我創造出一種疾病叫做「破裂病」[2]（這和毒品一點關係都沒有，當時這種藥還沒發明出來）。當木頭小人受潮時，破裂病就會影響他們，讓他們身體出現裂痕。這很快會變成一種瘟疫，會殺死很多木頭小人。然而，令人欣慰的是，塑膠小人對此免疫，因此可以存活下來。我同時也規劃了墜機、車子堆在一起的連環車禍還有工地意外。然而在綺拉的眼中，我們的小宇宙是沒有疾病或困境的。

＊　　　　　＊　　　　　＊

　　我不記得確實是什麼時候，我決定──或是相信我發現──自己不是一個好人，但是小學一年級時的我就是這樣看待自己的，一個不知道為什麼天生就有道德瑕疵的人。很難想像一個小小孩會做出如此嚴厲又堅持不變的判決，但是研究顯示，幼兒園年齡的孩

1　罪惡問題（Problem of evil）是在宗教哲學和神學中討論，如何在邪惡或苦難與全知全能全善的神之間取得和諧。由古希臘哲學家伊比鳩魯提出。試圖解決這一難題的理論稱為神義論。
2　原文 crackeopia，其中 crack 一般也用來稱呼快克古柯鹼，但是這裡是指「裂開」的意思。

子，常常執著在自己是「好」或「壞」的想法，並且傾向用這種非黑即白的極端二分法來看這個世界。考慮到他們的生活經驗，這樣的想法也不那麼令人吃驚。小孩子持續地聽到大人對他們的行為發出一些強調道德本質的評論——像是「好女孩」或「壞男孩」，幾乎所有的行動大人都可以拿來仔細審視，然後歸類到對或錯中。孩子的故事、影片還有電視節目，也傾向某種粗糙的道德教育：裡面的角色是永遠「壞巫婆」或「邪惡的繼姊妹」，或是相反的，有的角色永遠仁慈美麗，樣樣都好。在這些故事中，我們很少看到「壞人」變好。

所以，照片上顯得很快樂、無拘無束，金紅色頭髮綁著辮子的小女孩，內心其實是一個有負面自我概念的角色。一開始難以察覺，後來變得明顯可見，這個角色開始決定了我人生的進程。我並沒有言詞清楚的說出我的負面信念，當然，父母也沒有刻意地教我這樣看待事物。然而，在表面之下，剛開始形成的，尤其是對我本人的自我概念，就環繞著我有著某種無可救藥的瑕疵這個念頭發展。

從來沒有人跟我提起，我早年診斷出 ADHD，或是我為什麼有一段短暫的時間需要服藥。但我並不需要任何精神醫學的術語或正式的標籤才知道我和別人不同。對我而言，我和其他的孩子很不一樣這件事是很明顯的——無論當我在鞦韆上，在腦中吟誦著化學元素的名稱，還是拒絕被擁抱，或單單是噪音和動作就足以讓我不知所措。在我整個成長的過程中，認為自己生下來就壞掉而且無法改變的這個想法，在我的心理健康越來越惡化這件事上，扮演了一個重要的角色。

雖然有關精神診斷的標籤和治療的危險談論得很多——如何讓

孩子受苦，讓他們覺得自己像「有病的人」之類的，卻很少有學者和記者真的探討如何逆轉它。也就是，如果沒有了標籤，孩子可能對他們「到底有什麼問題」會自己生出一些想法——因為很明顯的，他們和其他人的反應就是不一樣。當然，像「自閉症」這樣的標籤，的確會讓有些孩子覺得自己有缺陷，而且可能永遠無法交到朋友或有個事業。但是它也可以讓他們覺得鬆了一口氣，因為他們並不孤單，他們不是絕無僅有的壞，而且也有方法來教他們一些社交技巧。

要研究自己貼在身上的標籤對孩子造成什麼影響是很難的，幸運的是，這個領域有越來越多巧妙的研究，讓我們清楚地看到，很多孩子在很小的時候就已經決定了自己是「好」還是「壞」，是「聰明」還是「愚笨」——同時對這些特質是永久性的還是可以改變的，他們也形成了一種持久的看法。孩子用無法預料而且通常是無意的方式，來接受別人怎麼說他們並據此做出反應。這些最初的自我概念會塑造他們後續的選擇，並回過頭來影響他們的大腦。例如，如果你認為自己是好的，你可能會有某種反應的方式，但如果你認為自己不好，你就會有不同的行動。

此外，一名學齡兒決定認定自己「壞」，不太可能是一個自由的選擇，因為這個年齡實在太小了。舉例來說，很少父母親會故意讓兩歲的孩子承受某種會影響他們終生心理健康的重擔。但是，每一天，孩子的確會因為對自己的看法而做出一些改變一生的決定，這會造成巨大的影響，因為這個自我概念會過濾他們對自己的知覺，進而影響他們如何解讀他人的行為。父母和其他對孩子的自我概念有影響的人，往往對自己所造成的影響力渾然不覺——就算真的是有意的，也無法完全照他們的意思進行，同時，他們也無法預

料每個孩子會如何反應。

我只記得自己的一個經驗，我認為那對我自我概念的形成頗有影響，雖然我很確定還有上百個我無法清楚回憶的例子。這一件和我媽媽那邊的繼祖母有關，那是我外祖父在我大約 1 歲時結婚的對象。瑪姬外婆有著短短的紅色直髮和很多雀斑。她很喜歡游泳，但總是帶著帽子或用其他方法隔離陽光。當時她年近 50，不太知道如何跟小孩子說話或玩耍；她自己沒有孩子，也沒有太多和孩子相處的經驗。當她努力的想參與孫子們的生活，她心中僵硬的「合宜行為」，通常和孩子實際發展的能力或特定的性格氣質搭不上線。但不知怎地，她說的話就是非常具體的讓我看清楚別人如何看待我的與眾不同。這是我開始對自己有負面看法的部分原因。

我對概念的興趣遠遠高於對人的興趣，這讓瑪姬外婆很困擾。她有著你可能會稱之為芭芭拉·史翠珊式的世界觀：有的人需要別人，有的人不需要。而需要別人的人，像我可愛又熱情的妹妹綺拉，不僅是「全世界最幸運的人」，同時也是好的、善良的；而其他人就不是這樣了。後面這個類別也包括我。既然我總是專注在某些智性的執念，從我那個真的會爆發的生日蛋糕裡的火山，到恐龍、週期表、歌劇還有科幻小說，我總是不停的談論當時讓我感到興趣的事物，對其他事或其他人則漫不經心。

很明顯的，對於我經常拒絕被擁抱，還有密切的專注在想法或是各種模式上，我外婆的反應是，她對我說（也可能是我不小心聽到她對別人描述我）我不是個「好人緣的人」（people person）。而這，我知道，不是一件好事。雖然我很確定她沒那個意思，但是我決定，對想法比對人更注重是個無藥可救的性格缺陷。我想，要嘛你就是一個「好人緣的人」，要嘛你就不是——而我就不是。我

有著史丹佛大學心理學家卡蘿·杜維克（Carol S. Dweck）[3] 稱之為「定型」或「實體」的心態。有這種觀點的人視能力為與生俱來無法改變的；如果你「生來就是如此」，你就會維持這樣——就像卡通片裡的惡棍。相反的，另一種心態是她所稱的「成長」或「遞增」觀點，這些人會將能力或傾向視為可塑造的，可以透過努力接受建議而改善的。而一個小孩在小學時期建構起來的心態，對她的餘生會有莫大的影響。

沒有人真的知道孩子如何「決定」他們的心態。但是，杜維克發現一項要素：父母和老師如何養育孩子。也就是說，在被帶大的過程中，在體育、藝術或音樂方面表現很好的孩子，傾向於發展出「定型」的觀點，而因為在某個特定的領域中特別**努力**而受到鼓勵或獎勵的孩子，則會把能力和個人性格視為可以隨著經驗而成長的東西。我的情況是別人常常跟我說我有多聰明——我幼年就能開始閱讀這件事常常引起這樣的評價，甚至在地鐵上遇到的陌生人也會這樣說。我也很早就被貼上「資優」的標籤，雖然這樣的稱讚和正面的標籤顯然是好意的，但有時候還是會無意的造成其他的後果。

杜維克的研究有個重要的啟示，讓我們了解孩子對自己的看法是如何發展出來的，這些看法會很深刻的塑造他們的未來，對他們的心理健康也有很大的影響。杜維克最廣為人知的，是她的「定

---

3 卡蘿·杜維克，史丹佛大學心理學教授。提出「心態特質」（mindset trait）理論。主要是研究動機、性格和發展。在社會心理學中的主要貢獻，是提出隱性智力理論（implicit theories of intelligence）。2006 年出版《心態致勝：全新成功心理學》（中譯本天下文化出版）。她認為，有些人認為成功是源自與生俱來的能力，這種人有「定型心態」（fixed mindset）；另一些人認為成功源自努力、學習、訓練，這些人有「成長心態」（grow mindset）。

型」或「成長」心態對學業表現有什麼影響的發現。她發現把智力視為定型特質的孩子，在學校裡常常有較低的學業表現，因為他們害怕大的挑戰會顯露出自己的弱點。這些孩子常常會避免最困難的問題，因為在他們心裡，「你要嘛就會，要嘛就不會」。發現自己「不會」做某些事，對他們的心理具有毀滅性的威脅，取而代之的，他們就選擇不去嘗試，或停留在很清楚自己可以有優秀表現的安全情境中。當面對困難的工作，這些有定型心態的孩子，不是傾向放棄——既然他們認定遇到困難的意涵就表示自己並不是天生有才華——就是作弊。相反的，相信努力才是關鍵的孩子，比較不會受到挫折或失敗的威脅，因為他們知道，做任何事幾乎永遠都可以再更努力一點。

2007 年發表的一份針對紐約市 400 名七年級生進行的研究發現，認為智力具有可塑特質的人，在中等學校的數學成績有進步的傾向；而把智力當成不可改變的人，數學成績也就維持不動。另一個發現是，相信智力是固定能力的人中，有很大一部分，大約 40％，會以說謊來隱藏自己不好的表現，並且在研究期間自己報告出來的測驗成績比實際得分高。

另一篇更令人驚豔的文章，發表在 2014 年的《性格和社會心理學期刊》（*Journal of Personality and Social Psychology*），涵蓋了好幾個更進一步的實驗。第一個實驗裡，有 158 名九年級生個別玩一款電腦遊戲，遊戲中這些受試者很明顯的被同班同學拒絕和排除在外（實際上是用電腦來代表其他的玩家，實驗結束後他們有被告知這個事實）。

相信決定能否能被社會接受——像是霸凌或被霸凌——的性格特質是固定不可改變的人，被拒絕時比較苦惱，相信這些特質可改

變的人被拒絕時就還好。固定信念者，高中第一年承受比較多的壓力，身體健康狀況比較不好，成績也比較差。控制了之前的學業成就之後再做比較，發現他們的「成績績點平均」（Grade Point Average, GPA）[4] 是 2.62，其他人則是 3.08。

第二個實驗裡，有 82 名九年級生在加州一所中產階級區域的高中剛開始修代數 I。老師發現，在高一結束時，成績不及格的孩子傾向於休學，部分原因是因為還想繼續升學的學生，到這個時間點都已經在修代數 II 了。研究者想知道，如果教導這些孩子努力是有用的，而且智力不是從出生就定型的，會不會有不一樣的結果。為了確保老師不是只教學生要「樂觀」，他們教一組學生**智力**是可以隨著努力付出而成長的，教其他學生**運動**技巧主要是來自努力而非天生的才能。

這種介入成功了，同時，對最有需要的孩子效果也最大。那些被教導說學業能力是可以透過努力而進步的孩子，只有 2% 得到 D 或更低的成績，而只被告知運動能力可以因努力而進步的孩子，有 14% 得到 D 或 F 的成績。（他們沒有測量體育的成績，如果能知道體育方面是否也有類似的進步，如其他研究所預測的，會是非常有趣的一件事。）

更讓人印象深刻的，第三個實驗也在加州表現最差的高中之一複製了相同的結果。這所學校的學生主要來自貧窮和少數族裔的家庭，其中很多孩子的母語不是英語。在這裡，受這種介入手段影響

4　「成績績點平均」是美國高中、大學、學院常用的評分制度。做法是，把每科成績的績點（grade，如 A、B、C 等等）乘以這個科目的比重（幾學分），算出總平均。最常見為四分制：A 為 4 分，B 為 3 分，C 為 2 分，D 為 1 分，F 為 0 分。

最大的，是本來相信心智能力是固定的孩子——而不是所有參與實驗的學生——成績、健康或降低壓力方面都普遍的改善了。控制組（沒有接受介入教育）中，整整 42% 的人在代數 I 得到 D 或更低的分數；而一開始相信能力是固定的，但被告知努力可以造成改變的孩子中，得到這樣分數的比例降到 19%。

在另一系列很精緻的研究中，杜維克和她的同事，巧妙的提出一個對我而言非常說得通的解釋，可以用來說明對成就抱有強迫性的想法可能和憂鬱症有關——就像我過去的情況。研究者探討兒童如何以一個個人的角度看待自身的價值，這個價值取決於某些特質，例如很聰明或是在運動上表現很好——而他們甚至還不知道這些特質是天生還是後天習得的。杜維克的團隊知道，在孩子九、十歲之前，無論他們認為智力是固定的能力還是可變的，都不能像對大一點的孩子那樣，用這個來預測他們的目標或是成就。然而，他們也發現有些小孩子遇到挑戰時，的確會完全和年紀大一點、又有固定觀點的孩子一樣，有放棄或無助的表現。但是假如這些小孩子不是認為更努力也沒有用，為什麼他們會放棄呢？

要找出到底是什麼造成這種挫敗的反應，研究者檢視了幼兒自我概念的發展。兩歲左右，孩子一般會開始有「自我」的感覺，會開始和其他孩子做比較。這從他們開始在自己達成某個目標受到大人的讚賞時感到驕傲，沒有達到時則覺得丟臉的這個事實就可以看出來。以年齡來說，學齡前以及幼稚園的幼童不太在意和別人比起來自己的能力如何，但他們的確，如某項研究所說的，「非常在意自己的表現代表他們是『好』還是『壞』」。

不幸的是，小小孩還沒有辦法分辨道德上的好和其他好的價值，像是美麗、聰明、勤勉、整齊和體能；對他們來講，這些統統

是包在一起的。的確，神仙故事、卡通、孩子的電影，常常有意的把一些特質合併在一起，像是道德和身體的醜陋，或是特殊才能和道德上的價值。而杜維克的研究顯示，這樣的混淆如果讓孩子覺得一個人的價值取決於是否有能力完成某些目標的話，就會造成問題。正是這些孩子，在她的實驗中會對太具挑戰性的作業做出無助或絕望的反應——但只有在那些他們已經認為重要的領域中才是這樣。例如，一名認為自己是個運動員的孩子，對運動上的挫折的反應是覺得丟臉或是沒價值，但是另一個決定自己的價值來自英語技巧而不是足球表現的孩子，對相同的經驗就滿不在乎了。

所以，當我正在發展出自我的年齡時，我確信我的自我是不好的。我的固定心態讓我將下面這些想法內化了：「沒人緣的人」代表我將永遠無法和別人建立關係，而我對種種想法和概念著迷，表示我永遠會錯失友誼，以及最終的，愛的機會。外祖母和其他成年人給我的其他標籤，像是「自私」和「專橫」，則讓這種自我診斷更加惡化。

我想，我對這些標籤的反應啟動了另一波發展的負面螺旋，先是造成憂鬱症，最終導致成癮。因為感官的經驗特別難以承受，所以我試著盡可能的控制環境。事實上，自閉症的一個怪異面向是，感官的過度敏感，會受到個人在這些經驗中覺得自己多有掌控權的影響，也會因此而震盪起伏。同一個刺激——例如嘈雜的音樂——有時候令人厭惡到感到痛苦，有時也可以是一種享受，如果歌曲是你選的，音量又可控制，或是當感官經驗不那麼難以承受時。

但是在外人眼中這是很怪異的：看起來，這個孩子要不是謊稱他受不了這些刺激來「讓事情照自己的意思」（否則怎麼會有時候又喜歡這些刺激呢？），要不就很單純只是要利用「自己感到很焦

慮煩躁」這種手段來耍任性。類似的，在自閉症和 ADHD 的人身上常看到的智性方面的極度專心，也常常被當成是任性：這些孩子在想專注的事情上顯然有無限的注意力，但是當他們不想專注時，看起來就好像問題只是他們不夠努力，可以透過「再努力看看」就解決了。然而，當時既然我並不真正的了解自己的經驗和別人有什麼不同，所以也沒有辦法解釋到底發生了什麼事。

結果是，當我試著處理敏感和強迫行為時，卻被當成一個專橫的孩子。我也不愛被擁抱或碰觸的事實，增強了我「不是個受歡迎的人」的自我概念，而不管他人想什麼，我要控制的慾望讓我成為「自私的」。我的沒辦法看到其他人也許不想分享我智性上的癡迷，也讓我看起來特別自我中心；這也讓我在同儕中遭到孤立。然後，我的缺乏共同興趣更增強了我對思想和書籍的偏好遠高於對其他孩子，而這，當然進一步增加了我的孤立，產生一個不斷增強的回饋循環。

杜維克指出，認為自我價值要取決於某種特定事物的這種「條件式的自我價值」感——在我的情況，覺得自己唯一有價值的東西就是智力——會造成一種無助和絕望的感覺，而我的故事的確足以為證。**正面來看，這讓我在學業上有種像雷射一般精準的專注力，讓我有足夠的力量，從小學到高中到哥倫比亞大學。但同時，它也驅動我的焦慮、自我憎恨和憂鬱，影響我看待自己和世界的方式，**終究使得我有極度需要逃避的需求。

當然，走向成癮的道路不只一條。我的道路表面上似乎特別奇怪，其實不然。成癮是在天生的性格特質、童年經驗和孩子對自身經驗的解釋這些因素的互動中成長的。雖然我的情況有些細節的確不多見，但是這些因素間相互的影響，還有它隨著時間反覆的作

用，這些倒是沒什麼不尋常。我的情況是，過度敏感導致我的專橫，進而導致我的自我憎恨；這，和缺乏其他的因應技巧合併在一起，導致我要尋求藥物，尤其海洛因，這對我有難以抗拒的吸引力。

但相同類型的重複作用，也在其他成癮者的故事中看得到。例如，經營一家治療中心的朗，告訴我他的海洛因問題是如何開始的。他在黑人中產階級家庭中長大，口吃讓他非常沒有安全感。他說，要達成父母對他的夢想，要他成為一位醫師或律師——這讓他有非常強烈的「條件式的自我價值」——他感到「極度的壓力」。14 歲時嘗試了海洛因，他說：「我不覺得緊張，不覺得焦慮，不覺得緊繃或害怕。」這種幸福感導致他使用越來越多的毒品。

相反的，紫羅蘭（非真名）的經驗則主要是受到創傷的驅使。13 歲之前，她目擊了父親的死亡，在一場摩托車意外中失去了哥哥，在學校重複的被霸凌，至少有四年被一名叔叔性騷擾。她描述自己第一次使用快克古柯鹼的經驗，覺得「這些重擔都從我的肩頭上卸下了」。她的早年生活充滿失落感，而且自覺既沒價值又沒力量，這使得毒品所產生的有力量、有能力的感覺特別具有吸引力。

通常，是多年的經驗和受損的自我感受引導我們開始用藥——然後是至少好幾個月，重複的、每一天的用毒，才讓我們完完全全的學到成癮。但是這整個情況的起點，是我們學到如何看待自己和世界，以及我們學到毒品可以緩解之前形成的痛苦。

*　　　　　*　　　　　*

現在很清楚了，大多數的成癮歷程，早在受影響的人開始接觸毒品之前就開始了。因為好玩而試試毒品、最後上癮的人其實非常的少，光是「接觸到毒品」並不能區分誰到最後在用藥上還能自制，誰不能。毒品本身並不會「控制了你的腦」。相反的，真正關鍵的是人們學到了什麼──在嘗試毒品之前和之後一樣重要。

　　如果你認為某些藥物是「立刻會上癮」的，可能很難相信下面的說法：事實上，要把成癮當成學習障礙最好的原因之一是，如果藥物和愉悅或解脫的感覺沒有隨著時間流逝而連結在一起，一個人是不會成癮的。成癮，最開始也是最重要的，是一個人和物質的關係，而不是無可避免的藥理學上的反應。

　　一個驚人的例子，是在醫院中因為手術或意外造成的疼痛，接受好幾個星期的嗎啡或維柯丁（Vicodin）[5] 鴉片類藥物治療的病患，這樣的時間已經足以讓某些人發展出身體的依賴性。感覺上，一個人要多少時間才會發展出耐藥性和依賴性，在生物層次上應該有一定的標準，事實上卻是非常因人而異的。

　　對藥物產生依賴性的人，出院後沒有繼續用藥，會經驗到一些像是噁心、嘔吐、抽筋、睡不著或拉肚子等症狀。然而，其中很多人從來沒有意識到這種所謂的「醫院流感」（hospital flu），實際上是鴉片的戒斷症狀。他們不會突然的、無緣無故的、緊急的去買止痛藥，或是上街買海洛因，來「治療」這個問題，因為他們並沒有學到缺乏藥物是症狀的源頭。由於不認為藥物是令他們感到舒適的源頭或是因應問題的最佳方法，他們的焦慮程度就不會像成癮者在戒斷症狀發生時那麼嚴重。

5　維柯丁在美國 1984 年核准上市，是一種人工合成的鴉片製劑。

如果你沒有學到毒品會「解決你的問題」，即使身體對它有依賴性，你也不會對它成癮。過去對「生理的」和「心理的」依賴性的看法，到今天仍然會影響社會大眾對毒品的看法，把我們帶到錯誤的路上，認為生理的依賴是「真實的」，但心理的依賴只是無關緊要的瑣事，這導致人們忽略了學習所扮演的角色。很明顯的，「生理的成癮」在大腦中有對應的編碼和設定——但是同樣的，心理的成癮也是如此，否則它就不會影響你的行為（果真如此，你就需要把心智看成一個可以獨立於物理原理來運作的力量，所以它不用靠任何大腦活動就能改變行為）。這個心智／身體的區分是錯誤的看法：心理的需求和慾望驅動著成癮，而這會隨著學習和發展而有所改變。生理的依賴的確會讓戒毒變得比較難——但如果這真是問題所在，那麼單純透過強迫當事人熬過戒斷症狀發作的時間，就可以成功戒除毒癮了。

　　無法正確區分生理依賴與造成成癮的學習歷程，正是和媒體所宣稱的相反，正是為什麼嬰兒事實上並不會「生來就成癮」的原因。嬰兒的確可能生來就對像海洛因或維可丁這類的藥物有生理的依賴，但是他既然沒有學到選擇使用藥物和感覺好過一點這兩者之間有不可或缺的關係，他們就不會對藥物有所渴求。當然，如果他們正經歷突發的戒斷症狀，是會覺得不舒服和焦慮的，但是這和渴求藥物不能相提並論，因為他們並不知道要渴求什麼。

　　因為無法學會獲得毒品和覺得好過一些之間的關聯性，嬰兒得以避免發展出習慣性的行為模式，而這，正是成癮不可或缺的條件。如果之後有使用毒品，早期的生理依賴性也許會影響他們的反應，也許無意識的把稍後的這種經驗和子宮中的生命連結在一起，但這和所謂的「生下來就成癮」是非常不同的。這樣的孩子——就

像酒癮者和其他更普遍的成癮問題者的孩子——成癮的風險的確提高了，但是無論如何，其中大多數人都沒有發展出藥物成癮的問題。例如，酒癮者的孩子本身發展成酒精中毒者的機率比一般族群高二到四倍，即使被非酒癮者收養或被已經復原的父母撫養長大。但就算是在風險量表得分高的那端，其中 50%仍然不會發展出嚴重的飲酒問題。

同時，遺傳和學習過程在很多方面都會彼此互動，因而造成成癮。想想每七人中有一人非常不喜歡鴉片類產品的這個事實——因為這些藥物本身讓他們覺得噁心、暈眩和很不舒服的麻木感。很多人以為海洛因或奧施康定（Oxycontin）[6] 能讓人如在天堂般美好，事實上卻只有少數使用者有這種感覺。例如，哥倫比亞廣播公司（CBS）長期的當家主播丹・拉瑟（Dan Rather）曾經因為一個新聞節目打了一針海洛因。他說，他再也不想重複這個經驗，而且這個經驗讓他「頭痛得要死」。兩名正常的自願者打了幾天的海洛因（這是 1969 年進行的一項實驗，現在會被視為違反研究倫理）後也發現，產生的主要是不舒服的感覺。「我個人現在對這件事的看法完全被海洛因弄得又灰暗又令人沮喪。特別的是，它沒有帶來任何喜悅，沒有任何愉快……頂多就是造成幾小時與世事無關的脫離感……為什麼人們會想用這些東西呢？如果想要逃避到這裡面，他的人生肯定非常淒慘。」

一項近一點的研究，讓 228 名健康的成年雙胞胎接受阿吩坦尼（alfentanil）——一種大約比海洛因強五倍的鴉片製劑——的靜

6　奧施康定是一種可待因酮止痛藥，在美國 1995 年核准上市。目前廣泛的被視為「土海洛因」，氾濫問題十分嚴重。

脈注射，發現只有 29％強烈的喜歡它。大多數人有混雜的
（58％）或是中性的（6％）經驗，而 14％的人則是感覺徹底的不
快。因為這個研究包含同卵和異卵雙胞胎，研究者得以決定到底遺
傳會不會影響對藥物的反應，結果是會。而且很明顯的，如果你遺
傳到對藥物的負面反應，基本上就會降低你成癮的機率。的確，一
個會讓人一喝酒就臉紅的基因，讓酒精中毒的機率大大的降低到九
分之一。然而，文化可以壓過如此強大的保護因子，在日本，當生
意人大量飲酒變成一件必須之事後，酒精中毒的人中帶有這個基因
的比例，從 3％上升到 13％，所以一個人用藥的經驗很顯然會有
一定的影響。這個交互作用會形塑成癮如何學會——或如何避免。

　　遠在青春期之前，孩子的性格氣質早已開始建立起來，創造出
可以影響我們人生路徑的各種傾向，而這些已形成的傾向也變得越
來越難以修改。隨著孩子漸漸了解自己的性格以及別人如何看待他
們，他們也產生出對自己的感覺。自我概念進一步的會影響他們後
續發展的路徑，如果孩子把特質和性格視為固定不變的，他們就有
可能發展出一種自我挫敗的觀點；如果他們認為改變是可能的，是
可以達成的，就比較不會有自我挫敗感。常常，實際上發生了什麼
事對孩子的生命所造成的影響，其實比不上他們對自己的經驗做出
的解釋。這些解釋得自年紀那麼小的時候，我們真的無法斷言，這
些決定是可以增進復原的彈性或是讓他們更脆弱。他們，一如成
癮，是在發展的過程中習得和被塑造的。

　　而如果幼年經驗留給我的是很多成癮的危險因子，那麼我小學
和中等學校的歲月，恰好讓這些好發條件準確的讓成癮的預言成
真。

第 7 章

中學的悲慘世界

對我而言，和所有我認識的好人和有意思的人來說，
七年級和八年級就是《聖經》作者所說的地獄和深
坑……此時，一個人不再只是個孩子，一個人突然變
成黛安‧阿伯絲（Diane Arbus）[1] 式的角色。對希特
勒以及德國來說，春天到了。

——安‧勒芒（Anne Lamott, 美國女作家）

在早秋的寒意中，我在格林伍德湖的校車站發抖，躲在媽媽替
我鉤的斗篷下。當然，我知道其他孩子還是看得見我，但至
少這樣我覺得比較暖和，也不用看著他們，而我也可以假裝一天中
最悲慘的時刻沒有馬上就要到來。「麥雅，妳的屁股擺來擺去

---

[1] 黛安‧阿伯絲（1923～71），美國攝影家。作品以怪異著名。她拍攝變裝
癖、變性者、智障者、侏儒、巨人、雙胞胎、裸體、精神疾病患者等不為主
流社會接納的「怪胎」，要表達他們並非如社會所想的那麼不堪。其作品表
現形式是醜陋或超現實的。妮可‧基嫚主演的電影《皮相獵影》（*Fur*）就是
以她為藍本虛構出的故事。

喔。」這正是當我爬上校車，要前往正式名稱是「格林伍德中等學校」，但我私底下稱之為「酷刑室」，來度過另一個難捱的日子時，大孩子們會對我喊叫的字眼。我坐在前面，所以不用經過太多同學，但是在這部校車上我從來沒有安全感。

到了 12 歲，我的身體開始因為青春期變得有型有狀，而我的心靈則完全浸潤在荷爾蒙中。我持續的覺得羞辱和窘迫；我不能了解男孩們一方面瞧不起我，同時又表現出性方面的興趣。當大人跟我說，男孩子有時候做一些過分的事是因為他們喜歡妳，我一點都不相信。我自知在社交關係上是個被排斥的人，而我感覺一定是自己有什麼嚴重的錯才會激起這樣的反應。作為同儕眼中的代罪羔羊，只是再次證實我對自己極嚴重的惡劣看法。

我現在了解，就是在這些青少年早期的時光裡，憂鬱傾向和社會環境聯手提高了我成癮的機率。13 歲之前，我就已經開始有在想法上不斷反芻和自我厭惡的習慣；現在，研究顯示有這樣思考模式的年輕人，成年之後更容易得憂鬱症。當我們在腦中一再的重複自我詆毀，想法就會傾向於朝那個方向去走：就像一塊重複使用的肌肉，負向思考的神經通路也會越來越強壯。就像其他任何習慣一樣，它接著就會變成更不需要意識，更融入背景，就像你心靈世界的擺設一樣。它變成某個不是你所建構的東西，感覺像「事情就是這樣」，而不是某種可能被變形的自我知覺。研究指出女性尤其如此，**這是一條典型的成癮之路：從憂鬱到毒品。**

感官問題和無法控制情緒讓我變成一個目標。資料清楚的顯示不能自我調節的孩子——無論是因為 ADHD、創傷、自閉症、情緒或人格障礙——都很容易被霸凌或在團體中遭排斥。不能自我調節讓個人被凸顯出來，無論是表現在衝動、對經驗很敏感或是無法

136　　　　　　　　　　　　　　　　　　　　　Unbroken Brain

管理情緒上。不管你是管不住自己，一定要把答案大聲叫出來，或受傷時哭泣不止，還是不能隱藏你對事物的熱情或憤怒，這些自我控制發展上的落後，對發展正常的同儕來說不只明顯而且擾人。學習、自我標籤以及同儕壓力所形成的盤桓而上的互動就在此發生。**在很多情況下，一個人之所以習得成癮，是因為霸凌讓他們確認了在社會層次上他們最恐懼的事，以及和自我有關的焦慮。**

我是霸凌者的最愛。典型的亞斯伯格特質讓我凡事都照字面解釋，不能了解別人只是在開玩笑，讓我變成一個完美的攻擊目標：我「聽不懂笑話」。我總是有劇烈的反應，而且無法停止，再加上抗拒流行和社會上的習慣。這一切，更因為我們家搬到一個不像曼哈頓那樣的地方，一個無論在課堂或文化上都讓我無所遁形的社區，而變得更糟糕。

＊ ＊ ＊

雖然常識認為同儕壓力是成癮的一個重要原因，真實的情況卻遠比這個刻板印象更複雜。同儕當然可以刺激彼此，一起來嘗試藥物；然而，大多數的情況，這種影響是以一種很微妙的方式進行的——不是透過明確的推波助瀾，而是透過有人嘗試而且讓這種行為看起來很酷。此外，用藥本身只是一種接觸，並不是成癮。真正把人推向嚴重成癮的同儕壓力，是會造成社會隔離和社會壓力的那種。

對我而言，在青春期之前，因為非常投入智性活動，要把自己從被社會拒絕的狀態中抽離出來相對是容易的。但是隨著年紀漸漸增加，無法融入團體讓我越來越不快樂。年紀很小時，我以為社會

規範和種種符號都是任意決定沒有什麼邏輯的，所我根本不太在意。我認為循規蹈矩真是一種詛咒。我為什麼會想要和別人一樣？我很以自己和別人不同為榮，尤其是我很理智、很聰明。現在，無論風格或狀態上，我都變成一名偏執的學生。

在校車上、住家附近，男孩持續的笑我、推擠我，用有威脅性的眼光看著我。他們會假裝要約我出去。這一切讓我覺得自己很令人反感，如此的不可被愛，所以沒有人會想要我。作為一名年輕女性，我發展出一種對自己深深的羞愧感。在性以及社會方面的覺醒，讓這一切更痛苦難耐。我放棄對循規蹈矩的抗拒，然後墜落，走向完全相反的方向。雖然我常常同情《星際爭霸戰》（*Star Trek*）裡面的史巴克（我，當然，是個狂熱的粉絲），但是我自己顯然試著和明顯不合理的各種社會情緒達成某種和解。

在十三、四歲時，我甚至就考慮要用藥或酒精，雖然這個想法嚇壞我了。我極度的害怕任何有可能讓我感覺失控的事情。七年級時有教藥物方面的知識，而我對此記憶鮮明。老師花了很大的力氣，強調同儕的壓力和某些特定的藥物是如何的危險。然而，我從這個課程中學到的很可能不是老師本來所想的。很明顯的，我的確學到某些藥物比別的藥物更有風險；但是我也直覺的覺得，既然同儕有可能給你壓力讓你使用藥物，是否表示你如果不至少試試某些藥物的話，社交上就別想被別人接受。

我記得那時候我小心的計算大多數常見的物質的風險和好處：酒精？太毒了，而且那種嗨看起來很嚇人，太失控了，我不想失去對動作的控制。香菸？看起來不會很嗨，而且好像對身體健康很不好，何必呢？但是大麻──好，看起來這像是我可以接受，而且也不會讓我太遠離現實。我決定了，如果有朋友要求我要用藥，抽大

麻是我會同意的。然而，那個年紀的我在社交上是非常孤立的，所以根本就沒有那樣的機會。

我會坐在餐廳，獨自一人，因為覺得很怪異而心痛。有時候，我會試著加入社會階層最低的那些同學，試著和他們坐在同一桌，但在這件事上我也是慘敗。我永遠不會忘記我最後一次試著這樣做，在班上有兩組被大家遺棄的同學：書呆子組，行為表現很乖，絕對是社會階梯的最低一級，還有壞女孩組，她們來自受虐家庭，她們喝酒、抽菸，和男孩子鬼混；她們至少比書呆子組高一到兩級。我一開始是找書呆子組，但是他們是如此的拘謹，行為得宜，而且對人很批判，讓我覺得不舒服。此外，我也想要酷酷的，而這方面，他們是連試都不敢試的。

所以，我就開始和壞女孩組混在一起。一週後，她們帶我走進洗手間，然後直接告訴我：「妳不屬於我們，而且永遠也不會，所以，離我們遠一點。」我就只能坐在馬桶蓋上哭。

＊　　　　　＊　　　　　＊

在我成長的過程中，這種經驗看起來是很正常，就算令人不愉快，最終也是無害童年的一部分。「男孩就是男孩」以及「棍棒和石頭」[2] 是當時的口號。但是現在的研究發現，持續又廣泛的遭同儕拒絕和霸凌，對健康可以造成巨大又持續性的影響。事實上，一項最近的研究發現，長期的被霸凌者受到的傷害，有時更甚於遭父

2　英語俗諺「棍棒和石頭」（Sticks and stones may break my bones, but words will never hurt me）本意是強調言詞不會傷人。

母或照顧者虐待。

當然，幾乎所有的孩子都會有和朋友分手、痛苦的愛情、被侮辱和其他社交摩擦的經驗：這就是人生。相反的，真正有危險的，是長年身處壓迫性社會階層的絕對最底層。待在低下而被貶低的社會階層會產生一種壓力，對身體和心理健康都造成相當嚴重的破壞。雖然看似無關緊要，但是因為它是孩子社會生活以及自我意象的餘波，長期遭到霸凌有時候可以造成終生的痛苦。

霸凌能提高成癮的風險，最明顯的形式就是，被排拒在外和它所產生的感覺，會讓一個人想使用藥物來展現自己「很酷」。的確，稍後的研究確認了，我那個時代的警語之所以產生適得其反的效果，有一部分的原因在於它實際上跟孩子傳達的是，吸毒是一種被同儕接納和叛逆的象徵。不令人意外的，這讓毒品更有吸引力，而不是更沒吸引力。對我而言，當想用吸毒來表現我很酷時，我根本太不酷到無法取得毒品──所以這不是我的親身經驗。事實上，在高中真的開始使用毒品時，是我特意去尋找有用藥的同儕，而不是被我本來就認識的人施壓而去用藥。（我總是覺得怪罪「同儕壓力」造成成癮這個想法很好笑，因為從來沒有人宣稱自己就是那個對別人施壓的同儕；相反的，每名成癮者永遠都是這種很明顯、不知從何而來的壓力的「受害者」。）

但是那些在青春期早期就「酷」到可以獲得藥品的孩子，同時也是成癮的高風險者。一份最近發表在《兒童發展》（*Child Development*）期刊的研究，探討那些因為比同儕更早投入有危險的行為而竄升到高社會階層的孩子後來怎麼了。這些孩子常常是在中學被同學明確標記為「受歡迎的人」──雖然有時候他們並不是朋友最多的孩子。

這個區別很重要：孩子們所說的「受歡迎」，就是研究靈長類的演化心理學家通常會用「強勢」（dominant）來標示的個體。換句話說，如果你要七年級的孩子不記名選出班上最受歡迎的人，一般來說，他們會選團體中社會階層上有最高「啄序」（pecking order）[3] 的人。然而，如果你問誰是他們最好的朋友，或是他們最想和誰一起玩，那些有最多朋友、大家最喜歡有他們作伴的，基本上都不是那一小群最流行、最受歡迎的人。換句話說，雖然毫無意外的，最好的孩子實際上也是最受歡迎的人，然而，他們基本上並不是社會階層最高的人。

　　只有很少數的中學生可以在社會階層和真正的友誼中找到一個平衡點，金·萊諾（Kim Reinle）在我們學校就是這樣一位受歡迎的女孩，她有時候會向我伸出友誼的手，幫我不至於落入全然的絕望中。但一般來說，對那些在中學統治整個社群的人，大家通常都是怕他們，而不是愛他們。

　　那份《兒童發展》的研究顯示，屬於這個「強勢團體」的人，通常會做出作者們所謂的「假成熟」行為。基本上，他們會以對十六、七歲孩子而言很正常，但是對十三、四歲來說不尋常的頻率，做出飲酒、吸毒、性行為和其他讓成人生氣的事。這個研究追蹤184 名孩子，從他們 13 歲到 23 歲，作者們發現走上這條路的年輕人很早就在社會階層中站到高位：他們在中學很酷，但是不能持久。他們因為在性行為和叛逆方面的早熟讓同學印象深刻，但是他

3　啄序是指群居動物通過爭鬥定出彼此的地位及支配等級。最早在挪威動物學家 Thorleif Schjelderup-Ebbe（1894～1976）在博士論文（1921）中，觀察雞群行為而發現，1927 年被引入英文文獻。在雞群中，高階者可以優先啄食。地位較低者違反這個原則時，會被啄咬警告，因此稱為啄序。

們並沒有繼續發展出維持這個他們追尋的地位所需要的社交技巧。

我因為在洗手間被那些女孩拒絕，而與參加這樣一個團體失之交臂——但是就算我加入了，也很可能也只是透過另一條路徑走向成癮。該研究發現，那些在 13 歲就做出假成熟行為的孩子，到 23 歲時有毒品問題的機率會提高 45％。無論是單純暴露在毒品下，或是看起來更有可能的，是實際接觸毒品、體質因素或早年的創傷經驗這些因素加起來，讓孩子在那個年紀就不顧一切的要嘗試藥物，這就是一個碰到問題的徵兆。

的確，中學對非常多人來說都是如此的悲慘——在某方面，這也在成癮風險上扮演一個關鍵的角色——因為這正是青春期的開始，是年輕人開始勾勒出他們參與的第一個社會階層的時刻。為什麼很多人早就忘記了正式課程的內容，卻還牢記著中學時期同儕間實際的啄序，這就是原因。

情緒可以驅動學習：它標記出對生存和繁衍來說什麼是重要的，而這正是生物的關鍵（舉例來說，這也是我們為什麼對某些無聊的事物，如果它跟性暗示連在一起，就特別容易記得）。在青少年時期，對成功社交的渴望最足以影響孩子的情緒生活。十幾歲時跟朋友或人際關係有關的情緒，都被牢牢地烙印在我們的腦中。此一時期大腦正進行主要的硬體重組的這個事實，也讓這件事更形凸顯。大腦硬體上的生理改變，以及情緒在心理層面對記憶所造成的加強效果，都有助於將我們所有的經驗牢牢燒灼到自我概念的核心中——包括可以導致成癮的藥物使用經驗。

演化的因素，很可能也在十幾歲孩子的社會階層中扮演一個重要的角色。性發展的覺醒，同時也是性競爭的覺醒；照說，青少年時期，我們的祖先應該在演化上試著展現本身是「適者」來確保自

己可以獲得最好的交配對象。這個青春期初期的大腦，已經成熟到足以了解和試著極大化團體中的階層——但是用以鞏固權勢和位階的手段，還是動物性多於人性。生理上的強勢、大膽，以及外表可見的特質像是吸引力，都很關鍵。財富也有影響，雖然這對成人來說更重要。

不幸的是，更勝於以往的，研究發現位階壓力——無論單純是社會性的或是社經方面的——對健康是一個決定因素，包括是成癮、肥胖、甚至心臟疾病和癌症這些問題。這是因為大腦的壓力系統需要依賴和他人的連結才能適當的運作。從沒有父母的照顧就無法關掉我們的壓力荷爾蒙的嬰兒期，到承受壓力時會因為伴侶而不是父母讓我們冷靜下來的浪漫依附階段，我們基本上就是需要其他人，來讓嚴重的壓力被包圍住不要釋放出來。然而，周圍的人同時也是壓力的來源。這就是位階和階層會介入的地方，尤其當孩子在中學真正開始人與人之間的接觸時。

兩類主要的研究，對位階、壓力和健康之間的關聯性提供了一些開創性的啟示。一個是在非洲對狒狒群進行的，另一個則追蹤上千名英國公務員。「白廳研究」（The Whitehall Studies）[4]是由麥

---

4 「白廳」（Whitehall）是英國倫敦連接特拉法加廣場和國會街的一條大道，是很多重要政府機關的總部所在地，因此也是英國政府的代名詞。「白廳研究」旨在探討哪些社會因素會影響健康，尤其對英國公務員的心血管疾病流行率以及死亡率的影響。第一期研究從 1967 年開始，進行超過十年，蒐集超過 18,000 名男性公務員（年齡 20～64 歲）的資料。第二期在 1985～88 年間，檢驗 10,308 名年齡在 35～55 歲的公務員健康狀態，其中三分之二是男性，三分之一是女性。

可‧馬墨特（Michael Gideon Marmot）[5] 爵士所領導，他也因為這項研究結果而被封爵。第一波的研究包含大約 18,000 名男性。馬墨特和同事發現，與一般認為「掌權階層的壓力」和心臟病比較會對老闆們造成傷害的想法相反，基層工作人員其實更不健康、壓力更大。在 40～64 歲間，低階職員不論原因的整體死亡率是高階人員的三倍，這有很明確的階層性相關：每往上爬一層，風險就下降；每往下走一層，風險就提高。整個資料的梯度顯示，高階的人在心臟病、中風、糖尿病、肥胖症、成癮、感染性疾病以及某些癌症上，都比低階的人風險低。

既然研究是在有全國性健保制度的英國進行的，差別就不在於能否獲得健保的照顧。同時，這個差異也不單純是因為比較窮的人有比較差的習慣造成的，像是抽菸：在研究人員把是童年的家庭社經地位之類的其他因素也列入考慮之後，高階和低階人員的差異，只有三分之一可以用窮人有較高的抽菸率來解釋。實際上，即使吸菸者也有階層性，系統中越高階的人因為抽菸而死亡的風險越小。第二期的白廳研究涵蓋了女性，也得到類似的結果，雖然對女性而言，配偶的階層影響了她們本身的階層，因此也影響到她們的健康。

在羅伯‧薩波斯基（Robert Sapolsky）[6] 的狒狒研究中也有相

5　麥可‧馬墨特爵士（1945～）是倫敦大學學院（University College London）流行病學和公共衛生的教授。

6　羅伯‧薩波斯基（1957～）是當代最重要的神經科學家之一，研究靈長類（包括肯亞的野生狒狒以及人類）的壓力。他探討壓力的來源，以及壓力對我們的身體造成什麼影響（他是第一位研究和記錄壓力如何破壞海馬迴的研究者）。現任史丹佛大學神經學與神經科學的教授。

同的發現。狒狒是社會性的靈長類，有嚴格的社會階層，但沒有接近酒精、毒品、垃圾食物或香菸的管道。即使如此，高階的狒狒有較低的「壞」膽固醇，較低的血壓，免疫系統的功能也比較好──再一次的，低階的動物在各類非老化的死亡上都有較高的風險。高度的壓力荷爾蒙也可以傷害某些腦細胞，而這會提高憂鬱症，以及很可能的，其他心理疾病的風險。成癮確實有可能影響各種不同階層的人，但底層的人還是承受較高的風險，因為較低的社經階層會讓壓力增加。然而，社會的連結本身實際上就可以減低由於低社經地位所造成的效果：如果你有很強的社會網絡關係，不論多窮，壓力造成的負面效果就會降低。但是如果你被霸凌或是訓斥，以及時時刻刻被提醒在整個社會的量尺上你是在多低下的位置，這個影響就反而會被放大。

讓情況更形惡化的是，在發展的敏感階段，像是在青少年期被霸凌，可以改變一輩子的壓力系統。在這裡，很重要的是，不是所有壓力都是不好的；的確，小量到中等程度的壓力對學習來說是必需的，因為這可以將新奇的經驗與本就熟悉的舊經驗區分開來。只有當它讓你手足無措又讓你覺得無助時，壓力才是一件壞事，很不幸的，這正是霸凌的目的。當壓力具有挑戰性，量又在可處理的範圍之內時，壓力有助於建立大腦的各種系統，一如漸漸增加的舉重重量可以訓練你的肌肉；然而，量大又有壓迫性的壓力則會造成傷害。如果大腦在神經迴路正在發展的青春期接受無法承受的壓力，在後續的一生當中，大腦會對壓力產生如何的反應，都有可能受此影響。

這些改變所能影響的一條主要的神經通路，與憂鬱症和位階壓力之間的連結有關。首先，研究發現憂鬱症和高劑量的壓力荷爾蒙

有特別強烈的關聯性。在大腦中,高劑量壓力荷爾蒙可以造成神經傳導物質麩胺酸(glutamate)的分泌過量,而這對大腦中重要的記憶區域海馬迴(hippocampus)的神經細胞有很大的影響。憂鬱會傾向讓這個部位縮小:所有治療憂鬱症有長期持續效果的方法,從電痙攣治療法(electroconvulsive therapy, ECT)到藥物治療(以及想必有效的談話治療,雖然後者無法用在老鼠的研究上,而且我們也無法打開人類大腦來檢查其效果),都會改善這個區域的神經增長。事實上,嚴重的壓力對孩子來說,比創傷後壓力症候群更容易造成憂鬱症或其他疾病。

演化上的理由,也可能將憂鬱症、霸凌以及位階壓力連結在一起。心理學家長期以來就觀察到,人類的憂鬱行為和其他動物的順服行為看起來很像。生理上,憂鬱的人會退縮——一如低位階的動物,牠們會有膽小、順從、缺乏精力和驅力的傾向。他們常常會出現高壓力荷爾蒙,就像動物階層中底層的個體。以及,抗憂鬱藥所提高的神經傳導物質血清素(serotonin),事實上可以促進個體在權力位階中的地位,而血清素濃度的降低會造成位階的降級。**研究持續地發現人類的低社經地位和憂鬱症的關聯性,在最底層的人,得憂鬱症的機率可以增加到兩倍。**(雖然憂鬱症當然也可能導致失業,因此造成低社經地位,但是對孩子進行的長期追蹤研究發現,貧窮有導致憂鬱症的傾向,而不是憂鬱傾向導致貧窮。)

這是說,如果個體的放棄和順服對他長期的存活和繁殖目標來說是最有利的,憂鬱症可能源自一種生存的適應手段。挑戰位階在上的強勢猿,就會產生種種的騷擾甚至潛在致命性的身體攻擊,這時候,保持低調是聰明得多的選擇。伴隨著憂鬱症而來的整套行為模式,有可能最初是演化來讓動物可以退讓,因此可以存活下來,

面對之後的戰鬥。這也有可能是為什麼霸凌和社會拒絕很容易就觸發憂鬱：霸凌基本上就是一種強勢位階的表現。

當被霸凌觸發了生理上的順服，憂鬱也同時啟動。最初，就受害者會採取行動以避免或平息霸凌者這方面來說，這是一種自我保護的機制。但如果這種社會退縮和姑息持續下去，霸凌就會加劇，如果在錯誤的情境下發生，它會是有害的、會產生反效果的。而它造成的無望感，對正在學習如何處理位階壓力的成長中孩子來說，尤其會造成毒害，並且會影響他們這輩子如何應付這種問題。

研究才剛開始顯示霸凌如何影響心理和生理健康。例如，一項最近以大約 4,300 名學生進行的研究顯示，雖然只有 6% 從未被霸凌過的十年級生，無論在心理或生理健康上，在同年級的團體中排在最底層的 10%，但是有 45% 在五年級時就被霸凌且持續被霸凌到十年級的孩子，身心健康狀態最差。

精神上的風險尤其驚人。在北卡羅萊納州所進行的研究，追蹤 9～16 歲的孩子，並且做霸凌評估，發現被霸凌者憂鬱症的風險提高三倍，而焦慮障礙的風險增加四倍。那些同時霸凌他人也被霸凌的人更慘：相較於沒有霸凌經驗的人，他們得憂鬱症的風險大了八倍，而焦慮障礙的風險也變成五倍。為同一個團體進行的另一項研究發現，被霸凌者，以及既是霸凌者又是受害者，這兩組人長大之後，在失業、無法管理自己的財務、整體健康狀況不佳方面，都比完全沒有涉及霸凌的孩子承受更大的風險。

讓我說清楚，這樣的風險不是和單一的事件或短期的霸凌經驗（孩子常稱之為「演戲」而不說是霸凌）有關。他們是和持續數年的、難以抵擋的被同儕拒絕，以及做替死鬼的經驗連結在一起的。會這樣被當成霸凌的目標，常常本身就有一些既存的問題，根據研

究，吸引了霸凌者。這不是要合理化這種行為，也絕對不是要怪罪受害者本身。相反的，是要指出霸凌所造成的傷害，會和孩子本身的弱點互相影響，使得這個不良的循環更難打破。就像選擇早年就開始使用毒品是後續會成癮的一個指標，長期遭霸凌也是多重健康風險的一個訊號，隨著時間的進行和這些因素彼此的互動，風險也會跟著升級。

帶有像是 ADHD、過度敏感、情緒調節有困難、憂鬱傾向等等的特質，然後又被霸凌，讓人們更有可能尋求某種方法逃離這些感覺。如果這樣的孩子真的找到了藥物，相同的這些特質又提高了他們被社會排除在外的風險，也提升了他們學會成癮的風險，而這些，又會和青少年生理的改變以及被拒絕而造成的心理痛苦統統合併在一起。

我的情況是，當我從格林伍德湖中學畢業後，去就讀一所規模大很多的高中。在那裡，我終於找到和我有相同智性興趣的朋友，不再當我是一個完全的外人或拒絕我。但是，我同時也找到了毒品。

第 8 章

觸手可及的黃昏 [1]

那座神奇的亭子變成……霓虹的塵灰……現在，的的
確確就像點畫家筆下的小小粒子。金色的粒子，明亮
的森林綠的粒子，每顆都撿拾起光。

——湯姆・伍爾夫（Tom Wolfe），

《刺激的迷幻藥之旅》[2]

---

1 「觸手可及的黃昏」來自搖滾樂團死之華的歌曲〈黑暗之星〉（Dark
Star）中的一句歌詞：“Shall we go, you and I, while we can, Through
the transitive nightfall of diamonds?”

2 湯姆・伍爾夫（Thomas Kennerly Wolfe, Jr., 1931～），美國作家和記
者，被譽為「新新聞主義之父」。《刺激的迷幻藥之旅》（*The Electric Kool-
Aid Acid Test*, 1968）是他的代表作之一，是新新聞風格的第一本，也可能是最
受歡迎的作品。伍爾夫用親臨現場的方式，描述肯・凱西（Ken Kesey,
1916～83）和他的樂團「快樂胡鬧人」（Merry Pranksters）開著漆得色彩
繽紛的校車「更遠」（Further）全美旅行的經驗。這本書用編年史的形式
紀錄了他們的迷幻聚會，以及旅程中與當代有重要影響的人士見面，以及凱
西逃到墨西哥最後被捕的過程。書名中的 Acid Tests 是迷幻藥使用者將迷幻
藥摻在調色飲料（Kool-Aid，一種美國添加色素和水果味道，主要給小孩喝
的飲料）的派對。

我永遠不會忘記第一次見到艾美的情景。她坐在布魯克林的愛德華・莫若高中（Edward R. Murrow High School）走廊的地板上，那是一間廣電新聞的專門學校。那年我一週去一次莫若高中，因為我就讀的上州高中資優班要做一支電視新聞的紀錄片。要成為下一個愛德華・莫若——或我當時的偶像華特・克朗凱（Walter Leland Cronkite）[3]，美國最受信賴的人——是我當時的執迷。廣電新聞是十幾歲那個階段，在我的注意力都集中到毒品之前的最後一個特殊興趣。我當時十一年級，正要開始一條漫長而奇特的、從原始的雅痞風格走向新嬉皮的路。

艾美有長長的紅髮，落在肩上形成一道完美閃亮的波浪，遮蔽了她的臉龐。她有瓷器般的皮膚、幾點零星的雀斑和一雙大大的綠眼睛。我想，她是我見過最漂亮的人了。我超想和她交朋友；更甚者，我想變成她。一名吉他手和歌手，她對周圍的男孩和女孩下了誘人的魔咒。

當我第一次瞥見她，艾美的臉正藏在頭髮後。她的膝蓋緊緊夾住一個吸入劑 Rush 的罐子[4]，一種你在販賣菸草、大麻、麻醉毒品以及相關用品店可以買得到的，很糟糕的吸入劑（很可能是硝酸戊酯 amyl nitrate）。人在布魯克林，又遠離我「真正的」同學，讓我比較有社交的勇氣。我的朋友安潔莉娜介紹我們認識，而艾美

3　愛德華・莫若（1908～65），美國廣播新聞界的一代宗師，CBS 的著名播音員。華特・克朗凱（1916～2009），CBS 當家記者。冷戰時期美國最富盛名的電視新聞節目主播，被譽為「最值得信賴的美國人」。

4　Rush 又稱為 Rush Poppers 或 Poppers，又可簡稱芳香劑，是各種亞硝酸酯的代稱。亞硝酸戊酯在醫學上原來用於治療心絞痛，有時也當成春藥。稱為 Rush，是因為吸入後會產生急促的炙熱感和眩暈感（head rush）。

和我就開始對話了。她邀請我下次來布魯克林時，可以和她共度週末。

那個週五，下課後我和安潔莉娜一起走到艾美家，因為安潔莉娜有些大麻可以和大家分享。我那時連大麻是什麼都不知道。我擔心那有可能是鴉片製劑，因此有生理成癮的可能。其他人嘲笑我的無知，然後跟我說那只是一種用來抽的濃縮大麻製品。我放心了；畢竟，我本來就已經決定嘗試吸食大麻了。

我興奮的看著艾美拿出一塊聞起來甜甜的像泥土的棕色東西，放到一支小小的木頭菸斗中。因為它很黏，當安潔莉娜在菸斗上邊點邊吸時，還花了點時間才點著。但是很快的，菸斗開始發光，然後我就聞到很重的、有麝香的菸味。他們一人吸一口，然後傳給我。我連怎麼吸都不是很確定，但是也姑且嘗試成功，將一些菸弄到我的肺裡（不像比例很高、終究成為毒品成癮者的人，我從來不抽香菸。我八年級時試過一次，覺得抽菸很糟糕）。

很快的，我感覺到有些變化，很微妙的，像是一陣風。不像很多大麻的使用者，他們通常說自己最初的經驗是頭昏腦脹而不是享受，我不用學著喜歡感官上的變化，我知道要期待什麼。的確，我覺得自己找到了從九年級開始閱讀湯姆・伍爾夫的《刺激的迷幻藥之旅》以來就在尋找的東西。

當我上了高中，持續受到對死亡的迫切恐懼所驅策，我開始了一趟典型的青春期精神之旅。當我為了成年禮而用功學習，同時又因為大屠殺引起的對信仰的質疑而心中充滿掙扎時，我也在高一一堂著重亞洲和非洲的歷史課中學到佛教。這很讓我著迷，輪迴轉世的說法，以及我們本質上都是同一個神明的某個部分，神化身百萬個自我，每個自我都有獨特的故事的這個想法，對我非常有感染

力。我學到麥雅（Maia），或是用印度的拼法，叫做馬雅（Maya），指的是這個真實的世界其實是個幻覺的世界，只是神告訴我們的一個故事。先不管媽媽幫我取的名字是來自《瑪麗·包萍》（*Mary Poppins*）[5] 系列故事中「七姊妹星團」或「昴宿星團」中的一顆星星，她下降到人間，來和班克斯家的孩子說話。我認為我有這樣一個富有佛教意義的名字，絕非偶然。

我閱讀所有找得到的和佛教有關的東西，然後，很自然的，在1960 年代，一個當時對我而言是神話式的年輕文化，混合了東方哲學、迷幻藥、政治和充滿活力的音樂，整個形成一個運動，真正改變了世界。我飛快的穿越赫曼·赫塞（Herman Hesse）的《荒野之狼》（*Steppenwolf*）和《流浪者之歌》（*Siddhartha*），讀了很多提摩西·利里（Timothy Leary）[6] 的作品、拉姆·達斯（Ram Dass）的《此時此刻》（*Be Here Now*）[7]、阿道斯·赫胥黎（Aldous Huxley）的《知覺之門》（*The Doors of Perception*）[8]，以及很多的艾倫·華特斯（Alan Watts）[9]。這些書籍和想法改變了我。他們提供

5　《瑪麗·包萍》是英國作家 Helen Lyndon Goff（1899～1996, 筆名 P. L. Travers）著名的系列小說。故事主要是說一位仙女保母從天而降，來幫助照顧班克斯家的孩子。迪士尼根據這個故事，拍攝了由茱莉·安德魯斯主演的《歡樂滿人間》（1964）音樂劇電影。

6　提摩西·利里（1920～96），美國著名心理學家、作家，以其晚年對迷幻藥的研究而知名。對 1960 年代反主流文化產生重要的影響。

7　《此時此刻》（1971）是美國著名的瑜伽與心靈導師拉姆·達斯的代表作。本書討論心靈、瑜伽、冥想。

8　《知覺之門》是一本哲學論文，描述他攝取「麥司卡林」（mescaline，就是「南美仙人掌毒鹼」）這種致幻劑的經驗。

9　艾倫·華特斯（1915～73），英國哲學家、作家和演說家，最為人所知的是向西方的群眾詮釋和推廣東方哲學。

了一些可能的解藥，讓我能面對自己的性格已經定型無法改變和我無可救藥的自私，同時用一種更令人寬慰的方式讓我來處理自己對死亡的恐懼。

靈魂可以回收再用，對我而言合理多了，因此我們可以是神明的一部分，而不是由某種外在神明所創造出來的、僅有有限生命的生物。想試著有所領悟，我開始自己練習瑜伽和冥想。同時，為了尋找一條看起來比較快速的心靈經驗之路，我很快就想嘗試迷幻藥。唯一的問題是，1960 年代已經結束，「激發熱情、內向探索、脫離體制」[10] 也退流行了。當時是 1980 年代了，而早先的「花之子」（flower child）[11] 也都準備要在華爾街大展身手了。在遇到艾美之前，我不知道如何取得藥物。

抽著第一塊大麻菸時，我覺得我們的友誼是命中注定的。我的視線有點模糊，顏色和聲音突然變得更加鮮明——不是擾人的強烈刺激，只是更好、更引人入勝。艾美的印度印花布料、搖滾海報，以及紮染的壁上掛飾都變得令人著魔。我覺得想笑。世界不再是那麼絕對嚴肅了。每樣事物都變輕了。我的擔心好像飄走了，而因為這樣，我覺得自己比較被接受了。

10 　美國精神心理學家，也是藥物文化之父提莫西‧利里曾經在舊金上對著 3 萬名嬉皮發表他最珍貴的藥物宣言：「激發熱情、內向探索、脫離體制」（Turn on, tune in, drop out），這句話也變成重要的反文化口號。Turn on 是用藥物發掘出從未經歷過的神經敏感度，提升意識的高度；Tune in 是利用這種敏感進行探索，找出你的內在世界；Drop out 是一種自力更生的過程，發現自己的「奇異點」，然後擺離制約束縛。

11 　「花之子」最開始是嬉皮的同義詞。尤其指參加 1967 年舊金山「愛之夏」（Summer of Love）聚會的理想主義年輕人。他們通常會配戴和發送以花卉為主題的裝飾品，來象徵普世的歸屬感、和平與愛。

艾美不再是一位不可接近的女神，她變得比較像我，某個我可以與她分享神秘經驗的人。音響傳出來的音樂——很可能是奶油樂團（Creams）的《迪斯雷利齒輪》[12] ——聽起來更豐富、更複雜也涵蓋更多。我感覺已經來到一個目的地，像我一生中第一次找到歸屬。「我等了那麼久／來到我正要去的地方／在你的愛～的陽光下。」[13] 回到家，在我自己的高中，我總覺得有得要順從大家的壓力，也常覺得我和別人內在是很不相同的。的確，我適應得比中學時好，但總是害怕朋友不是真的喜歡我，而只是忍受我。然而，和艾美在一起，我覺得被理解。當我遇到新朋友時，她常常跟人家說我們是姊妹——而這好像正式批准了我們的深厚又永久的連結。她把我當成親人。我想，藥物就是那個關鍵因素——過去就是缺了這個要素，讓我無法開放心胸接受友誼，持續性的覺得焦慮，總是擔心友情的真實性。需要這個人為形成的感官，才能讓我覺得和朋友的關係是真實的。

變得很嗨，打破了讓我不敢和別人接觸也不敢接受自己的恐懼的高牆；它看起來好像解決了我一輩子對新經驗一方面非常好奇卻又因此心生畏懼的問題。然而，我那麼快就愛上毒品，也同時讓我很直接的意識到它的力量。我一頭栽進這個新癖好的文獻中，發現

---

12 《迪斯雷利齒輪》（*Disraeli Gears*, 1967）是英國搖滾「奶油樂團」的第二張專輯。他們的第三張專輯 *Wheels of Fire*（1968）是世界上第一張白金雙專輯。一般認為他們是世界第一個天團，全球銷售超過 1500 萬張專輯，同時對流行音樂影響甚巨。1993 年進入搖滾名人堂。本專輯標題，本來是團員聊天談到自行車的變速齒輪（derailleur gear），音誤發成十九世紀英國首相班哲明‧迪斯雷利（Benjamin Disraeli, 1804～81）的名字，於是將錯就錯，命名為迪斯雷利齒輪。

13 上述專輯中的一首歌〈你的愛的陽光〉（Sunshine of your love）的歌詞。

藥品有兩類：迷幻藥物（包括大麻菸）會促進我們的反應和對環境的覺察，而粉末類藥物（古柯鹼和海洛因）還有酒精會讓我們的運作系統關機，使用它們單純是為了愉悅和逃避。

我以為如果自己只使用「促進類」的藥物應該還好：用它們來得到一些啟發是被允許的，但是用藥物來逃避，或只是為了好玩，就可能會導致成癮。而在青少年的成長過程中，單單要處理心理和身體的改變就已經讓我飽受驚嚇了。

*　　　　*　　　　*

十幾歲的大腦不單只是成人大腦的不成熟版，它正在進行的是一個巨大的轉換過程，程度上只有剛出生那幾年大腦所經歷的爆炸性發展過程足以比擬。要了解成癮，這個階段是很關鍵的：大多數學習障礙都會在發展過程中的特定時間出現，成癮也不例外。就像自閉症從來不會到成年才突然發生，而思覺失調症也很少在青春期之前出現，成癮一面倒的是一種發生在青春期晚期和成年期早期的障礙。

就像稍早所說，所有成癮者中有 90％是在青春期開始的。14歲開始喝酒而後有酒癮的機率是一半，如果 21 歲才開始，成癮的機率就只有 9％。我們這裡所說的故事有一部分是要說明，年紀很小就開始使用這些物質的人通常帶有高風險的基因，或有創傷的歷史，而這兩個因素會驅使他們年紀輕輕就開始使用成癮物質。但是十幾歲的大腦本身的弱點和強項，還有青春期對大腦的影響，也都是大多數成癮產生的關鍵因素。

對大腦的發展而言，小學歲月相對是比較平靜的。然而，在那

之前，從出生到幼稚園結束這段期間，大腦的體積已經達到成人大腦的 95％了。如果你考慮到成人和 6 歲小孩體重和身形的差異，一年級孩子的大腦幾乎已經和成人一樣大，而體型還不到一半，這是個非常了不起的事實。

更進一步講，從孩子發展到青少年，不只是一個線性的大腦繼續微幅改變而身體「趕進度」成熟起來的過程。相反的，從青春期到大約 25 歲，大腦進行的是個重建過程，其幅度幾乎和生命最初五年那樣的快速變化一樣可觀。重要的是，青少年和嬰兒期這兩個階段不只是成長，值得注意的還有進行「神經修剪」：神經系統無論在細胞連結的數量或細胞本身的數量上，進行一種選擇性減少的過程。這讓大腦更容易學習——無論學會的是微積分，還是重複吸食古柯鹼。

神經修剪歷程可以很極端。在幼兒期，大腦長出了數量以 10 億計的神經連結，然後幾乎要修剪掉一半，要在什麼時機點修剪，修剪掉多少比例的神經細胞，主要取決是哪個大腦區域。在青少年期，主要由神經細胞體組成的灰質會顯著地縮小，這個變化在前額葉皮質尤其明顯，這個區域本身要一直到 25 歲左右才會完全發展完成。（附帶一提，當我們要評估藥物的研究，以及討論十幾歲的大腦時，請也記住這個健康的大腦縮減現象：體積較小或是縮減的結構，不一定代表生病，有時候反而是運作效率高的訊號。）同時，新的「絕緣體」或髓鞘（myelin）[14]，也在神經系統裡日益增加的神經迴路中的細胞上成長起來，它會最大化神經訊號傳送的速

14　髓鞘或稱髓磷脂，是包圍在神經元軸突外的物質，每隔一段距離會中斷，形成一節一節的形狀。髓鞘由 30％蛋白質和 70％的各類脂質組成。

度，也會提升訊號的品質。這就是我們所知的白質的成長。

在成長的過程中，對大腦的過度生長做修剪，這和新增細胞、增快傳導速度是一樣重要的。我們習慣上認為大腦細胞越多越好，事實上，如果不能成功的移除某些過多的細胞，反而會導致障礙發生。例如，自閉症研究最一致的發現之一，是在早期的大腦發展過程中，有些區域的神經有「超連結」，或單純就是神經細胞數量過多，或是細胞之間產生太多連結。

一個近期的大腦組織研究，比較自閉症和一般十幾歲的孩子，發現在顳葉（temporal lobe）區域，一般青少年比一般幼兒少了大約 41％的突觸（synapses），而自閉症青少年只比同組幼兒少了16％。雖然這種突觸的過量可能有些潛在的正面效果──像是增進記憶力或加強知覺能力──但也可能導致感官的過載或「過度學習」，使得一個人很快的鎖定在某種行為習慣中，最後變成不斷重複且難以改變。而且，過載和過度學習，都有可能使人容易發展出強迫行為，包括成癮：過載會產生一種讓人想逃離的慾望，過度學習則會快速的建立起行為習慣。

不過，一般來說，大腦在連結最優化時運作也最好，還是一個公道的說法。太多的細胞或細胞的連結，幾乎和細胞太少會造成一樣多的問題，而硬體被接到錯誤的地方，會限制溝通和訊號的傳遞。青少年期通常是很多神經迴路要進行優化的時機，因為大腦不斷變動，在這個階段它尤其脆弱：十幾歲所學會的事，會同時塑造大腦硬體本身並影響心理層面應付問題的技巧，兩者都是他們之後一輩子都需要用到。

關鍵的是，優化的過程，在整個大腦裡不是很平均的進行。它緩慢的移動，從後方往前方進行，從最重要和最原始的情緒和生理

調節的區域開始，到最複雜和最專屬於人類的區域結束。當然，大腦中大部分的基本迴路，負責像是視覺、聽覺、動作等功能，到了青春期都已經微調過了。剩下還沒有校正的，是位於大腦中心位置的動作系統，而這個區域需要做好準備，來面對求偶和繁殖的挑戰。

　　成功的青少年發展需要一個驅力，讓個人可以追求新鮮感，以及與同年齡同儕的社會接觸，這個力量會把十幾歲的孩子從家庭推向朋友和未來可能成為伴侶的人那個方向去。十幾歲時，動機的系統也必須同時學習如何處理荷爾蒙，這些荷爾蒙眾所周知的讓這幾年的日子很難過。不幸的是，最後才會發展的大腦區域，正是調節我們感情和慾望的迴路，它讓我們能夠做批判性思考，做明智的計畫，掌控我們的衝動和我們自己。如神經科學家薩波斯基所說的，在十幾歲的大腦中，驅動我們渴望著要來面對種種挑戰的系統「已經全速啟動，而額葉皮質卻還在試著弄清楚要如何組裝硬體呢」。

　　17 歲，當我遇到艾美同時開始使用藥物時，我有一顆準備好尋求新奇感和冒險的大腦，演化來要將我推離熟悉又安全的、由家庭組成的世界，將我拉進一個由同儕主導、最終能決定我成年生活的世界裡。影響動機的系統──主要是中腦（midbrain）裡一個特定的神經迴路中的神經傳導物質多巴胺（dopamine）──對青春期前的孩子耍了個卑劣的伎倆。多巴胺濃度的改變，讓他們離開家和常規，讓新的、興奮的和種種危險看起來超有吸引力。

　　一旦多巴胺的神經迴路重組了他們的連結路線，之前穩定可信賴的孩童遊戲所產生的愉悅感就開始褪色。你本來喜愛的事物，現在變得無聊又索然無味。蜜糖本身嘗起來不再那麼甜，也不那麼好玩了（也許這就是為什麼糖果吃起來再也不像孩子時期那麼好吃

了）。這些酬賞區域正在成熟的歷程中，讓愉悅感一方面更有吸引力，一方面也更難獲得。這是因為在青少年時期，新的經驗有可能比兒童時期更能激起暴增的多巴胺。

即使在正常的情況下，都要感謝神經傳導物質的改變，大多數青少年都至少有過「快感缺乏」的經驗，這是一種遲鈍的、一點愉快感都沒有的可怕感覺，似乎是多巴胺訊號削弱造成的結果。長時間持續的快感缺乏，是憂鬱症和成癮戒斷中最難以忍受的症狀之一。在青少年期間這種朝向深度「無快感」發展的傾向，正是為什麼十幾歲的孩子，雖然情緒常常劇烈起伏，行為也很戲劇化，卻也常常同樣抱怨生活很無聊和充滿倦怠感。很少成年人有像十幾歲青少年經歷的那種強烈的無聊感。同時，他們面對的誘惑，那種興奮的感覺，也從來沒有這麼誘人過。

青少年時期多巴胺訊號的改變，吸引十幾歲的孩子朝向一個新的、危險的、興奮的改變，以取代已經消逝的孩童時期的興奮感——而這也讓他們得以刪除無聊感。這些改變最明顯的地方，就是讓他們對社交生活和性感到興趣，作用的方式是透過改變大腦對風險、酬賞以及懲罰的反應。例如，大腦造影的研究顯示，如果有機會獲得適當的酬賞，成人和十幾歲的大腦反應幾乎是一樣的。一如成年人，十幾歲的孩子會受到酬賞的吸引，但本質上並不會連命都不要了。

但是如果提供一個**巨大的**酬賞，相較於成人，十幾歲孩子的反應就大幅放大了。大獎，不成比例的讓孩子不去考慮未來的或潛在的風險。如果青少年想到超速、抽菸或是翹課會讓他們獲得社會的讚許——在這個年齡這是最大的酬賞了——大多就不會擔心車禍、癌症或上大學的問題了。進一步說，如果你只是單純的提供微不足

道的愉快，青少年可能根本不會認為它是酬賞。事實上，十幾歲的大腦，把微量的酬賞視為侮辱、甚至懲罰，這也可以解釋，有些青少年被成年人稱讚、提供他們種種需求、接送他們參加各種活動時，他們所表現出來的不知感恩或諷刺的態度。一個很容易感到無聊，非常重視巨大獎勵的動機系統，勢必要激起某些令人驚悚的行為才罷休。而對很多青少年來說，毒品看起來不但像是個輕鬆獲得愉快的管道，更重要的，是一條讓自己受歡迎的道路。

有趣的是，十幾歲的孩子，認知上對所謂的風險並非一無所悉：如果你要他們估計自己因為性而感染愛滋病毒，或是古柯鹼上癮的機率，他們實際上會明顯的**高估**。然而，這卻不會妨礙他們採取魯莽的行動，部分是因為他們自身對巨大獎勵的專注力掩蓋了對危險的考量。不像成年人，他們基本上還沒有經歷過因災難性決定而引起的情緒上的惡果，那種經驗才會產生一種健康的恐懼感，讓我們不要重複相同的錯誤。年輕人同時也時常認為自己是不會受到傷害的，這一點，還有從事有風險的事，追根究底，都很可能是不同程度的多巴胺造成的效果。

腦內多巴胺的多少，當然也受到藥物的影響。任何能引起愉悅感的藥物或經驗，都會直接或間接的影響受多巴胺影響的動機神經迴路——否則，這個經驗就不會是令人渴望或引起興奮的（下一章會有更多討論）。既然大腦的動機系統是在青少年期被最佳化，那麼在這個時期接觸到有潛在成癮性的藥物可能造成最高的風險就不令人意外了。在化學作用和心理兩方面，當這個系統正在進行調整，準備好進入成年期的階段時，改變系統所造成的影響也被加強了。在化學作用方面，藥物改變了多巴胺的程度，可能進一步改變這個發展中的系統自我校正的方式，讓它更依賴人為的刺激。心理

上，在你本應學會用健康的方式管理社會恐懼的時間點，你卻都使用藥物來應付，就無法發展出比用藥更好的替代方案。這也讓你更有可能成癮。

有一件事很重要：雖然從父母的角度看起來，十幾歲孩子的怪異行為好像是他們還沒成熟的大腦一個不幸的「副作用」，但是這樣的現象在整個人類歷史或不同文化中一再出現，顯示這其實是個適應上的特性而不是缺陷。十幾歲的孩子需要變得更獨立，需要學會如何處理環境中的風險；如果足不出戶，他們是無法透過自身經驗來學會這些的。完完全全的受到保護，不面對風險或選擇，對他們一點幫助都沒有：大腦的發展要「依賴經驗」，意思是它需要在正確的時間點有特定的訊息輸入，才能有適當的發展。把孩子關起來「直到他們的腦子長好」，只會延遲或扭曲正常的成熟過程。當然，這不是說就讓青少年隨性去野吧，只是要說，青少年時有某種程度的冒險，似乎是正常人類發展的一個必要條件。無論成人怎麼做，十幾歲的孩子一定會試著躲避，就像他們的父母在這個年齡會做的事一樣。

的確，就是這個讓十幾歲的大腦對壞影響非常沒有抵抗力的可塑性，也同時讓大腦有彈性，讓它能在這個時期以絕無僅有的速度快速的學習。當好奇心和大膽可能很危險時，它們同時也引導出人類最偉大的一些成就，從探索新大陸到創新的想法。很多人類歷史上最革命性的發現和科學的進展，都是由 30 歲以下的年輕人完成的，這絕對不是巧合。

在十幾歲或年輕的成年人身上，尚未髓鞘化的神經細胞尚未被髓鞘包圍而絕緣，所以不能像髓鞘化的神經細胞一樣快速又有效率的傳送訊息。然而，一旦絕緣的程序完成，神經元（neuron）同時

也就再也無法大幅的改變或輕易地學習了。一個大腦可以反應快速或是儲存滿滿的知識：某種程度上，成為專家所付出的代價就是彈性。可以很開放沒限制的學習，同時就對風險開放了，無論好壞，情形就是如此。這表示一顆準備好要來學習的大腦，也準備好可能會成癮了。

＊　　　　＊　　　　＊

我在十幾歲時經歷的當然不僅止於化學反應上的改變。在孩童時代，這些改變持續受到文化、情境脈絡還有我自己對它的反應的影響而漸漸成形。我在 1979～83 年期間上高中，正是美國歷史上青少年喝酒和使用其他藥物的最高峰。例如，1981 年，十二年級生中有三分之二的人回答有使用非法藥物，這是所有記錄中最高的比例；今天的資料是 50%。1982 年，我高中的最後一年，十幾歲的孩子中，有 14% 的人說至少嘗試過一次 LSD 或是南美仙人掌毒鹼（mescaline）這類的致幻劑（hallucinogen）；現今的數據大約是 8%（雖然，就像其他藥物的趨勢，這個數據也是會高低起伏的，這和不斷上升的反藥物和執法預算並沒有關聯）。

基本上，我是在一個各種藥物的使用，就算不一定被大家正式接受，至少也是很稀鬆平常的文化中長大的。雖然「三杯馬丁尼午餐」[15] 的年代已經式微，在紐約州，還是要 18 歲以上才可以喝酒，而成年人中有三分之一的人抽菸。我所就讀的上州高中，實際

15　三杯馬丁尼午餐（Three-martini lunch）是指與專業人士或商業夥伴共進悠閒的午餐。指用餐時間長到可以喝三杯馬丁尼（也可以約略說 3 小時）。

上有個給**學生**使用的吸菸廳，有些孩子還偷偷的在那裡吸大麻（我不是其中之一；我當時還很在意學業成績，也很怕惹麻煩）。學生的藥物檢驗和「零檢出」還沒開始來破壞像我一樣的十幾歲孩子的未來。

在此同時，對 1960 年代的強烈反彈，以及政治上朝向保守主義發展都已經開始了。隨著 1980 年隆納・雷根（Ronald Reagon）的總統選舉，美國文化似乎激烈的否認嬉皮的理想，像是女性和少數族裔的平權——尤其是以藥物為動力的精神追求，以及尋找不那麼商業化的社群。野心、個人主義、消費主義，以及對市場機制的敬重，紮紮實實的取代了公社式的、公平的生活方式和「回歸土地」的想法。重視「銷售一空」的價值再度捲土重來。

我個人的人生旅程也反映出這些極端價值的擺盪及壓力。九年級開始，一如中學時期，我是個緊張的、執著於自己生涯發展的局外人。每週一次，我在學校裡（當地社區也可以觀賞）的有線電視節目中，協助製作、編寫和擔任共同主持人；我至少參加五種課外活動，甚至還說服華特・克朗凱本人接受我的訪問。

但是所有早期的成功，並沒有讓我如自己希望的那樣受到歡迎。我不懂，為什麼吹噓自己的成就反而讓別人倒胃口；我以為那會讓別人喜歡我。我當時還是認為自己必須在某方面特別優秀，才能看起來還可以被接受；我不知道那會讓我看起來很虛榮和勢利。所以，我開始覺得，成功並沒有給我想要的社會面的好處。這時，就像多次從一個極端擺盪到另一個極端，我從強迫性的事業心歪歪扭扭的移動到充滿迷幻的神秘主義。透過艾美，我被引導到 1980 年代僅存的一個重要迷幻社群：以「死之華」為中心的那個。

艾美和我等不及去看我們第一次的死之華秀，那是 1982 年，在麥迪遜廣場花園。死之華的音樂成為我們的迷幻藥旅程中的原聲帶音樂，就像肯・凱西（Ken Kesey）「快樂胡鬧人」的做法，以及之後成千上萬的其他人。這改變了我的人生，正面和負面都有。

　　如果用文字來描述音樂就像用舞蹈來表達建築，那麼，用文字來描述致幻劑和強化致幻劑的音樂就更荒謬可笑了。不過，我還是很快的發現死之華的音樂，在某些達到昇華境界的夜晚，有些建築上的元素會浮現在我腦海中。螺旋和螺紋，網格圓頂，在最神聖的摩洛哥清真寺結構中最錯綜複雜的磁磚；最精緻的色彩延伸出來的碎形的、重複的痕跡，在無限的星空中迴盪不已。這聽起來非常令人滿足，像是把廉價閃亮的塑膠珠子變成最優質的鑽石，讓生命有了令人眩目的瞬間，就像孩子賦予玩具生命一樣。在這些時刻，時間是永恆的，而我覺得自己是每個致幻經驗中最炙熱耀眼的中心，這是語言所無法形容，一種令人渴望能夠表達出來的經驗。

　　韻律或重複的樂段編織成的特殊模式填滿夜晚的空隙。這裡，我們可以一窺烏托邦，一個每個人都歸屬、不會再感到失落或寂寞的地方。令人最嗨的境界，你可以討論這些最真誠的渴求。如果斥拒或誤解它，你可以單純把這視為一種跟毒品有關的敘述，而和這種意念斷絕關係；然而如果接受它，你可以把他們聚攏在一起像雛鳥一般，知道你找到了「自己人」。

　　這個旅程教我用一種完全發自肺腑的方式站在別的立場了解事情。當你看到藥物可以多麼深層的改變你本身的知覺時，你幾乎是不可能不了解別人的觀點也會有一樣巨大的改變。這有可能是這些

物質增加我們的同情心的方式之一。透過迷幻藥，我學會用一種全新的方式看待世界。

因為致幻劑很明顯的改變了我的觀點，讓我覺察到這只是一種有限的觀點，一個被化學藥劑和我周圍的人塑造出來的觀點。這也有可能被改變！如果一點點化學分子就可以如此巨大的改變我們的感官和我們本身的存在，那我們到底是誰？對心靈和物質來說，這代表了什麼？思考這些問題讓我得到啟發，而不是對我造成傷害。

的確，這些經驗幫助我從「固著的」世界觀中脫離，那個讓我覺得自己的社會問題是根深蒂固的，我的人格是無法改變的壞的世界觀。我開始感到自己是某個更大的東西的一部分，所以，我不再那麼被排除在外，那麼自我中心。迷幻旅程的感覺，同時也反映了我孩童時代的一些感受。事情是美好的、很棒的、充滿生命力，但同時也是有威脅感、步步進逼和吵鬧的。我想要有秩序和可預測性，我需要發展出某種方法讓資料井然有序，某種讓世界有條有理的方法，這才能保護我不受它尖銳利角和混亂所傷。一開始，我在自己和艾美的友情中，在我們一起探索迷幻式的哲學和精神，也在死之華的社群中找到了。但是我無法堅持下去。

很多十幾歲的孩子開始使用藥物，是以此宣示他們的獨立和展現叛逆。常常，他們使用藥物作為一種象徵，作為可以和父母分開來的一種證據，這和他們想要嗨起來的成分至少一樣大。我的情況並非如此：很奇怪的，我嗑藥所獲得的啟示之一，就是我打電話回家是沒問題的，不會對我有傷害，或是當爸媽問我在哪裡時我也可以讓他們知道，或是我可以沒有抱怨的做洗碗之類的家事。我發現，我做這些事情自己並不會因此而迷失。

不像想要追求叛逆的青少年，我開始嗨起來的時候變得比較不抗拒，也比較能幫助別人。大麻和迷幻藥幫助我了解人際關係是互相的，而這是我之前無法了解的。這些藥物讓我看到，做一個和善的人是很重要的——你是怎樣的人，並不全然受限於與生俱來的種種條件，只是隨著發展逐漸展開成形，而是你的所作所為和你的決定造成的結果。雖然，想來必有其他更安全的路徑，但我是透過藥物學到這些的。有些文化，在歷史上會使用這些藥物進行一些神聖的儀式，像是「成人儀式」，可能因此獲得某些現在已經失落了的智慧。

　　很不幸的，從迷幻藥經驗，我也學到一些不正確的事情。我學到正向的藥物有多大的力量——但沒了解到它多麼有害。我學到反藥物的宣傳有多誇大——但沒學到真正的風險在哪裡。我同時也學到藥物是一個很棒的，可以解決我的社會問題的方式。所有這些，很快的讓我在面對自己最初——而且是正確的——標記為危險的成癮物質時，變得脆弱而無防衛之力。

第 9 章

吸毒和多巴胺

古柯鹼讓你變成一個新的人——而這個新人最先想要
的，就是更多的古柯鹼。

——無名氏

當傑瑞・賈西亞（Jerry Garcia）[1] 排了一條古柯鹼要給我吸
時，我正坐在他的床沿，這是在紐哈芬（New Haven）一個
毫不起眼而且令人意外的、一點都不豪華的旅館房間。我 17 歲；
那是 1982 年。他坐在幾吋外的一張扶手椅上，蓄鬍的大臉上有著
他出名的、難以捉摸的笑容。這個笑容，我稍早在遠很多的距離外
有看過，那時他在紐哈芬體育館台上演出，從他的吉他弦中絞出令
人欣喜的快感。他穿著他註冊商標式的深色，前面有口袋的 T
恤。

---

[1]　傑瑞・賈西亞原名 Jerome John Garcia（1942–1995），美國歌手、作曲
家、吉他手，也是死之華的第一吉他手和主唱。雖然他自己否認，但是很多
人視他為死之華的領袖或「發言人」。

在那天之前，我還抗拒著古柯鹼，援引嬉皮避免「白粉」的守則，維持在大麻和迷幻藥中，因為這些藥物不會讓你逃離自己。如同我後來很不幸地發現到，如果你在很低潮時使用迷幻蘑菇或迷幻藥，它們並不會提升你的情緒，相反的，它會強化你的焦慮和憂慮。如果我有謹守「不使用針筒或白粉」的規則就好了，我的人生就有可能完全不同。但是連死之華本身都無法成功的維持「反白粉」的立場。

「古柯鹼背後有某些很怪的因果業障，」賈西亞用他著名的鼻音這樣告訴我，和他像熊一樣的身體很不搭。我點頭，但還是吸進了那道古柯鹼。那些業障有一部分就變成我的業障了。

在和傑瑞一起吸古柯鹼之前，我只有一次經驗——幾小時之前在旅館一間樂團技術人員的房間裡。使用迷幻藥和大麻時，我有一種感官提升的感覺，但是用古柯鹼，世界感覺更真實了，更清晰和尖銳，而不是更少。有任何藥物可能影響你對真實世界的感受，這聽起來有點怪，但是如果你仔細想想，大腦必然有某種方法，可以從化學反應上來區辨夢境和真實、幻想和事實。古柯鹼只是眾多可以干擾你對真實世界的感官、可以把它調高或調低的藥物中的一種。

使用古柯鹼時，我有一種躊躇滿志的優越感，覺得我有在做某件事，覺得自己很有力量，而且非常受人喜愛。在智性上，我覺得自己腦子很清楚、很精明、很強，而不是吸食大麻那樣孩子氣的咯咯笑。我的心跳變快，有一種加速感，覺得所有東西的移動速度都變快，而且變得更興奮。如果迷幻藥讓你覺得你發現了人生哲學的祕密，那古柯鹼就讓你覺得自己可以征服世界。

我的男友伊森和他的朋友，是死之華的藥品提供集團之一。就

是透過他，我才得以進入當晚表演的後台，後來更發現可以和自己的偶像一起度過幾個小時。我和伊森，是幾個月前我進城要找艾美一起做我的資優計畫，在通勤巴士上遇到的；我會坐在他旁邊，是覺得他長得很好看，我們因為討論死之華而連結在一起。

不令人意外的，我和傑瑞本人一起吸食古柯鹼的事實讓我更欣喜若狂。即使沒有古柯鹼，單只是能和他相處五分鐘，對任何死之華的粉絲來說就已經是一種高峰經驗了。但是能和一位他的音樂備受自己崇拜的人在一起相處好幾個小時，討論我的名字的詞源以及它在佛教中的迴響，真是極其幸福的。如同死之華的歌詞，我感覺「因為這個可能性而頭暈目眩」。很多人說，以吸毒來說，後續的經驗都無法和第一次相提並論。而我的古柯鹼初體驗更是無與倫比，雖然緊接而來的，不過就是幾小時受到興奮劑影響的對話。

＊　　　　＊　　　　＊

開始吸食古柯鹼之後我發生了什麼化學反應呢？把我是少數真正成癮的人這個事實列入考慮，我內在發生了什麼改變是那些沒有成癮的人所沒發生的呢？要了解為什麼學習對成癮來說很重要，很關鍵的，就要看當一顆脆弱的大腦暴露在像古柯鹼這樣的藥物下時會有什麼反應，什麼用藥模式會有潛在的成癮性。在此，多巴胺脫不了干係，這個化學物質被視為和愉快是同義詞，而且常常被描述成所有成癮的根源。

多巴胺是種深受誤解的神經傳導物質。大腦裡，只有不到 100 萬個神經元中可以找到這種物質——只占總數約 860 億個神經元的一小部分——而它所造成的影響，是大大超出比例的。在科普的

範疇中，多巴胺是以代表「愉悅」或「酬賞」的化學物質聞名，它與成癮的藥物連在一起，也讓我們會對某種物質有所渴望（而且馬上就跟「大麻」這個字連結起來）。但是只把多巴胺視為大腦產生愉悅感的方式不但過度簡化，也誤導了它真正扮演的角色。如果大腦的運作方式簡單到只使用單一種神經傳導物質負責某種特定的心理功能，它就不可能允許我們進行複雜的工作，像是問出現在正在討論的這類問題。

多巴胺和愉悅、慾望、記憶之間的真正關聯性，讓我們看到學習如何形塑成癮，以及為什麼成癮是一種學習障礙。要了解這個歷程，我們需要探索大腦是如何了解愉悅感的，以及這個過程中多巴胺的必要性。故事開始於 1950 年代早期的加拿大。詹姆斯·歐茲（James Olds）[2] 當時是一名博士後研究員，在神經科學家彼得·米爾納（Peter Milner）位於蒙特婁的麥基爾大學（McGill University）的實驗室工作。1954 年，他們兩人發現了很快就被大家稱為大腦的「快樂中樞」的腦區。

他們發現，如果你在大腦現在叫做伏隔核（nucleus accumbens）的地方植入微電極，然後傳送電流，老鼠看起來非常享受這種刺激，牠們可以每小時按 2,000 次按把來重複這個經驗。差不多同時，對人類癲癇患者進行的研究也建議，在手術期間刺激這個大腦區域，會產生一種興奮又快樂的感覺。精神科醫師艾瑞克·哈蘭德（Eric Hollander）觀察過目前嚴重的強迫症病患在接受先進的

2　詹姆斯·歐茲（1922～76），美國心理學家，和彼得·米爾納（1919～）共同發現大腦的快樂中樞。歐茲被視為現代神經科學的創始人之一，獲得包括美國國家科學院院士及其他很多重要的大獎。

手術時接受這樣的電擊刺激。他說：「他們都會突然覺得很棒。不再焦慮了。他們想要做一些事情，就好像興奮劑的作用一樣。」的確，如果不正確的將電極植入這些區域，有時候病患的行為就真的像成癮的人，在一小時之內按好幾千次的按鈕來獲得刺激，同時忽略他們的衛生和個人生活。

到 1970 年代晚期，蒙特婁康科第亞大學（Concordia University）的神經科學家洛伊·懷斯（Roy Wise）和同事的研究顯示，多巴胺正是負責讓這種刺激引發快感的神經傳導物質。現在在國家藥物濫用研究所的懷斯是最早提出多巴胺和成癮有關的主要理論的人。他說，連到伏隔核的神經迴路中的多巴胺就是愉悅感所使用的通貨，就是快樂的化學標記。我大腦中的這個區域，在第一次和傑瑞一起吸食古柯鹼那天，幾乎確定是一定非常活躍的。

懷斯的假設是來自老鼠研究的結果。他的團隊發現，囓齒類在正常的情況下會工作來賺取古柯鹼或是安非他命的注射，但是當牠們被打了高劑量的抗精神藥物後，就會停止這樣做，因為這些藥物阻斷了多巴胺的受器。人類在抗精神藥物上的經驗，也顯示出它們會讓愉快感下降；常見的副作用包括對事物的無動於衷，以及缺乏快感。

但是後續的其他研究，很快的讓情況變得複雜，多巴胺不再被解讀成代表愉快的神經傳導物質。舉例來說，在所謂的「快樂中樞」的某些多巴胺神經元，在個體接受懲罰或煩擾痛苦時，反而比受獎勵時有更強烈的激發狀態。如果這個大腦區域的多巴胺只強調愉悅反應，上述情況就說不通了。其次，大腦中很多多巴胺神經元和動作而不是情緒的控制有關，而且它們所在的神經迴路與管理愉悅感的區域也大不相同。這就是為什麼會破壞多巴胺細胞的帕金森

氏症（Parkinson's disease），是從主要和動作控制有關的區域開始的，一般來說，這種疾病是被當成一種動作障礙，也因此一些會阻撓多巴胺的抗精神藥物，會造成看似帕金森氏症候群的障礙。

令人吃驚的是，儘管在解剖學上非常不同，但是了解多巴胺在帕金森氏症候群上有什麼作用，或許可以讓我們更了解它在成癮問題上所扮演的角色。我們就從這裡開始說起，帕金森氏症候群的症狀不僅限於抖動、動作僵硬和走路有困難，它也有心理和情緒的效果：憂鬱、愉悅感缺乏、缺乏動機，這些都是罹病過程中常見的經驗。整個多巴胺系統都可能受到影響。

進一步說，有時候要清楚區分問題是在動作還是在動機並不是那麼容易。就語言學而言，這兩個詞彙的關聯可能不僅止是隱喻的層次，而在解剖學上，把負責單純動作的區域和負責和情緒有關的動作的區域清楚的區分開來，也不再那麼重要了。多巴胺與成癮、帕金森氏症候群之間的關聯性，可能對要了解心智和大腦的關係有很深層的意義。從關聯性看，人要表達自己的驅力和欲求——換句話說就是自由意志——多巴胺可能是必需的。

神經學家奧立佛・薩克斯是最早開始從哲學和心理的意涵探索多巴胺，把意志和人的意願連結在一起的人。他在 1973 年出版的著作中討論一個在 1920 年代因為腦炎大爆發而造成嚴重帕金森氏症的個案。在《睡人》（*Awakenings*）中，他寫到：

> 帕金森氏症最早描述出來的特性是「慌張快步」（急切）和「壓」（強迫）。所謂慌張快步包含在走路、動作、說話甚至思考上會加速（也因此就會變得簡略）——它傳達出一種不耐煩、性急或敏捷的感覺，好像病患在時間上很

有壓力；在某些病患身上，它也會和緊急或不耐煩的感覺連在一起，但是在別的病患身上，會覺得自己好像違反了自己的意願，不知為什麼一直急匆匆。

在此，多巴胺的異常不只造成過量的動作，同時也產生過量又異常的動機。它增加了驅力和想望。這有可能是因為這個疾病傷害了多巴胺細胞，使它們失去正常功能，因此不時的會產生過度的補償作用。

但是帕金森氏症病患的問題也可以恰恰相反：難以啟動和維持動作——甚至連想動的慾望都有困難。左旋多巴（L-DOPA）是多巴胺的一種前導物，可以幫助帕金森氏症病患回復某些功能。在左旋多巴被發展出來之前，很多接受薩克斯治療的病患，發現自己多年來真的就「凍結」在某個肢體動作中，沒有別人的協助就無法動彈。這種麻痺的症狀和體內的多巴胺過低是一致的。因為大腦內可用的多巴胺減少了，令人驚嚇的是，帕金森氏症患者不但在身體上是受害者，同時，在心理層次上也沒有能力想要什麼或有自由意志。

薩克斯如此描述帕金森氏症一種「失動症」（akinesia）——或是「動作不能」——的類型：

他們之中有些人會坐上好幾小時，不但一動也不動，而且看起來一點都沒有想動的意念：看起來，他們對自己什麼也不做感到很滿意，同時，他們缺乏進行或持續任何活動的「意願」，雖然如果有來自外的刺激或命令要求他們動起來，他們的動作本身是沒有什麼問題的。

這種突然回復動作的情況可以很戲劇性：一個薩克斯描述的具歷史性意義男性個案，本來看起來是完全麻痺了，但是曾經為了救一個他所目擊快要在海裡淹死的人而「從輪椅上彈跳起來」。救完人之後，他又回到僵硬、雕像似的狀態。類似的情況，薩克斯的另一名病患，可以玩丟接東西的戲法，但是只有在別人丟東西給她同時完全不受干擾的情況下才可以；如果過程中她掉了一樣東西或是有任何的分心，她就會再一次的回到完全不動的狀態。她沒有辦法策動任何動作，往往只有在面對外在的壓力——像是丟顆球給她——時才能有動作。

　　這表示多巴胺不但和動作本身有關，也和要動的意願、甚至是慾望有關。「凍住了」的帕金森氏症病患，也許在生理上是可以動的，但是他們看起來沒有足夠的化學量（指大腦裡多巴胺的量）讓他們**想要動**。沒有了多巴胺，他們需要外在的因素讓自己有動機想要動。雖然多巴胺在動作腦區的活動可能代表了意願和意圖，同時在其他神經迴路裡代表愉悅感，但實際上有個更簡單的說明，而這也有助於我們了解成癮。

　　要了解為什麼，我們首先需要將愉悅感做更細緻的區分。現在的研究顯示，至少有兩類不同的愉悅感。這兩者對動機的影響，無論在化學上和心理上都非常的不同。這種分別是由精神科醫師唐納・克萊（Donald Klein）首先提出，他認為「獵捕的愉悅」和「饗宴的愉悅」是不同的。要了解成癮是哪裡出了問題，以及多巴胺在成癮的學習上扮演著什麼角色，我們需要了解這兩種愉悅感的確是不同的。

　　一如字面所示，「獵捕的愉悅」強調的是追逐的快感：興奮、渴望、刺激、意圖、一種有權力和信心，有能力追求，以及獲得自

己想要的東西的感覺。相反的，「饗宴的愉悅」則強調滿足、舒適、放鬆、完成某項工作的成就和平靜。換一種方式來說，獵捕的愉悅就像情慾或性慾，而饗宴的愉悅就像高潮和事後的喜悅。或是對藥物使用者來說，古柯鹼或安非他命這類藥物很像獵捕的快感；而抑制劑像海洛因，就模擬了饗宴的感受。事實上，克萊最開始做這樣的區分，就是根據他對古柯鹼成癮者和偏好海洛因的吸食者二者不同經驗的觀察。

密西根大學的肯特・貝瑞吉（Kent Berridge）和泰瑞・羅賓遜（Terry Robinson）發現多巴胺只和這兩種愉悅感其中之一有關。在洛伊・懷斯原本的理論中，多巴胺和所有類別的愉悅感都有關係，而藥物會成癮，是因為藥物將多巴胺的作用提升到遠遠超出自然的多巴胺濃度範圍，這種因人為因素膨脹起來的多巴胺強度，引起了對毒品不可抗拒的渴求。但是貝瑞吉和羅賓遜的研究認為它只提升了一種愉悅感——而這產生了不同類型的問題。對我而言，他們的理論，無論在描繪成癮的實際經驗上或解釋現存的資料上，都比原來的理論正確太多了。

依照貝瑞吉和羅賓遜的觀點，愉悅感分成「想要」（獵捕）和「喜歡」（饗宴）。我們會看到，這個區分在成癮上尤其重要，因為不同類別的愉悅感對學習有不同的影響。就像很多科學上的發現，這個發現也是當研究者想要弄清楚為什麼實驗的結果不如預期而找到的。用老鼠做實驗，他們使用會選擇性破壞伏隔核多巴胺細胞的化學物質，來破壞牠們的「快樂中樞」。不意外的，在主要的多巴胺細胞消除之後，嚙齒類會變得毫無動機，如果研究者沒有手動餵食，牠們可能會餓死。

「他們不會想吃東西，他們不會想喝東西，」貝瑞吉說：「我

們必須用人工的方式餵食，就像在醫院加護病房那樣。」這些老鼠的行為就像極度嚴重的帕金森氏症患者，而本質上牠們的確是。破壞牠們的多巴胺細胞，就拿走了牠們的動機，讓牠們沒有任何慾望或意願做任何事，即使是生存必需的。

做完這個實驗後，貝瑞吉和他的同事認為，多巴胺是所有類型的愉悅感必需的。他們同意已經被視為常識的懷斯的觀點，所以，他們預期老鼠應該無法享受食物：如果多巴胺是愉悅感的必要條件，而牠們已經完全沒有多巴胺了，那麼即使給牠們最奢華的美食，動物應該沒有能力喜歡。事實上，沒了多巴胺，牠們不應該喜歡任何東西，或因為任何東西而有愉悅感。

然而，情況並非如此。很幸運的，對帕金森氏症患者或必須使用阻斷多巴胺作用的藥物而有副作用的人來說，即使在伏隔核中只有極低的多巴胺，也不會消滅他們所有的正向情緒。老鼠也許沒有想要食物，但是當牠們獲得食物時是會喜歡的。

讀到這裡，有些讀者可能會開始懷疑我們如何判斷老鼠「喜歡」什麼或享受什麼。貝瑞吉有個聰明的方法——至少對和食物有關的愉悅感。他知道，正常的老鼠獲得喜歡的甜食時，會做出一種老鼠特有的「微笑」，但是給予牠們想逃避的、有苦味的食物時，就不會有微笑的表現。他預測，多巴胺剝奪的老鼠，對於吃甜食應該表現出無動於衷和「嗤之以鼻」，就像牠們在尋找食物上的表現一樣。但實際上，餵牠們甜食時，老鼠們都笑起來了！

當然，一開始，因為他們的研究結果和現行教條所說的「多巴胺對愉悅感來說是必要的」彼此衝突，研究者覺得他們可能犯了什麼錯。「我嚇壞了，然後想說，這代表什麼呀？怎麼可能外面所有的證據都顯示多巴胺就是愉悅感，但我們看著感官上的愉悅，像是

對甜食產生那麼直接的享樂反應，牠看起來卻完全正常？」貝瑞吉說。

然而，重複進行實驗，並且將實驗再延伸，讓研究者得到一個不同的結論。多巴胺的確和動機或和獵捕的愉悅感有關，但這不是唯一會讓我們覺得很好的方式。看起來，對於享受甜食、舒適、滿足或平靜來說，多巴胺並不是必須的，研究顯示這類的愉悅感，和腦中自然產生的類鴉片或類海洛因的化學物質有更緊密的連結，而不是多巴胺。而這個發現，對我們要更廣泛的理解成癮有很重要的影響。

要了解為什麼，我們必須更仔細的檢視「多巴胺就是愉悅感」這個觀點的意義，並且從中看學習對成癮的影響。洛伊·懷斯的「多巴胺」或是「成癮的快感缺乏假說」，是說如果用人為的方式將多巴胺的量提高到遠遠超過生理上的正常範圍，像古柯鹼這類的藥物就能造成這樣強烈的快感，迫使人們尋求再次獲得這樣的經驗，因為這遠比性或糖之類的自然酬賞能產生的快感高太多了。結果就是讓人們渴求更多。不幸的是，大腦會想要將化學物質維持在某種平衡的範圍內，因為這對生存來說非常重要。結果是，當多巴胺太高時，某些程序就會啟動，來將神經傳導物質的濃度維持在正常的範圍內。這表示，持續使用這些藥物，要達到快感所需要的藥量，會隨著大腦試著要回復其正常狀態而逐漸提高。

隨著時間流逝，這些「對立歷程」產生了耐藥性，表示要達到狂喜的巔峰狀態所需的藥量越來越多，而且，一般的愉悅感越來越沒味，因為讓多巴胺能起作用的閾限越提越高了。一個成癮的人，一旦耐藥性提高，單純只想感受到一般的感受──包括有好心情、感到喜悅或滿足──就需要吃藥，要不然反向的那個歷程就會使得

多巴胺的濃度保持在過低的狀態。在這裡，學會成癮，單純只是因為想覺得還好。這是 1980 年代以來解釋成癮最基本的神經科學模式。

如果單純地將多巴胺看待成「愉悅的化學成分」，同時如果成癮者的動機，主要就是有種需求，要避免因為戒斷而引起的低多巴胺狀態引發的恐懼或無聊的狀態的話，這個立場就說得通。這個定義同時也和國家酒精濫用與酒精中毒研究所的領導者之一，神經科學家喬治・庫柏所註記的「藥理學的喀爾文主義」[3] 是一致的。這是個悲傷又常見的經驗：當你現在很嗨，感覺你只是從自己未來一個總量有限又無法補充的帳戶中「借來」一些愉悅感。藥理學的喀爾文主義的意思是，天下沒有白吃的午餐：今天因為使用藥物用掉了額外的多巴胺，明天就要付出代價，心情必然低落。飲酒的享樂，緊跟著來的就是宿醉的頭痛欲裂。從這個觀點長期來看，沒有任何愉快可以不勞而獲。任何很嗨的高點，就必然會和某種低潮互相平衡。

然而，貝瑞吉和羅賓遜的研究顯示實際的情況可能比這更複雜。如果多巴胺是造成愉悅感的東西，動物沒有了多巴胺就應該無法享受食物；但是牠們可以。這些研究者發展出解決這個問題的理論「誘因顯著性」（incentive salience）模式，同時也能解釋一個與興奮劑藥物相關，非常惱人，而其他理論都不能解釋的問題。這

---

3 喀爾文主義（Calvinism）。喀爾文是 16 世紀法國宗教改革家。喀爾文主義通常是指「救贖預定論」與「神恩獨作說」。喀爾文支持馬丁・路德的學說，主張人類不能透過正義的行為獲得救贖，認為教義應當回歸《聖經》。喀爾文主義者相信神控制了人世間的一切。他們有嚴格的道德標準，認為愉悅是錯誤或是沒有必要的。

種經驗在興奮劑成癮中非常有代表性，以至於在我所聽過或讀過的所有詳細案例中，這都會以某種形式出現。這裡是幾名古柯鹼成癮者描述的自身經驗：

> 「我記得有很多很多次，我一邊往目的地走，一邊告訴自己『你不想這樣做！你不想這樣做！』但我還是做了。」
>
> 「（我的）身體說不，我的心也說不，但是……我們又從頭開始。我並不需要這個，我不想要……就好像我身體細胞裡的什麼分子就是要，你知道。我覺得自己像個該死的機器人。」
>
> 「我以前有吸一些不是很好的（古柯鹼），覺得不舒服，就想要更多。這真的是完完全全的瘋了。這整件事讓我學得最好的，就是強迫性成癮如何以如此瘋狂、如此完全不合邏輯的思考短路取代正常的人類心智歷程。」

這個問題，在我的故事裡也是這樣。在我成癮的最後，當我每天要注射數十次海洛因時，我根本無法享受它——即使我不管耐藥性，使用非常高的劑量，照說遠高於提高多巴胺所需要的量時也是如此。我和我的古柯鹼夥伴同住，一般來說，我想要多少就有多少。如果古柯鹼可以提高多巴胺的量，而我覺得精神很不好，正是因為我的腦子缺乏足夠的古柯鹼來提升我的多巴胺，那麼，再多一點古柯鹼應該就可以達到目的了。

相反的，實際的情況是這樣的。我會告訴自己不想注射古柯鹼，因為我知道那會讓我焦躁不安和妄想。我從自己認知的大腦最核心的地方知道這是事實：1988 年夏天，我重複了這個實驗幾百

次，而至少有 99％的時候，每一針古柯鹼都產生恐懼、緊張和嚴重的不舒服，有時甚至產生一種壓得令人窒息的、對死亡的恐懼。然而，我還是繼續施打古柯鹼，每天數十次。每一次我心裡都有一種毫無疑問的、情緒上的確定性，認為自己只要這一針就夠了，但同時，智性知識也讓我同樣的確定，打了這針我就無法脫離。我心裡真的非常的、瘋狂的、深深的想要毒品，同時也同樣非常的、瘋狂的、深深的不喜歡。事實上，我對毒品深惡痛絕，卻無法學會如何在使用毒品之前就停止。

相較於之前的理論說我只是因為多巴胺不足，試圖調節我因為耐藥性而持續增加的藥物需求以取得某種平衡，貝瑞吉和羅賓遜的「誘因顯著性」理論更能清楚地解釋我的情況。他們的說法是多巴胺製造出慾望，而不是滿足——是「想望」（wanting）而不是「喜歡」（liking）。在這個觀點下，因為古柯鹼類的藥物而提升的多巴胺會提升慾望——而不是愉悅感。當然，這不表示多巴胺與愉悅無關；畢竟，獵捕的愉悅本身也是相當享受的。相反的，這個理論建議，饗宴的愉悅感只是故事的一部分，就像任何有過性挫折的人都知道，只有有可能被滿足的慾望人們才會覺得享受。如果可預見的是某個慾望並不會被滿足，那麼相同的欲求可能變得非常痛苦，一點都不有趣。結果是，你有可能變成對你越是不喜歡的東西（或人）越是想要。

不同類型的愉悅感，對了解學習在成癮上所扮演的角色也同樣重要，因為「想望」是學習的關鍵，而「喜歡」就相對的比較不重要。如果你很好奇，覺得自己有能力，同時心中有個目標——你想要某個東西——你就會很有動機的去學習能夠讓你達到目的東西，而這些課程也真的會深植心中。相反的，很冷靜很滿意又感覺很滿

足，則比較不能讓人有直接的動機。「喜歡」很明顯的可以讓某個經驗值得記憶，但是你並不會因此**想要**重複它，它不會改變你的行為。

在成癮上，這表示因為成癮比較會增加「想望」而不是「喜歡」，所以用藥的經驗會深深地銘刻在你的記憶中。你會把和用藥很嗨的狀況有關的東西與它聯想在一起。結果是，當你試著戒毒時，從湯匙（你用它來準備藥品）到街上（藥頭就住在這裡！）到壓力（當我覺得有壓力時就需要毒品）的任何東西，都會讓你產生強烈的渴求。慾望正是學習的能量來源，無論我們說的是正常的學習或是病理學上的成癮時發生的「過度學習」。學習自己感興趣的東西是很容易的，因為有慾望在後面，提高了我們的動機。相反的，要學習某些你不想了解或不在意是否理解的東西，就困難多了。

貝瑞吉和羅賓遜的研究，同時也有助於解答另一個悖論：如果多巴胺意味著愉悅感，那麼隨著耐藥性的逐步發展，大腦理應對多巴胺越來越沒有反應。但是當耐藥性沒有發作時，在大腦中也可以發現相反的結果。當我使用古柯鹼時，在**越來越低**──而不是越來越高──的劑量下，我就開始產生妄想了。1988 年夏天，比之前低很多的劑量就會讓我有心跳劇烈的焦慮感，以及之前常常感受到的對死亡的恐懼。神經科學家馬克‧路易斯（Marc Lewis）在他的成癮回憶錄中，這樣描述他本身經歷這種效果的經驗：「我持續施打（古柯鹼）到血管中，這個沒有消毒過的溶液，直到我不穩的意識、噁心、加快的心跳、膨脹的微血管告訴我，死亡已經不遠了。那晚稍晚，我求我自己要停止……但是想要毒品的衝動不肯放手。」

這樣的效果和耐藥性是對立的；這就是「敏感化」（sensitization）。而貝瑞吉和羅賓遜可以清楚地展示——至少在動物身上——古柯鹼之類的成癮藥物會讓多巴胺系統在某些方面更敏感。渴求——但不是愉悅——增加了。如果多巴胺代表的是愉悅，那麼敏感化應該會讓藥物讓人們覺得越來越好；也就是越來越低的劑量就可以有相同的效果。而這不是藥物成癮者的經驗。如果藥物是這樣作用的，那麼使用毒品就會是一個符合理智也是經濟上可以負擔的選擇。相反的，敏感化讓成癮者在低劑量時覺得更糟糕。

敏感化和耐藥性在成癮這件事上扮演的角色，也指向學習在成癮上很重要的一個向度。這兩者都在一般的學習和動機上扮演關鍵角色：如果你對新奇的事物不敏感，如果你不能忍受熟悉的東西，那麼要建立起相關的記憶就很困難了，因為你就很難區分什麼是你已經知道的，什麼是你還不知道的，也無法區分什麼是你需要知道的，而什麼又是無關的。（請注意：當我們談論與用藥無關的經驗時，耐藥性有時稱為「習慣化」habituation；其他研究者將這兩個名詞當成同義詞，我在這裡也這樣做。）

進一步說，敏感化和耐藥性同時也是神經系統在細胞層次的基本作用特性。他們對內隱學習（implicit learning）而言很重要，而內隱學習可以透過形塑情緒和經驗的關係改變我們的行為，它影響的是讓某些事物看起來是「好」還是「壞」，以及我們最終有多想要或多喜歡它。例如，如果你把海洋的味道和美妙的童年回憶連結起來，你就很可能會享受海灘並且常常去海邊玩；但是如果你的海邊記憶是被霸凌或是遭受冷落、被排除在外，那麼海水的鹽味對你可能一點都不愉快，結果你可能比較喜歡去山裡度假。敏感化和耐藥性是大腦標記各種情況是安全和誘人的，或是可怕有威脅的方式

Unbroken Brain

之一。

敏感化的產生，是因為一個極端或令人痛苦的訊號被放大了，這種現象甚至在海蛞蝓這種原始生物上都可以看到。牠們對痛或壓力之類的有害經驗的反應，是對可預測的有害刺激出現的線索更加敏感。事實上，艾瑞克‧肯戴爾（Eric Richard Kandel）[4] 2000 年以海蛞蝓的研究獲得諾貝爾生醫獎，就揭開了記憶在分子層次上的運作，包括敏感化的歷程。

以下是他的發現。一般狀況下，如果海蛞蝓的尾巴被碰觸到，牠們會把身體「吸管」的部分縮回來，這個身體的凸起物是用來排泄廢物或過多的水分。但是肯戴爾發現，當這個刺激是很痛的，像電擊，這種反射動作就變得更敏感。換句話說，在被電擊過之後，一隻海蛞蝓下次被碰觸時會更快速的把吸管收回來，即使當下的刺激是比較輕微而且不會令牠不舒服的。肯戴爾進一步的闡釋這個機制，在突觸和細胞層次如何作用，可以讓訊號放大，而這正是這類記憶的生理基礎。

類似的，在人類和其他動物上的驚嚇反應，也可以因為極度的壓力而變得更敏感；這正是為什麼，在 911 事件後幾週內，即使沒有創傷後壓力症候群的紐約客，聽到很大的噪音時也會特別的緊張不安。事實上，創傷後壓力症候群本身可能就是一種極端的敏感化學習。雖然人類的記憶顯然比海蛞蝓複雜得多，看到成癮可以用一種內隱的、無意識的方式，透過把經驗和安全或危險連結起來，

---

4 艾瑞克‧肯戴爾（1929～），生於奧地利維也納，移居美國。1956 年畢業於紐約大學，現任哥倫比亞大學教授（1974～）。因神經系統訊號傳遞的研究和貢獻，與保羅‧格林加德（Paul Greengard, 1925～）共同獲得 2000 年諾貝爾生醫獎。

就像是敏感化的學習過程，來干擾學習的機制，還是很令人震驚。

而習慣化或耐藥性是一種相反的學習類型。習慣化不是要誇大訊號，而是削弱，以面對可預料的和安全的經驗。肯戴爾也用海蛞蝓展示習慣化：一個小小的、不會引起痛覺的碰觸，一開始牠還是會把吸管縮回體內，但是重複幾次之後，就像海蛞蝓了解到這個刺激沒有危險，再碰牠，吸管也不會縮回了。同樣的，這類的耐受性不是發生在成癮的情況下，這是一個歷程，讓新奇的刺激變成舊刺激，讓不熟悉的東西變得平常。這正可以解釋「享樂跑步機」[5]為什麼會有效果：某些本來是驚險的、新奇的東西——無論是性伴侶、某種活動或一種智性上的挑戰——可以因為不斷重複而變得令人厭倦的熟悉。

表面上看來，敏感化和耐藥性都像是會拖累個體——它們放大恐懼和痛苦同時削弱快樂和喜悅——實際上卻有助於生存，因為它們提供學習的動機。沒有習慣化，我們就難以克服背景的雜音和其他令人分心的事物，也無法學習和變得能夠處理令人害怕的挑戰。而且，如果所有的事情看起來永遠新鮮和令人興奮，而我們不能產生習慣化，那麼，世界就會變得難以抗拒，而我們就不能集中注意力來面對真正的挑戰。

另一個角度來看，沒有敏感化，我們的注意力就不能轉向對我

---

5 享樂跑步機（The hedonic treadmill），又稱為「享樂適應」（hedonic adaptation），主要是說人在經歷過重大的正面或負面改變人生的事件之後，有快速回到一個相對穩定的快樂度的傾向。根據這個理論，一個人賺更多錢，期待和慾望也會一起提升。所以賺多錢本身並不會讓人更快樂。這本是 Brickman 和 Campbell（1971）的想法。1990 年代，心理學家艾森克（Michael Eysenck）修訂提出了「享樂跑步機理論」，認為一個人追求快樂的過程，就像在跑步機上，需要維持在同一個位置（快樂度）。

Unbroken Brain

們真正有威脅的經驗，也無法有效的對這些經驗做出反應。它可能讓我們花太久時間對潛在有生命威脅的情況做出反應。我們需要的正是在這兩種歷程中取得平衡，讓我們有辦法處理熟悉和不熟悉的挑戰和例行公事，而這個平衡在成癮的過程中被改變了。

成癮是一種學習障礙，部分是因為它影響習慣化和敏感化歷程的方式，以及破壞了它們的平衡。「想要」藥物是一種敏感化，使注意力不成比例的被引到藥物相關的線索上，遠遠超過它們原本的價值。「喜歡」則深受耐藥性之害，意思是用藥的經驗把所有的喜悅都過濾掉了，甚至其他類別的喜悅也都變得無聲無息。學習也是成癮的關鍵，因為只要單純的改變使用時機、使用方式以及藥物的劑量這些影響我們如何記得這類經驗的因素，藥物所造成的神經化學或心理效果就可以戲劇化的改變。在不同的環境下，不規則的、不可預料的給予大劑量的藥物，傾向於會產生敏感化；而總是在相同的地點、相同的時間給予小劑量的、固定的、可預料的劑量，則會產生耐藥性。

在下一章，我會更詳細的討論為什麼成癮經驗的模式會有很大的影響，但是在這裡很緊要的重點是，敏感化和耐藥性並不只是某些藥物自然而然就帶有的特性。不同的使用方式，不同藥物劑量的時程，還有環境的改變，都會讓同樣的藥產生特定的敏感化或耐藥性的效果。

有趣的是，自閉症看起來似乎也會影響這兩個歷程——放大某些類型的敏感化，同時降低某些型態的耐藥性。例如，對自閉症孩子的研究發現，杏仁核這個處理恐懼和其他情緒的大腦區域可以產生一種敏感化了的驚嚇反應，以及習慣化降低的現象。較強的敏感化，可能同時會讓個體對經驗有更敏感的反應，像是對很大的聲音

也會引起相關的恐懼感，而杏仁核所降低的習慣化，可能進一步的讓這個問題變得更嚴重，因為這讓個體更難學會某些新事物是安全的。這樣的組合可能代表對自閉症者來說，正常的經驗有時候會負面到足以產生類似創傷後壓力症候群的反應，而其中有管道取得藥物的人，可能有更大的成癮風險。

就我的情況，我喜歡海洛因的原因之一，是因為它有辦法把我的情緒和感官的音量調低。大多數鴉片類藥物的成癮者會喜歡這一點，無論他們的強烈情緒是來自自閉症、憂鬱症或是創傷經驗。如同盧・瑞德（Lou Reed）著名的歌詞描述的：「當拍擊開始流動／我真的再也不在乎。」幾乎是放諸四海皆準的，要用言詞來描述時，鴉片類藥物的愛用者都會說藥物讓他們覺得受到撫慰，充滿溫暖、安全、被愛和舒適。

令人好奇的，不像古柯鹼的成癮，這個安撫人心的特性不會逐漸褪色：如果我可以拿到足夠的海洛因，藥物永遠會有用。海洛因所造成的嗨，從來不會像古柯鹼那樣突然反噬我，這也許是因為在藥理學上，鴉片藥物主要是影響「喜歡」，並且能複製覺得被愛的生理和心理的滿足和愉快。一旦我們獲得某種產生舒適和滿足的藥物，相較於其他主要透過產生慾望而讓使用者很嗨的藥物，它會讓對藥物的渴求變小，這說起來很合理。當需求更多的性慾沒有獲得滿足而變成一種酷刑時，沒有人會在意纏綿的餘韻。因此，不像古柯鹼成癮，海洛因成癮是個會敏感化「想望」的情況。因為鴉片直接作用在中介「喜歡」的神經系統上，它所產生的興奮至少可以維持一定的滿足程度，就算沒有像一開始一樣棒。然而，即使在鴉片的成癮上，當然也有些「想望」的敏感化和「喜歡」的縮減，只是沒有那麼明顯。

對古柯鹼，我們是有可能——雖然要非常大的藥量和可能致死的重複次數——學會，不管個人多麼想要它，它真的的的確確不再有用了。但是，對海洛因，想望和喜歡兩者之間的區別就不是那麼明顯了。我想，這正是為什麼我有時候還會說我保留自己到了九十多歲使用鴉片的權利，卻從來不覺得有想要回到古柯鹼的慾望。我的情緒上了解那樣做的結果，終於追上我之前完全沒作用的認知，讓我知道再吸食古柯鹼只會帶來痛苦。

但是這些都要等到我 23 歲才會發生，這是我的大腦應該完成了認知控制區域的發展的時候。而這個發展，有可能就是讓我最終認識到持續使用古柯鹼不會有好下場的原因，無論我第一次和傑瑞一起吸食的經驗是如何的美好。

第 10 章

設定與情境

當一個太常被重複的樂趣產生麻木感，就不再覺得它
是個樂趣了。

　　——阿道斯·赫胥黎，

　　　《針鋒相對》（*Point Counter Point*）

1983 年晚夏，一個又熱又潮濕的日子，我來到哥倫比亞，開始
我的大學生活。我被分配到一間在西 113 街上叫做麥克賓廳
（McBain Hall）的宿舍。我既興奮又害怕得不得了。不知怎地，
我居然成功的在高中毒品的冒險之路中維持住我的成績。我甚至蠢
到在考 PSAT [1] 的前一晚還去吸迷幻藥，而我的分數居然還夠讓我
獲得「國家學業成就獎學金」（National Merit Scholarship）[2]。我
覺得我的一生都是為了這個時刻而準備的，我終於可以上大學了；

1　PSAT 是美國申請大學時必須考的學業成績表現測驗。最初叫做「學術能力
　　測驗」（Scholastic Aptitude Test），後來改稱「學術評估測驗」
　　（Scholastic Assessment Test），現在直接稱為 SAT。PSAT 是 SAT 的一
　　種初級測驗，但重要性在於它也是「國家成就獎學金」的評量標準。

現在，我就在這裡，在期待和有所顧慮之間來回擺盪。走進前廳，我發現電梯是壞的。我的房間在六樓，父母和我必須提著我所有的東西爬樓梯。終於到達時，我新買的衣服都已經因為汗濕而變得黏答答的，我想給新同學一個好的第一印象的想法就此消逝無蹤。

我們收拾好了之後，我環視著我的新家。看起來乾淨無菌。那是一個沒有個人味道的橢圓形箱子，裡面有兩張雙人床，和一些木造家具。唯一的窗戶俯視著一個通風井，呈現的風景是別的宿舍陰影中的窗戶。好幾十個人共用的淋浴間和廁所在遠遠的角落。我被分配到的房間，看起來給一個人用都太小了，更不要說是兩個人共用了。我很討厭只有這麼一點點隱私——不是因為我很勢利，而是因為我的強迫症，以及我在一個安全的地方，會需要長長的獨處時間。然而，大一新生沒有什麼選擇。

我的家人正準備離開，而我抓狂了。我不想留在那裡，我被焦慮打敗了，我不認識任何人，我很難交朋友。媽媽看到淚水開始在我的眼睛裡蓄積，她也無法忍受了。「沒必要延遲無可避免的事。」她說，然後給我一個緊緊的擁抱，親吻我說再見。他們離開之後，我坐在床上，心煩意亂。我不知道該怎麼辦。

一如我平常的模式，學業對我來說比社交容易。事實上，我喜歡上課，還有智性上的刺激。我修了一門很難的生理心理學，讓我可以更了解藥物如何對大腦產生作用；我是這個班上唯一的大一學生。我成功的登上院長的名單。和別人見面，談論各種想法，這我

2　國家學業表現獎學金是美國的一項競賽式獎學金。由「國家學業表現獎學金公司」這個位於伊利諾州的私人非營利組織所發給的。本獎學金從 1955 年開始發給至今。

都可以做到，但就是無法將這些互動轉換成穩定的友情——或是，不管怎樣，我就是對交到的朋友無法真正的覺得彼此連結，讓我可以安心。讓情況更糟的是，我每個週末都去上州見同樣是死之華粉絲的男朋友伊森，讓我自己在校園中最重要的社交活動中缺席了。

要適應隨著青年早期而來的各種改變所遭遇的困難，是很多成癮故事中常見的主題，有人有憂鬱症，有人有心理疾病、經濟難題、心理創傷或是亞斯伯格症。要建立起一個全新的社會支持網路，同時又要處理新的學業或工作上的挑戰，對任何人來說都很難——對與生俱來就和別人不一樣的人難度尤其高。

剛開始上大學時，我對自己已經漸漸古柯鹼成癮這件事一點概念都沒有。對於使用藥物能有什麼選擇，我的看法是很封閉的。但是我並不知道自己的觀點很狹隘，當你覺得「想要」跟你認為「需要」某個東西之間的界線變得模糊不清時，其實很難清楚說出自己從什麼時候開始對某些行為失去控制力。然而，我確實知道，在哥倫比亞，我對古柯鹼的態度有了明確的改變。我大腦中的價值系統正在轉移。

一開始，古柯鹼是一種享受，用來慶祝某個特殊的場合，像是和傑瑞・賈西亞見面。我同時也把它當成一種催情劑，讓性生活達到一個更高、更美味的境界。它讓我覺得自己很有魅力、很特別、很有價值。但是到了哥倫比亞之後，我不嗨的時刻就變得很沮喪和乏味。我開始請伊森去買毒品，而沒有用藥時就覺得很失望。不知不覺，我開始把毒品看得比關係重要——心裡會偷偷的因為沒有藥品而憔悴，而不是因為他。我對自己的行為視而不見，也對自己的動機和慾望缺乏自覺。我會跟自己說我不在乎古柯鹼，而當他出現卻沒有帶藥品時，我就會很不高興和暴躁。我開始覺得在社交上越

來越被孤立，開始過度的依賴一個堅持他並不愛我也不想跟我建立長期關係的男人，同時也很確定，我沒有辦法在學校找到更適合的男朋友。

更進一步的，雖然我從中學以來就清楚地察覺到有社會階層存在，但到了哥倫比亞之後，我才真正在意識層面上了解階級，以及它如何能在暗地裡對社交生活造成傷害。在高中，周遭基本上都是像我一樣來自中產階級家庭的孩子，我有一些和勞工階級或窮同學接觸的經驗，但我通常不是社經地位最低的那一個。而現在，我第一次暴露在上流社會中，不知如何融入設計師的服飾、預備學校，以及自信滿滿、憤世嫉俗的世界。

我一直覺得自己是不是走來走去卻不知道鞋子上黏著衛生紙，或是嘴角有巧克力沒擦掉；總覺得自己哪裡不對勁。我覺得，好像其他人都讀過也吸收了禮儀手冊。我一點也不知道，這至少部分和階級差異有關——而我現在認為，大學應該幫助學生了解和明確的面對如何與來自不同貧富階級的人建立關係的挑戰，讓轉換更容易，來防止或至少將酒精或其他藥物的問題降到最低。

但是在當時，我對自己應該怎麼做一點概念也沒有，也不知道如何能讓自己覺得更被接受。然而，我知道的是，毒品是個有價值的社會通貨，這就是我為何很快的就開始販賣古柯鹼。這些藥魅力十足的受到歡迎：名流帶著小小的、可以裝毒品的銀製項鍊，而廣受歡迎的喜劇《週六夜現場》（*Saturday Night Live*）[3] 也不避諱他們

3　《週六夜現場》是美國國家廣播公司（NBC）1975 年 10 月 11 日開播的很受歡迎的現場喜劇節目，至今已經 42 季。內容常常嘲諷時事、文化和政治。每一集都會有一位特別來賓和音樂表演來賓。

由古柯鹼所啟發的幽默。這是 1980 年代早期，貪心沒什麼不好；嬉痞已經完成他們的轉型，成為三十幾歲的雅痞世代。藥物讓你覺得大膽、有自信、高高在上，這和他們的年齡再配合不過了。

而這也是紀錄上，美國歷史上年輕人使用非法藥物的最高峰。雖然很多人以為大學藥物的使用高峰是在 60 或 70 年代，事實上，照比例來說，是我的世代，也就是所謂的 X 世代用藥最多。周圍跟我同一世代的人，現在都差不多開始進入 50 歲了，將近一半的人說他們至少試過一次古柯鹼—— 一個非常驚人的比例。1983 年我進入大學那年，將近四分之一的大學生報告說，他們在某個時間點試過古柯鹼；而最近的大學生資料只有不到 5%。而在哥倫比亞，在紐約市，當時這裡不啻是古柯鹼的世界之都，比例肯定不只這樣。

當然，當時古柯鹼的名聲，相對是比較無害的。我認識的人認為，把古柯鹼想成像海洛因一樣的「烈性」藥物是很荒謬的，就像電影《大麻狂熱》裡吸食大麻的場景給人的感覺一樣。試圖透過宣稱大麻是走向更強烈的藥物的一條路來嚇唬孩子，讓他們遠離毒品，實際上卻剛好讓這個說法成真。當你發現要控制自己使用大麻或致幻劑時，你就比較不會相信古柯鹼真的有害。我們以為，那樣的說法只是要故意引起大家的恐慌。

全面考量以上所述，成為一名藥頭似乎可以解決我所有的問題，它立即提供某種身分位階、朋友、金錢，更不要說不間斷的藥物供給了。伊森建議由我來賣藥，而他一開始負責提供我的價錢是每八分之一盎司——3.5 公克——算我 250 美元。我可以分裝成半公克和四分之一公克的包裝，每公克賣 100 美元。我沒有分裝，而且通常會給自己留半公克。一開始，我會很快的賺個 50 美元，

然後在週末享用古柯鹼，我也很樂於和朋友分享。

　　但很快的，業績蒸蒸日上，我買更多也賣更多。大量購買時，我的售價還是維持不變。幾個月之內，我就可以一週賺好幾百元，這在當時可是一大筆錢。既然古柯鹼和大麻對我而言沒什麼不同，販賣看起來也沒有比調配藥物更糟：因為我不覺得吸毒是錯的，就也不覺得做藥頭是錯的。當然，法律很快就會和輿論一致，也接受藥物的廣泛使用。做藥頭也給了我一個很方便的身分：它很實際的讓我有東西可以帶到派對去。只要我有古柯鹼，我知道自己就是大家要的。在大家都在等著你的到來的情況下，很難覺得自己被忽略。

　　更進一步的，對一個認為沒有結構的社會情境令人很不舒服的人來說，賣毒品，做準備以及把藥給出去，讓我有了某種很特定、儀式化的事情做。我喜歡用閃亮的雜誌紙做「小封包」，把紙剪成正方形，折起角落，把粉末從迪靈牌磨豆機或迷你秤的小料斗中敲進小封包，然後封起來。在鏡面上，用刀片將毒品切割成一條一條的──尤其是將整塊的閃亮如頁岩或珍珠的毒品切細──這對某個有強迫傾向的人來說，是讓人覺得美妙又滿足的。

　　大二時，我將它弄得變成科學化。在我新宿舍的單人房裡標準的木桌裡，在通常是用來放小文具的抽屜裡，我放著一面鏡子和一副小小的黑色塑膠秤。當人家來買或用毒品時，我會拉開抽屜，切出一條條的毒品或秤出要賣的重量，就在抽屜裡包起來。如果需要立即隱藏正在做的事，我一關起抽屜，就看不到什麼和毒品有關係的東西了。

　　現在，我可以出去吃飯，穿得很流行，成為重要人物了。我可以幫無法負擔的朋友付錢，帶他們上俱樂部。我弄到一個呼叫器，

開始不止賣毒品給別的學生，同時也賣給其他來自華爾街和流行界的人。大多數的夜晚，我會生氣勃勃的閒聊，一邊幫別人秤毒品，問他們要不要磨，在他們等待時請他們免費的幾條毒品。如果想出門，我會送貨到開趴的地方和夜晚的毒品點。有時候，如果擔心太多人進進出出我的房間，我會用送貨到家的方式，從公寓到宿舍，再到公寓，無論走到哪裡都很受歡迎。如果我感到什麼社交上的不舒服，我就會看看屁股上的呼叫器，說我有工作要做，然後就很有理由的離開了。

在那個時候，舞廳區是受到注目的地方。它們都會裝潢得像藝廊，有裝潢的主題，藝品、場景也每個月變換，安迪・沃荷、瑪丹娜（Madonna）、史汀（Sting）、小約翰・甘迺迪（JFK Jr.）、黛比・哈利（Debbie Harry）和其他 1980 年代極盛時期的名流也是這邊的常客。有一晚，我看到羅賓・威廉斯（Robin Williams）被模特兒和俱樂部的孩子圍繞著；我也看到教我心理藥物學的教授。在俱樂部外面，上百人無聲的拜託傲慢的看門人選他們，讓他們可以進來；我有時候也會跟他們站在一起，如果我俱樂部的關係沒有發揮效用。在裡面，整個地方瀰漫著古柯鹼。女廁也變成男女共用以促進毒品的使用——男人可以帶著他們選定的女人到那裡吸食古柯鹼。在和女性友人一起去廁所吸毒之間的時間，我愉快的、用力的舞出古柯鹼給我的能量。

在春假或寒假之前，在新年除夕夜，或在考試期間，我有時候可以一天就賺進上千元。但是當然，我自己的吸毒量也隨之增加。

*　　　　　*　　　　　*

成癮這件事，重要的不是你用的是哪種毒品，或是你用這些毒品的原因。劑量、使用某個劑量的時機、甚至你是在哪裡嗨起來的，這些因素才是會影響你的行為的。雖然劑量模式、文化還有環境，對要用多少化學藥品才會產生精神上的效果看似沒有什麼影響，實際上，這些顯得無關的因素，就可以影響結果是成癮或只是好玩的吸吸毒，有時候，這就是生與死的差別。

　　高中時我開始使用致幻劑時，我讀到提摩西・利里的文章。這位哈佛教授、迷幻藥先知，強調他所稱的「設定與情境」（set and setting）的重要性，認為這是最能影響吸毒經驗的事。「設定」是指一個人的心態、心情、期待以及所處的文化中對毒品的流行的看法；「情境」是使用藥物時周圍的物理和社會環境。設定和情境，尤其對致幻劑的影響最大。

　　在快樂和安全的情況下，和朋友一起在死之華演唱會上使用迷幻藥，和不知不覺的被中央情報局的探員下藥訊問（之後認定是在 1950 年代對公民進行的非法實驗）是完全不同的經驗。沒有藥物是不受情境的影響的；在社會和文化環境以及個人期待的共同影響下，致幻劑尤其放大使用者的心情和偏好。這就是為什麼中央情報局很快就認為迷幻藥讓他們可以透過「心智控制」來恐嚇和弱化敵人的情報員——與此同時，嬉皮卻認為讓別人服藥可以播下「自由之愛」[4] 的種子，帶來世界和平。

　　但是設定與情境並不只是影響致幻劑，它們也影響所有的毒

4　「自由之愛」（free love）是個接受所有形式的愛的社會運動。這個運動最初的目標是要排除性別的影響，像是婚姻、節育、通姦等等。他們宣稱這些問題應該只和當事人有關，非當事人沒有權利介入。

品，而且在一個人會不會發展成藥物上癮這件事上，它們和使用的劑量還有排程，實際上都扮演著某種角色。討論文化壓力、個人的期待以及人們其他的心智狀態，對一個人使用藥物有多大的控制力，最早是諾曼・辛伯格在他的經典著作《藥物、設定與情境》（*Drug, Set and Setting*）中提出的。這本書檢驗了在不會成癮的狀況下有控制的使用大麻、海洛因和致幻劑，這是最早顯示用藥可能不成癮的研究之一。

辛伯格發現，只有在週末使用海洛因的人，可以用了幾十年也沒有什麼負面的後果；他的研究也最早顯示，雖然將近一半的美國士兵在越戰時有使用過像是鴉片或海洛因的藥物，其中 88% 在海外時的確是有成癮，但回家之後癮就沒有了。稍後的研究也確認，即使其中有些人脫離戰場回家之後還用了幾次海洛因，但是壓倒性的大多數人並不再成癮了，這個結果令軍方領導階級大大的吃驚和鬆了一口氣。的確，那些毒癮復發的人——大約 1%——主要在戰爭之前就有藥物問題。

所以，為什麼設定與情境影響這麼大？這與很多因素有關，但其中最關鍵的一個，是和基本學習模式中的酬賞有關，這最早是由行為主義者史金納在 1950 年代闡述出來。雖然當時並不知道，但是當我使用古柯鹼時，我的設定與情境很不幸的就剛好很容易成癮，部分是因為我能夠不規則的使用不同的劑量，並且隨著時間，我獲得藥物也越來越容易。

史金納觀察到酬賞和懲罰如何影響行為，同時，改變提供酬賞和懲罰的時機可以提升實驗者想要的行為，減少不想要的行為。這個早期的研究提供很重要的訊息，讓我們了解為什麼有些酬賞的模式**本身**，就算沒有藥物，就足以導致成癮。學習才是這些行為背後

的關鍵動機的這個事實，顯示學習對成癮的發展來說是多麼根本。

最重要的一種成癮學習模式──技術上稱為「間歇性增強」（intermittent reinforcement）──是史金納本人發現的，這本身就是一個經典的科學意外。1956 年，這位行為主義的先驅正在研究老鼠的學習，某個週末，他發現當老鼠正確壓桿時要作為酬賞的食物丸子量不太夠了。既然他必須讓這些老鼠能夠自我獎勵，也不願干擾實驗的流程，所以他決定讓動物獲得酬賞的頻率降低一點，讓存糧足以應付。

讓他吃驚的是，老鼠不但沒有減少壓桿的機率，這個不固定的增強程序反而讓牠們反應更強烈；這同時也讓牠們在他停止給酬賞之後能夠堅持更久，繼續嘗試壓桿。後續的研究發現，最有效的增強時程，最能讓動物執著進行某個行為模式的，是最不可預測的：例如，對鴿子來說，如果做某件工作只有 50%（而且基本上是隨機出現的）的機率會得到酬賞，比起每次做對就會得到酬賞或其他容易預測的方式，牠們做出要求的行為的頻率會更高，而且更堅持，不會改變。人類的行為模式也非常相似。

事實上，有些研究者主張，大腦演化的結果是變成一部預測的機器，所以即使像鴿子這類的動物，也會在環境中尋求模式，讓牠們在獲取重要資源時能用最少的時間和精力。以結果而論，我們的大腦會透過本身的酬賞經驗學到如何找出環境中的模式，而無法釐清行為和酬賞或懲罰之間的關聯性是很令人惱怒的。

很多人類最偉大的創意或科學的成就，很可能都是受到這個趨勢的驅使，是我們想要在一片渾沌之中找到次序，而當我們找到一個新的方法來了解事物時，會覺得非常喜悅。例如，音樂中最大的享受，是可預測的令人愉快的模式和預料之外但和諧的驚喜時刻之

間的互動。這類的喜悅，就像藥物，部分是透過多巴胺而出現的：就是在「想望」和動機的神經迴路中，當你正確的預測出某個模式的出現時釋放出來的神經傳導物質。

因此，舉例來說，一旦你學到在一段音樂中，C 弦（Do）之後就出現 G 弦（So），多巴胺釋放的高點會是在你聽到 C 之後，而在 G 出現之後也隨即會有一份量稍減的多巴胺釋放。然後，當你聽一首自己喜歡的歌曲，部分的樂趣是來自你的大腦能夠正確的預測接下來的音符和節奏——而且當預測成真時，大腦就給自己酬賞。當音樂家改變一下，表演一個意料之外的變奏，同樣可以提供樂趣，因為聽到之後你了解到這個變奏和原本的模式如何契合，而腦子裡會領悟的「喀」一聲，讓你原本的預測演算法更精緻化了。但是如果音樂中出現一個不好的音符，多巴胺實際上是會下降的，代表原來預測的模式沒有出現，也表達大腦對自己的預報不正確與結果是不和諧的這兩件事的不悅。

要弄清楚這些模式，是人們為什麼會重複又重複的聽同樣旋律的理由之一；之後，他們就能在不同的聲音和樂器的演奏下辨認出相同的旋律。更進一步說，對模式的喜好和有能力偵測和預測出模式，都讓人感到愉快，這可以導致很多領域中的成功，像是藝術、醫學、科學、程式設計及工程。這也是為什麼各種解謎遊戲還是很受歡迎的休閒活動，以及神祕的故事依然如此引人入勝。

賭癮也可視為這種現象最清楚的一種表現。在純粹的機率遊戲中，輸贏完全是隨機的，同時毫無疑問的，有些人會很容易對這類遊戲強迫性的過度投入。就像是海洛因或是古柯鹼的成癮，賭癮有可能傷及他們的人際關係、家庭、工作、甚至能夠持續玩這個遊戲的自由。線上遊戲——或即使只是社群媒體，像是臉書或推特——

一樣擁有間歇性增強和成癮的特質，如果你曾經被別人在這些媒體上拒絕或不能參與而感到惱怒，或自己無法停止不斷的觀看貓的影片，就會明瞭。在極端的例子裡，遊戲和網路成癮都會瓦解當事人的人際關係和工作，嚴重程度與毒品成癮沒什麼兩樣。

但是在這些情況下，在神經化學的層次上，沒有什麼物質可以「綁架」大腦的酬賞系統，或是直接提高多巴胺的層級，讓它們超過正常的範圍來改變人的自我控制。單單透過產生一個非預期的很嗨或低點的模式，賭博和其他行為就可以成癮──而這些，事實上都可以在完全沒有毒品的介入下發生，這讓我們更能清楚看到精神物質如何發揮作用，以及為什麼它們會有成癮的風險。一個本質上是要尋找模式的大腦，傾向於會被和行為有關聯的隨機酬賞所愚弄；試著在間歇性增強中找到某個結構，可以讓我們停下來，在原本就沒有次序的現象中追尋次序。

事實上，就像強迫性的賭徒，史金納實驗中最早接受間歇性增強的鴿子甚至發展出某種「迷信」──牠們會做出像是團團轉圈或其他特定的動作，只要牠們將這些行為和實際上接受到食物獎勵做幾次經驗的連結。這些行動當然不會讓隨機的酬賞更容易出現，但就像賭徒的幸運符，它們很可能讓動物自以為可以影響結果，儘管這是一種錯覺。

以上種種，就是為什麼討論到相關的物質時，使用的模式和毒品的藥理特性一樣重要，以及為什麼大腦單純因為使用某種藥物而造成的改變，不會變成一種成癮的「疾病」。如同行為上的成癮所證明的，這些大腦的改變，即使沒有藥物也可能發生；而即使有了藥物它們也不會自動發生。用藥的模式、用藥者之前的歷史和大腦的迴路，以及用藥的文化情境，都有影響。

不規則和有變化的劑量——另一個無法預測的元素——對產生藥物的敏感化和耐藥性也一樣重要。如同我們看到的，敏感化提高了慾望而不是滿足感——是「想望」而不是「喜歡」。相反的，耐藥性沒有這個效果：基本上，如果劑量不變或沒有提升，它是會使嗨的感受失效的。兩種歷程都可能形成一個循環，讓問題更嚴重。用藥的時機、情境和習慣的一致性，實際上可以非常顯著的改變敏感化和耐藥性，甚至可以到這種程度：一種特定藥物，在某種用藥方案下會和在另一種用藥方案下產生完全相反的效果。雖然表面上看起來好像很怪異：有合法處方在特定的時間和地點使用特定的劑量等因素竟然會改變成癮的風險，但這正是為什麼醫療用藥比休閒用藥成癮的風險低非常多的原因之一。

　　成癮表面上似乎是某種特定的藥物，有某種基本的、不變的藥學特性所造成的，但事實上，很大程度上是受到環境因素的影響。即使在動物實驗中，獲得藥物的容易程度、劑量及用藥時機也都有影響；改變這些，相同的藥物會有很不一樣的成癮率。要了解成癮，要建立更好的藥物政策，這些都是關鍵因素。

　　例如，劑量模式扮演的角色及其對耐藥性會產生什麼效果，對要顯示為什麼成癮是個學習障礙以及如何使用這些知識來治療成癮這兩方面一樣重要。事實上，對這些現象廣為流傳的誤解，正是海洛因的「維持療法」（maintenance treatment）遭污名化的原因，也造成處方止痛藥，像是美沙酮、舒倍生（Suboxone，成分是buprenorphine）之類的鴉片類藥物、甚至是海洛因本身的成癮。維持療法是唯一能將死亡率降低 75％ 的治療方法，在成癮治療以外，如果任何疾病治療中有這樣的成效，都會被當成奇蹟式的成功。用藥時機和劑量的效果，在鴉片類的成癮上尤其清楚，而對想

了解為什麼有時候鴉片類成癮是如此的致命也極其關鍵。

　　表面上，維持療法看似「用一種癮來取代另一種癮」。的確，給患者美沙酮或舒倍生而不是海洛因，是從一種鴉片類藥品換到另一種，但是維持療法的不同點其實是在使用的模式：在活躍的成癮期，時機、情境和鴉片的劑量會極大化敏感度，而在維持期，用藥的模式會極大化耐藥性。對街上的吸毒者而言，藥源和時機的不規則表示對毒品的想望被敏感化了：大劑量、不規則的用藥，最能夠透過敏感化增加對藥物的「想望」。既然大多數的成癮者都會在任何可能的時間點盡量用最大量的毒品，這表示他們會在很嗨和戒斷狀態之間擺盪，取決於他們有多少錢、要做什麼才能得到這些錢，以及藥頭有多穩定。

　　結果，雖然他們會發展出對「喜歡」的耐藥性，但是這個歷程無法被完成，因為用藥劑量是不規則的。即使產生欣快感的情況不再那麼普遍，但是它還是會發生，這就提供了間歇性增強。相反的，如果藥物的供給是持續的、單純的、穩定的，耐藥性就會是強而有力的：劑量越持續和規則，產生的耐藥性就越大。很快的，在維持期的鴉片使用者不再會有嗨的經驗，因為他的狀態會維持在一個耐藥性的高原期。

　　的確，如果一個人穩定的使用夠高劑量的美沙酮，即使他們「往上加碼」，試著再使用額外的鴉片也不會因而更嗨。最終的結果是，在一個可能殺死使用者卻不會引起耐藥性的劑量範圍下，穩定的維持療法讓病患可以工作、開車，一般生活功能不會受損，單純只是因為他們的劑量是不變的，而且是在規則和一致的情況下使用毒品。耐藥性同時也表示維持療法不會阻斷情緒的波動，或自動讓人們在人際關係中變得有距離。為了用鴉片逃離某些情緒，你需

要變得很「嗨」，而穩定維持狀態的病患耐藥性太強，使得他們不能變得很嗨。很不幸的，因為人們不了解有關時機和劑量會影響成癮的這些基本事實，維持期的病患就被污名化成為持續「嗨」個不停而且「沒有真正在復原中」，即使有耐藥性就表示這些看法都是不正確的也無法改變這個看法。

很重要的是，學到固定的時間和地點和用藥的關係有時事關生死。耐藥性一般來說是由「例行程序」產生的，總是在相同的地點以相同的劑量使用相同藥品，會讓耐藥性極大化，因為這在某個特定經驗和產生習慣化的心理歷程二者之間建立起強烈的連結。以結果來說，一旦歷程程序改變了，耐藥性也就隨之改變了。

事實上，數十年來，用藥者和醫師方面，都有報告指出有人使用相同的毒品、相同的劑量，而且之前使用都沒發生什麼事，但是突然間，很神祕的某次使用就藥物過量了。後來發現，這常常是因為這些人是在一個新環境或社會情境下，而不是他習慣的情況下使用毒品。有時是源於新的壓力源，例如失業或分手。在某些情況下，那些平常會啟動耐藥性作用的無意識線索起不了作用了，一旦沒有耐藥性的調節，一般的劑量就變過量了。看起來，有時候光是情境本身就足以讓一個安全的劑量變成致命。而這些效果，甚是在老鼠身上也看得到：如果你讓牠們在一個地方形成耐藥性，然後換到一個新環境，給牠相同的劑量，有 50% 的老鼠實際上會因藥物過量而死亡。

當然，使用哪一類的藥——例如是興奮劑還是抑制劑——也不是全完無關的。因為對多巴胺的直接作用，興奮劑看似對「想望」會產生明顯嚴重的敏感化，但是會縮減「喜歡」；鴉片，因為作用是在鴉片的受器上，而這會直接調節喜歡的程度，讓想望和喜歡兩

者之間的差異比較沒有那麼極端。而這就是為什麼用利他能來治療古柯鹼或甲基安非他命成癮這類的「興奮劑的維持療法」，通常不像鴉片類那麼有效。要對可以模擬慾望所造成的快感的藥物產生耐藥性，比對模擬滿足經驗的藥物困難很多。這些藥物也可以拿來治療本身的成癮問題和 ADHD 有關的病患，但是就目前的資料看來，效果還是比不上鴉片類的維持療法。

酒精，附帶一提，在維持療法上效果也不好。不像鴉片的耐藥性，酒精的耐藥性不會完全排除失能的副作用，即使它是用一種穩定、規則的劑量提供給病患。這是說，即使有了很高的耐受性，重度酒精使用者在一個一致的劑量下，仍然很顯著的喪失正常生活功能。和批評鴉片維持療法的人所宣稱的「只是用琴酒取代伏特加」相反，兩者的不同在於鴉片會在穩定的劑量下產生完整的耐藥性，而酒精沒有這個作用。

而當你可能認為社會條件和環境只會對人類的生活有影響，其實連老鼠的研究結果都很令人吃驚的看到，牠們是否容易成癮，會受到生活中非藥物因素的影響。這方面最好的例子，是 1977 年在加拿大進行的一系列創新的老鼠實驗。讀到之前研究的結果顯示，當老鼠有無限制的古柯鹼和海洛因供給時，牠們會活活把自己餓死（因為寧願選擇毒品），西蒙菲莎大學（Simon Fraser University）的布魯斯·亞歷山大（Bruce Alexander）想著，這裡面除了獲得藥物的容易程度之外，不知道還有沒有什麼其他的因素。

和他的同事貝瑞·貝爾斯坦（Barry Beyerstein）、羅伯·寇安姆斯（Robert Coambs）和派翠西亞·哈德威（Patricia Hadaway）一起，亞歷山大決定試試環境和社會情況有沒有效

果。一如人類，老鼠是高度群居的生物，在單獨被監禁的情況下通常會表現不好。他們在之前提到的經典實驗中大量的使用藥物，會不會並非因為毒品是如此的美好，而是因為牠們生命中的其他部分都那麼的不好？人類如果被放在社會和感官完全孤立的狀況下，很快就會有幻覺，並且出現各種不正常的行為。一份最近的文獻探討發現，在不同的研究裡，只需要幾天非自願的獨居，至少在某些受試者身上就會出現精神症狀。不難想像如果一個人單獨的被關在牢籠中，沒有明確可以逃脫的希望也沒有其他替代的樂趣，在理智的考慮之後，他有可能服下有潛在致命風險劑量的毒品。但在比較正常的環境下，對人來說，有生命威脅的成癮其實非常少——即使藥物唾手可得時也是如此。

要弄清楚到底社會情境對老鼠有沒有影響，亞歷山大的團隊決定創造一個虛擬的老鼠天堂——一個終極富饒的環境。他們造了個 29 平方呎的圍場——比一般的籠子大了兩百倍——有充分的空間漫遊，很多能藏東西的小洞可以築巢，以及，當然，很多其他的鼠伴。「老鼠公園」也包括漆成森林景色的牆壁，鋪上很多木頭碎片，還有很多有趣的物品讓牠們玩或是做運動，還有充分的食物和水。幸運中選可以住在老鼠公園的，之後會和獨居在一般標準、沒有遮蔽籠中的老鼠做比較。

在實驗進行中，研究者讓兩組老鼠都可以喝到摻嗎啡的水，裡面加了足夠的甜份，讓老鼠吃不出原本會讓牠們避開的苦味。牠們也可以喝到一般的水。結果住在一般籠子裡的老鼠非常喜歡加嗎啡的水桶，老鼠公園的居民通常卻拒絕了。在某些情況下，獨居在籠子裡的老鼠喝的嗎啡水，比有同伴和空間去探索的老鼠多了十九倍。即使所有的老鼠都被弄成對嗎啡有了生理的依賴性，並且被教

會喝嗎啡水可以解除戒斷症狀,老鼠公園的老鼠還是可以抗拒它。在這部分的實驗裡,籠居老鼠喝的嗎啡比公園老鼠多了八倍。

當有所選擇時,老鼠,就像人類,傾向於不要成癮。這正是為什麼,不管媒體多少次因為一種新藥的出現,認為它「比海洛因更容易成癮」,會「用一次就會上癮」而驚慌失措時,使用過這種新藥的絕大多數民眾並沒有成癮。有不錯的工作、堅強的人際關係和良好心理健康的人,很少為了令人陶醉的藥物放棄這些;相反的,藥物能強而有力的影響我們,主要是生活的其他部分已破損不堪。

進一步看,劑量,不只是實際多少量的問題,還要看它和環境產生什麼交互作用。例如,在不同的研究者完成的另一組實驗中,老鼠被放在新的環境中,並提供牠們中等程度的古柯鹼。這個劑量足以造成嗨的感覺,但不會有巨大不可抗拒的效果。研究者發現,即使在原來的籠子中也提供相同的藥品量,老鼠在這個新地方會使用較多的藥物。但是當提供給這些齧齒類大量的藥品,量大到足以產生強烈的嗨的感覺時,牠們無論在新地點或是舊籠子裡,都會飢渴的攝取同樣大的藥量。大劑量本身似乎就是很好的獎勵,無論有沒有伴隨著其他類型的新經驗,都是動物會去追尋的——但是中等程度的劑量,對在安全的家中的老鼠似乎沒有那麼有趣。雖然有幾個實驗無法成功的複製老鼠公園的效果,但大多數是成功的。

而且,從那時候開始,很多其他的研究發現社會接觸和豐富的環境,對動物的毒品使用有很重大的效果。例如,讓鼠媽媽可以接觸到牠們的鼠仔,會降低牠的古柯鹼用量(顯示即使是老鼠,藥物不會像有些人宣稱的快克古柯鹼會毀去母性的本能)。已經建立一夫一妻關係的雄性草原田鼠(prairie voles)會吃比較少的安非他命,在人類身上,已婚男性同樣有這樣的現象。同時,提供一具跑

步輪就讓雄鼠減少了 22％的古柯鹼用量，雌鼠更是大幅下降了 71％。

社會拒絕和挫敗看起來也大有影響——如你預期的，作用在相反的方向。例如，以老鼠來說，如果之前在打鬥中被位階更高的老鼠打敗過，相較於沒有這種經驗的老鼠，只需一半的時間就能學會古柯鹼的自行給藥。牠們在吃了敗仗之後如果有暴飲暴食的機會，也會吃更多的古柯鹼。

有趣的是，如果給牠們大量的糖，也會減少古柯鹼的使用。一個 2007 年的研究發現，94％的老鼠會選擇糖精或糖，而不選古柯鹼的靜脈注射。這個發現，當然變成各種媒體的數十條新聞頭條，像是「糖比快克古柯鹼更容易上癮」，而這些說法，到現在你應該了解了，並不是這類研究結果所必然得出的結論。成癮令人難以置信的依賴情境：在某些情況下，老鼠的確偏好古柯鹼而非食物，否則那些早期的研究就不會發現有些老鼠為了不斷攝取古柯鹼把自己餓死，而這些研究也不可能被其他實驗室重複。

當然，當這些早期的研究結果發表之後，政治人物就忙著妖魔化古柯鹼。他們用這些研究主張古柯鹼比任何「自然」的酬賞——像是食物或性——更強有力又危險。現在，因為肥胖症的流行，新的敵人變成糖，所以讓糖看起來更危險的研究就成為聚光燈的焦點。大家沒有發現，主張毒品有成癮性，是因為它們可以激活原本設計來讓我們對食物或性有興趣的大腦區域，而說糖有成癮性是因為它激活「和毒品相同的區域」，這兩種說法其實是一種循環論證。毒品在大腦會起作用的原理，就像糖或性；性和糖有潛在的成癮性，卻不是因為它們作用在某個特定的「藥物區域」。大腦並沒有演化來讓我們成癮。

的確，我們只有在某些情境下才會成癮，是它造成某人會攝取正常量的糖或是無節制的使用，會偶爾使用古柯鹼或是成為一名狂熱的快克古柯鹼成癮者。就物質本身來說，沒有什麼是成癮的；毒品只有在設定、情境、劑量、使用模式，還有數不清的其他個人的、生物的和環境的變項組合起來的脈絡下，才是有成癮性的。成癮不僅只是用藥。它是個習得的行為模式。當脆弱的人有了某些可能成癮的經驗，在錯誤的時間、地點用錯誤的方式使用毒品，只有在這些條件之下才會發展出來。它是一種學習障礙，是因為這個組合的因素彼此互動而產生了有害、毀滅性又難以停止的行為。

*　　　　　*　　　　　*

我的情況很不幸的，古柯鹼使用模式是很混亂的，這正是成癮的好條件，而有一部分的我早在試著尋求協助的多年之前就知道了。從我和致幻劑藥物關係的改變就可以清楚地看到這一點。我吸食越多古柯鹼，就越不愛毒品所產生的幻覺。大一那年，我偶而會吸食迷幻藥，站在東校區宿舍的屋頂，城市在我腳下展開，就像一架狂野閃亮起來的彈珠台，夜晚的天空被城市的燈光照得有點橙色。整個世界看起來沒什麼道理：突然湧現的車流在街上移動，紅綠燈的律動，高低形狀各個不同的建築物——一切都是隨機而無意義的。

不像高中時和艾美一起吸毒一起嗨，此時的我沒有什麼熱情或神奇的感覺——而當我的確感受到這種情緒時，會試著隱藏起來，因為我認為，對我常春藤盟校的同學來說，我看起來會很孩子氣或太過單純。迷幻藥不再讓我有和別人情感交融。吸毒的經驗變得很

空洞。這種空虛感也讓我有罪惡感，因為它提醒我，我甚至沒有意識到自己早已放棄原本的精神上的想法。我致幻劑的使用漸漸減少，然後完全停止了。但是有一天，一位朋友約我一起吸毒和發茫，而我禁不住她的堅持就同意了。這是我最糟的致幻劑經驗。

我嚇壞了，哭了好幾個小時，在黑暗和糾結的幻覺中迷失了。我因為疼痛而說不出話來。我看到自己就是個吸毒者——其他什麼也不是。我知道，再次使用致幻劑，會讓我必須面對自己對古柯鹼的依附。但是我不想要這些被揭露出來；原本自以為使用毒品是作為成長的工具而不是為了逃避，我不想看到自己已離開這個理想多遠了。當時如果接受了這個內省，有可能就是我的一個轉捩點。事實上，因為迷幻劑常常可以引發這種啟示，很多人相信他們對治療成癮是有用的，而現在也有不少研究認為這個想法很有前景。不像成癮的藥物，致幻劑不會造成強迫性行為；對大多數人來說，他們會讓人疲憊不堪而無法每天使用，而且既然它會讓不好的心情變得更糟，也很少人會隨著時間越用越多。所以，如果我有回到使用致幻劑，那就不會只是切換成癮種類而已。但是沒有任何人，沒人讓我明白，有什麼其他的方式來面對我的問題。沒有了化學的逃避道路，我不知道要如何處理社交生活。因此，我再也沒有使用致幻劑。

不用說，我也並沒有停止使用古機柯鹼。不令人意外的，用得越多，我就賣得越多。既然我並不是最機靈的藥頭，終於，我還是引起了學校當局的注意。1985 年夏天大二結束時，我被叫去見院長們。當我收到通知信時，心裡一點概念都沒有，還以為是因為成績。在一場讓我完全歇斯底里的聽證會之後，我立刻被帶去見一位精神科醫師，同時被告知停學一年。

私立學校一般都用這種方式處理毒品問題：理想狀況下，他們試著不要和警方有所牽扯，而轉介到治療方面。當「我們當中的一員」有了成癮的問題，這就是解決的方式——處理方式得宜時，這也遠比懲罰有效果。我的情況是，雖然我不明白為什麼，我只是被告知得離開，然後假設我再回來時問題就自然解決了。儘管被抓到販毒，儘管每天使用古柯鹼，我還是不能接受自己成癮了。奇怪的是，在會議之後，因為行政單位怕我自殺而送我去看的精神科醫師，也沒有對我做出什麼診斷。我很輕易的說服他，我非常害怕死亡，所以自殺不會是一個問題，也就沒後續的約診了。

　　我的父母非常不高興的接受這一切，但他們也是一樣，沒有意識到我需要更嚴肅的協助。我常常在想，如果學校有把我轉介到更好的精神科醫師，或是強迫我尋求治療，如果我更早就獲得所需的協助，情況會不會不一樣。但是，沒有，我很快地就幫自己找到一個過得去的暑假工作，是一位影片製作人的助理，然後告訴所有人「我要休息一年」來探索電影的工作。然而在心裡，我是極度沮喪的。所有被我隱藏到表面之下的自我痛恨，所有因為我還持續進行的社交困難而被放大的不安全感，現在直接變成憂鬱，雖然這也被我越來越糟的成癮掩蓋了起來。

　　我想我已經毀了自己的人生，而哥倫比亞大學也不會真的讓我再回去，無論他們現在怎麼說這個退學是暫時的。我不把自己看成是一名被揭發的毒品藥頭；我覺得，被揭露的是一個邪惡、不值得關愛的人，我的真實面貌就是這樣。以上總總造成的結果，就是我追著另一個不適當的男人跑，還在我的古柯鹼習慣上再加上海洛因。

　　就在這時候，我開始學到成癮和愛之間的關係。

第 11 章

愛與成癮

愛會讓你做你明知是錯的事。

——比莉‧哈樂黛（Billie Holiday）

卡爾頓艾姆斯旅館（Carlton Arms Hotel）座落在曼哈頓的第二十五街和第三大道，現在是個行人徒步區的終點，是紐約市立大學擴展出來的布魯克學院。然而，它也是一個完全不同的時代的遺跡。在 1980 年代，根據前任經理艾德‧萊恩（Ed Ryan）的說法，這裡是「瘋人、毒蟲、喜劇演員、前科犯、毒販和妓女、變裝癖者、酒癮者以及各種瘋子」的家。以佈置 80 年代著名俱樂部，例如「舞廳」（Danceteria）和「54 號工作室」聞名的藝術家布萊恩‧戴梅茲（Brian Damage），在每個房間都採用令人大開眼界的風格，尤其常常用炫目和迷幻的色彩來裝飾作為他的個人標記。

今天，渾號「獨眼毒蟲」的赫曼、阿拉巴馬鮑伯（他偏好古柯鹼）以及我當時認識的所有江湖上的怪人，還有當初的那些單人房

和福利旅館（welfare hotel）[1] 都不在了；其他類似的、曾經是本區主要建築物的低房價住宅也都拆除或更新了，通常是改建成宿舍或高級公寓。雖然卡爾頓還是相對便宜，但現在那裡一間房至少是1985 年我第一次在這裡吸食海洛因時一天 35 美元的兩倍。

被哥倫比亞退學後不久，我開始研究海洛因，就像我對之前使用過的其他任何藥物一樣。我讀《赤裸的午餐》（*Naked Lunch*）[2]。我一再的聽「地下絲絨」（The Velvet Underground）[3] 的歌：〈海洛因〉……〈等待那個人〉……〈芮姐妹〉。盧・瑞德（Lou Reed）粗獷的聲音，歌詞詳細的描述了毒品和針頭的嚴重後果，而他的語調和音樂背叛了他們對注射藥物的狂喜和愛。「這是我的妻子／這是我的生命……」我過去一直說永遠不會嘗試海洛因，因為我知道我會愛上它；但是現在我已經不在學校了，而我的人生基本上也已經完蛋，我開始想反正我也沒有好損失的。

我會去卡爾頓找麥特，而我和他有著折磨人的關係。最開始，我的古柯鹼關係人是伊森，麥特是我這名高中男友的哥哥。當伊森決定戒掉古柯鹼時——當時我是哥倫比亞的大一新生——他就給了我他哥哥的電話，這樣我就不會同時失去我的事業和男友。

麥特和我大約一年後開始交往。那時候，他和他女友蘇珊正在「休息時間」，而我是單身。在我大一那年我們剛見面時，麥特住

1　福利旅館：美國領取社會福利的人在找到長期住所之前可以暫時居住的旅館，通常以單人房的形式為主。

2　《赤裸的午餐》（1959）是美國作家威廉・柏洛茲（William Burroughs）的長篇小說，內容為毒癮者威廉・李的自述。本書入選《時代》雜誌評選的「1923～2005 年百部最佳小說」。

3　「地下絲絨」是一個活躍於 1960～70 年代的美國搖滾樂團，影響了許多後來的搖滾樂團與歌手。

在一個拉法葉街上的小社區中的舒適公寓，裡面滿滿是他收集的，數以百計的爵士、搖滾、放克和迷幻唱片，還有書籍，和最特別的是漫畫書，或是他們當時開始稱呼為「圖像小說」。那個時候，他是整個低調運作的地下毒品網路的中心，從四分之一公克到四分之一公斤，從死之華和爵士樂手到電影工業中的技術人員、音效工程師、大學生、女商人和華爾街的交易員，各種包裝大小、各行各業的人他都賣。高高瘦瘦、棕色頭髮、留著八字鬍，有著調皮的眼睛，他熟諳當時我很愛的事物：迷幻音樂和毒品。這一切都讓我入迷。

但是，雖然我當時並不了解，當我們開始約會時，麥特已開始漸漸成癮了。他不能決定到底是要我還是蘇珊。而我當時還在擔心自己沒人愛，我的男友沒有對我說過「愛」這個字——的確，就像伊森，他們通常會不斷告訴我的是他們並不想許下什麼承諾，以及我基本上不是什麼妻子的料。不過，至少我可以讓麥特和我上床。

然而，由於關係脆弱又不確定，我試圖利用我們之間的毒品管道，不只是向他購買毒品，同時也利用我們用來聯絡毒品交易的呼叫器監控他。通常，當我呼叫他時，我的確是需要安排毒品的交易，但我也試著藉此知道他的行蹤，防止他消失到某個「祕密的」、無節制的行為中。找不到他，會讓我無法提供客戶的所需。當然，我也不想讓他有任何機會去見蘇珊。

我對異性交往，就像對古柯鹼一樣癡迷和受到某種力量的驅使，一如我之前所有的強烈興趣。同時，我也無法脫離 1980 年代流行的呼叫器，我每天一醒來就把它戴上，一如後來沒有電子郵件或推特就不行。就像古柯鹼本身，麥特正是一種間歇性增強——他的不可預測性和混亂的魅力讓我會去猜測，讓我拚命的想找出某個

隱藏的模式讓他愛我。就是這個關係和古柯鹼這兩件事讓我當天來到了卡爾頓。

在這個時間點，麥特和我同居在哥倫比亞附近，113 街上的一間公寓裡。我們已經從吸食古柯鹼變成用抽的；這正是在快克古柯鹼變成新聞頭條之前的事。事實上，在快克古柯鹼引起集體驚慌反應之前，上千的紐約客早就開始用加熱的方式在吸食了。1984年，在從百老匯街延伸出去的 96 街和哥倫比亞位在 116 街的大門之間，就有十幾間酒窖，以提供玻璃快克古柯鹼菸斗、金屬孔網、迷你火焰噴槍做為招攬生意的特色，有時候會藏在櫃檯後面，甚至有的明明白白地放在窗戶邊。其他地區也有類似店家的聚落，而且很快的，很多角落就都有了快克古柯鹼的藥頭。

到了 1986 年，網路和報紙好像用他們誇張的說法，說快克古柯鹼是有史以來，最令人害怕、最強和最會上癮的藥物，來幫毒品行銷。雖然這些說法對一般人來說沒什麼賣點，但是對那些追求極端經驗的人——很多最有上癮風險的人——這些說法傳遞出來的訊號，是這種藥物一定能夠提供很強而有力的刺激，也是終極的禁果，這兩點對他們來說都是極具吸引力的。在 1988 年總統大選的暖身階段中，主要的新聞類雜誌和全國性報紙上，大約有一千則報導裡有快克古柯鹼和古柯鹼出現；單單 NBC，在 11 月之前的七個月期間就有難以置信的十五個小時的節目在講這些故事。但當時，我們這群人中，很多多年以來早就可以利用蘇打粉、古柯鹼和水來自製這些產品了。我們不認為加熱後吸食的毒品會讓你變成怪物；然而，我們當然知道這會讓事情變得更怪異。

這就是為什麼如果要加熱毒品來吸食，我喜歡在家裡做。這種嗨法是很耗費精力的；至少媒體在這方面是說對了。一旦你開始吸

食，接電話或是應門這類的干擾，或是最糟的得要出門去做什麼事，都是令人無法忍受的。一旦你處在很嗨的狀態，環境中的任何非預期因素都讓人覺得恐怖。連音樂都很棘手：這也可能要歸功於1980 年代讓新世紀（New Age）音樂廣受歡迎的音樂公司溫德希爾（Windham Hill）⁴的產品，在加熱吸食毒品的過程中，他們的音樂毫無爭議的是很有用的背景音樂。其中，「幻影傳真」（Shadowfax）⁵就是我這時的首選樂團。

同時，如果吸入古柯鹼可以提供一種間歇性的增強效果，加熱吸食就糟糕多了。有時候，你可以用火焰槍把它融化成完美的、帶有甜味的、有化學香味的白煙，誘人的蜷曲在菸斗的圓形斗部，然後把你炸入同溫層中，至少可以持續個幾分鐘。有時候，你會隨著毒品產生妄想，或只是麻木的渴望再來一劑，再一劑就好，然後再一劑，這樣就好了。夜晚通常就在「再一劑」的控制下，溶解成為白日。最糟的部分，就是毒品統統被用完了，拚命的再搜尋任何一丁點你剛剛可能漏掉的藥品，吸食任何從地板或地毯上找到的小殘屑，只為了萬一裡面有殘留的、加熱過的毒品。

跟我不一樣，麥特喜歡不在我們的公寓裡吸食加熱毒品，他愛在各家破爛的廉價旅館，似乎越骯髒越好。他偏好和比他藥癮更嚴重的人一起吸食古柯鹼；諷刺的是，此時此刻，我的成癮狀態讓我被排除在外。我通常還有辦法結束我的狂歡來盡我的責任，即使只

4　溫德希爾是一家獨立唱片公司，主要是發行演奏音樂。公司在 1976 年成立，在 80、90 年代非常受歡迎。

5　幻影傳真是一支 1970 年代芝加哥的室內爵士／新世紀／電子音樂的樂團。最有名的專輯是《幻影傳真》和《核子村莊的民歌》（*Folksongs for a Nuclear Village*），1989 年以後者獲得葛萊美獎。

是勉強做到。有一次，只是為了表示他對毒品的掌控權，麥特把幾塊加熱過的結晶丟出卡爾頓的窗戶外，類似有錢人在有乞丐時丟出百元大鈔。和他一起吸毒的不是多有尊嚴的人，他們披著床單爬下樓來到庭院裡，試著取回那些毒品，還向鄰居解釋他們是在尋找一些「珍貴的石頭」。麥特自己沒有降格到這種程度——不過他也不需要，他總是可以拿到更多。

在那個 1985 年的下午——對我們來說正是早晨，因為我們很少在 11 點以前起床——當我找不到麥特時，不知怎地，我知道他正和蘇珊在一起。我在輸入的回電號碼之後加上 119，表示這是和工作有關的緊急事件，在不斷地呼叫他仍然持續得不到任何回應之後，我決定自己找到他。我打了卡爾頓的共用電話——電話裝在走廊上，而旅館服務人員一般會知道誰在那裡，有時候，他們甚至會起身滿腹牢騷的叫對方來接電話——而發現他正在那裡。

就在我到達之前，他剛剛賣了一些古柯鹼給一對神智非常恍惚的毒蟲，我只知道他們叫做巴布羅和吉吉。她有長長的、直而骯髒的金髮，大大的圓眼鏡，手背和腿上布滿小小的痂，而她是這樣解釋的：「我摳這些傷口是因為我吸毒；我吸毒因為我摳。」而他有長長的黑頭髮，深陷的棕眼，身材苗條，看起來也只比她好一點點。

他們賣海洛因來維持自己的用毒習慣，同時，由於某個奇蹟，剛剛拿到了兩盎司的最高級的「中國白」（China White）。既然麥特身上很可能至少有一盎司的古柯鹼，在這個只有床（沒有衛浴或廚房），一天租金 35 美元的單人房裡，家具不穩固，龐克式的裝潢，還有不平的地板，這裡有時候有價值數千元以上的毒品。如果我們被抓到，在洛克斐勒條款之下，每個人都很可能要被判 15

年徒刑到終身監禁。

因為這樣，大家最不想要的就是大聲叫罵，因為這有可能引來我們不想要的管理員的注意，或是更糟的情況。所以，當我開始刺耳的向麥特大聲的表達我對蘇珊的不滿時，巴布羅或是吉吉很快地就切了一條海洛因拿給我。

我想都沒有想，在暴怒之下就吸了。我一次就吸了兩條海洛因粉，就好像我一輩子都在吸食海洛因似的。突然間，憤怒消失了，取而代之的，是一個完美的、幸福的寂靜。我不再在乎蘇珊了，我甚至連麥特也不在乎了。我什麼都不在乎了，我什麼東西、什麼人都不需要了。那是一種完全的滿足。所有的慾望都消失了。是一種立即的涅槃。在物質的感官上，感覺像是被某個極度柔軟、溫暖舒適，環繞著你的東西重重的擊中了。我身體裡的每個分子都受到呵護。我回家了。雖然我覺得噁心並跑去廁所，但我根本沒有吐出來。

海洛因給我別種毒品只能搔得我心癢癢的舒適感，一種讓所有擔心都遠離的幸福感。那種嗨不是很精巧；不像大麻、迷幻劑、甚至古柯鹼那樣，會帶你進入黑暗。在海洛因中翱翔，我覺得很安全，被包覆在一床舒適的安全毯中。雖然很多人認為這種緩衝感令人不安——甚至是一種令人不愉快的麻痺感——對我而言，卻覺得終於找到一種我一直以來就需要的隔絕感。感覺像是有史以來第一次，我真的感到安全，和被愛。

*　　　　*　　　　*

自從有人描述成癮以來，人們就把它拿來跟愛情相比。在強迫

性的使用藥物被當成一種疾病以前，它本是愛得太多的一種原罪。就像稍早提到的，成癮在歷史上被看成對某些物質的危險「激情」。詩人和作曲家也從不間斷的將這個想法化為種種的隱喻：從在一個 4300 年前的古墓中找到的，一首可能是現存世界上最古老、有書面記載的埃及情歌中，作者在歌詞裡寫下「我深愛又愛慕你的美／我臣服其下」，到洛克希樂團（Roxy Music）的〈愛情就是靈藥〉（Love is the Drug）。然而，一直要到 1975 年，當史丹頓・皮歐（Stanton Peele）和亞契・布羅德斯基（Archie Brodsky）出版了突破性的《愛與成癮》（*Love and addiction*）一書，這兩者才被放在一起做全面性的心理學檢視。這兩位作者，一點一滴的展現各種不健康的關係——無論對象是藥物或是人——都有共同的基本特質。

舉個例子，幾乎每個在成癮上所觀察到的現象，在浪漫的愛情關係裡也都可以看到。對被愛的對象，無論在性質上或特定性上，都有著非常強烈的執著；如果讓你成癮的物品現在無法取得，我們就會有一種渴求；同時，在某些情況下，人們會採取極端的、反常的、甚至是不道德的行為，來確保自己能夠成功的滿足這個渴求。戒斷會造成焦慮和恐懼；只有藥物，或是愛人，才能夠解除這種痛苦。這兩種情況都會根本的影響人們心裡對事物的優先次序。

很重要的，就像成癮，誤入歧途的愛也是學習的問題。在愛情裡，人們學到他們的情人以及幾乎所有和情人有關的事，還有情人周圍的事物，彼此之間都有強而有力的關聯性；而在成癮裡，這些關聯性都和藥物有關。很快的，相關的線索，像是視覺、聽覺和味覺，都會讓個人立刻癮頭發作，讓你做出一些強迫行為。例如，一名發狂的情人可能在聽到「屬於他們的」歌曲時就撥打對方的電

話；一名去過卡爾頓艾姆斯的成癮嬌客，再一次來到這裡，就有可能激起他對古柯鹼的慾望。壓力也一樣，通常會引導出藥品和愛情的症狀復發。

在愛情和成癮這兩件事情上都一樣，壓力釋放系統在硬體設定上，就已經跟造成成癮的東西連在一起了——你需要藥物，或是那個人，來讓你感覺放鬆，就像小孩子需要父母。除此之外，感情上的執著和成癮一樣，很少在青少年期之前出現；兩者也都受到個體生命發展階段的影響。但是要真正了解愛情和成癮如何緊密的連結在一起——以及這又如何表示成癮是一種學習障礙——你需要仔細的檢視大腦內部。

1970 年代，大約在《愛情與成癮》出版的前後，伊利諾大學蘇・卡特（C. Sue Carter）所領導的研究團隊，正開始拆解動物中所謂的「配對」（pair bonding）[6] 背後的神經化學機制。也就在這幾年間，巴爾的摩的坎迪思・珀特（Candace Pert）和所羅門・史奈德（Solomon Snyder）將成為第一組能夠分出是哪種神經受器負責產生海洛因和類似藥物的效果的研究者。珀特和史奈德的研究，終究會走到發現大腦自然產生的鴉片就是腦內啡和腦啡肽，這些成分不但對成癮來說很重要，對愛情也一樣。愛情和成癮的化學作用，結果看起來是令人驚訝的類似——而且，兩者都和學習和記憶有緊密的關聯。

奇怪的是，我們對人類如何在化學上緊密連結在一起的了解，是從對兩種鮮為人知的田鼠的性生活研究而來的。其中一種草原田

---

6 配對是動物界中，一雄一雌，有時候是同性的兩個個體之間，強烈而互相吸引，常常可以持續終身的緊密關係。

鼠屬於哺乳類中 5%一夫一妻制的物種，代表牠們會和一隻異性個體建立起長期的性關係，並且會共同撫育幼兒（雖然，一如人類，這種連結並不會排除性方面的出軌）。另一種稱為山田鼠（montane vole），牠們會找尋對象，但是從來不會定下來。山田鼠會濫交，而雄山田鼠不擔負父親的工作。當卡特和她的團隊發現，這兩種動物的關鍵差別是牠們的交配模式，就知道研究動物的大腦，有可能自動的揭示一夫一妻制的大腦解剖學上的道理。

而在研究者偷窺了田鼠的大腦內部之後，解剖學上的差異就很清楚了。這兩種物種的多巴胺系統硬體組成是非常不同的。雌性草原田鼠負責愉悅和慾望的神經迴路中，大量的擁有一種荷爾蒙催產素（oxytocin）的受器。在雄性草原田鼠身上，這些神經迴路則同時擁有催產素和另一種荷爾蒙血管加壓素（vasopressin）的受器。但是在山田鼠身上，情況就大不相同了。雄性和雌性山田鼠，在相關的大腦區域中，這些受器的數量都遠遠少於草原田鼠。

在行為上，這也造成異常巨大的影響。如卡特和她的同事發現的，催產素對哺乳動物的社會生活來說是很重要的。她跟我說，它接管了部分的神經系統，然後把有關安全感和信賴感的訊息加入其中。沒有催產素，老鼠無法區分親友和陌生人──而母親學不會哺育牠們的幼兒。同時，在草原田鼠的快樂中樞，催產素和血管加壓素受器的分佈，正是讓牠們成為一夫一妻的原因。受器的這種特定的分佈方式，讓牠們可以把某個特定的伴侶，在硬體上記錄在牠們的大腦裡，讓牠成為「唯一」。這是在交配的過程中發生的，將伴侶的味道和性的愉悅還有家的舒適感連結在一起。稍後，當伴侶出現時，壓力系統會很平靜，同時多巴胺和鴉片的濃度會增高。相反的，當伴侶不在時，壓力會升高，而戒斷症狀就接踵而來。雖然某

些草原田鼠仍然會「偷吃」，但是牠們通常不會為了「愛人」或「情婦」離開「配偶」。

相反的，山田鼠在硬體上並沒有成為一夫一妻制的設定。當然，性對牠們來說感覺很好，但是不是某個特定的對象就不重要了。山田鼠在特定的大腦愉悅區域中，並沒有足夠的催產素和血管加壓素的受器，所以牠們從來都不會把特定的交配對象和性的愉悅連結在一起。對山田鼠來說，任何有吸引力的異性都可以，只有性的新奇性而不是熟悉性，會帶給這種動物愉悅感。

人類看起來比較像草原田鼠。我們會建立起配對的連結，但也可以享受性行為上的變化。催產素和血管加壓素和人類配對關係的相關性，可以在遺傳學上看到：研究顯示催產素和血管加壓素受器的基因差異，在人們如何處理他們的關係，以及在影響社交技巧的情況中，例如對自閉症者，扮演了一個重要的角色。例如，有些研究表示，某些男性的血管加壓素受器的基因有著某些變化──和會影響雄性田鼠是否形成一夫一妻關係的基因類似又不完全相同──有這種基因的男性，結婚的機率下降了 50％，即使結婚，婚姻關係通常也比較不好。

在人類，男性和女性的催產素都非常明確的和高潮有關。它同時也會在生產過程和哺乳時大量分泌，它在生產時造成子宮的收縮，稍後，也讓母乳能夠分泌出來。同時，它也有助於讓雙親和特定的嬰兒建立起連結。結果就是，催產素也被稱為「愛情荷爾蒙」或是「摟抱化學物質」。（血管加壓素就比較沒有被探索也比較不為人知，但是它對和雄性哺乳動物建立連結這方面是很關鍵的，同時，好像也會讓雄性在面對可能傷害幼兒或是和雌性交配的競爭者或入侵者時，快速引發攻擊行為。）

催產素很明顯的教我們，誰是友善的，或至少是我們熟悉的──而誰不是。在化學反應上，它好像有助於將我們對所愛之人的記憶寫入快樂中樞。很不幸的，催產素很明顯的也可以對毒品的記憶產生相同的效果。在藥物成癮上，催產素現在不是把某個人和壓力的釋放或愉快感連在一起，現在連結的對象是藥物。事實上，非常有趣的是，有少數的小型研究發現，催產素有可能可以減緩海洛因或酒癮的戒斷症狀──這很可能是愛與成癮被連結在一起所造成的結果。

但是，只有催產素看起來不能產生愉悅或慾望。至少，用呼吸噴劑（這是目前所知不開刀最好的方法）的方式時是如此，它和安慰劑的效果沒什麼差別。但是它的確能微妙的改變行為。例如，研究顯示催產素可以提高信賴感，也會幫助自閉症的人更正確的偵測他人的情緒。但是，它不全然是良性的：在催產素增強了人與人的連結時，它也會激勵「我們」之中的利他行為，同時提升了對「他們」的敵意，研究顯示這可以增加種族主義或其他類型的歧視，取決於我們把誰當成自己人，又把誰當成外人。催產素讓社會訊號變得更強、更好記，但是不必然讓人們感覺更好。

相反的，愛情、性和社會關係的愉悅感是來自我們的老朋友多巴胺和鴉片類的成分。催產素是我們能夠將快樂和某些特定的人、父母親和孩子、朋友、愛人之間連結在一起的部分原因，然而，快樂本身，以及我們在談戀愛或和所愛之人在一起時感受到的舒適、放鬆和溫暖，至少部分來自我們自己的腦內啡和腦啡肽。相反的，渴望和所愛之人在一起的動機，很可能比較是受到多巴胺的驅使：例如，研究發現阻斷某些特定的多巴胺受器，會防止草原田鼠形成對伴侶的偏好。如稍早看到的，想望比較是多巴胺的作用，而鴉片

類則與想望和喜歡兩者都有關係。透過在我們所愛之人在場時釋放這些物質，催產素讓我們想要也喜愛他們，它對藥物也可能產生相同的作用。

然而，催產素把社會關係設定到硬體的方式，是非常依賴情境的。這在演化上是很有道理的。和佛洛伊德（Freud）的說法相反，這並不是某種哺乳類以父母親當成性關係上的最優先選擇，然後從此興旺繁衍。這種雜交很快就會產生有基因缺陷的後代。然而，心理分析學派的鼻祖也不完全是錯誤的：浪漫愛和親子之間的鏈結其實是很類似的。**兒童時期形成的偏好，的確在動物或人身上都會影愛情的偏愛。**

例如，如果在雄性老鼠幼年時用畫筆刺激牠來模擬母親的舔愛時同時聞到檸檬味，成年後，和有相同氣味的雌鼠配對時牠會比較快射精（假設這代表牠們比較興奮）。童年時期和同儕玩耍也會影響後來的性興奮情況——幼年和有杏仁或檸檬味道的雌性玩伴一起玩的雌鼠，長大之後比較偏好和有這種熟悉味道的雄鼠交配，而不是和味道不熟悉的對象。催產素和其他化學物質，確切是如何影響性、親子和其他社會緊密關係，目前還不清楚，只知道這些親密關係彼此並不相同。

此外，一個孩子被撫育長大的方式，也會對這個親密關係系統的發展有非常巨大的影響。就像稍早所說，有位很有感情也很有責任感的媽媽，相較於不是這樣的媽媽，她能夠開啟孩子很不相同的基因組。不令人意外的，忽略和創傷讓社會連結變得更困難。這些改變，也是透過催產素、血管加壓素、鴉片和多巴胺的中介才發生作用的。它們不只影響下一代成為父母時如何教養子女，也更一般性的影響他們如何和他人建立關係。例如，有邊緣性人格疾患

（borderline personality disorder）的女性——一種以極端情緒反應執著於在痛恨和冷漠地拒絕他人之間來回擺盪為標記的心理情況——對催產素的反應是，在需要合作的實驗中變得比較不信任別人，這和她們在孩童時期被忽略的程度以及對被拒絕的敏感度有關。化學反應和環境都在你學會如何愛和要愛誰這兩件事上，扮演重要的角色。

在嬰兒期，催產素讓你的大腦著重在記得養大你的那些人的特性，也把這些線索和壓力的釋放連在一起，即使你的照顧者喜怒無常或殘酷。以結果來說，如果你在一個暴力或是被忽略的家庭中長大，可能造成你在往後的感情關係上的反應歪向某個方向。本質上，催產素教你的是可以從伴侶那裡期待什麼。如果你的雙親是溫暖又可依賴的，你學到的是在浪漫關係中也有相同的期待。相反的，如果你學到的是感情是帶刺的，就算在一個比較健康的情境下你可能也很難找到愛情；事實上，你有可能受到吸引，朝向殘酷甚至不關心的對象而去。你也有可能無法控制的尋找藥物，因為你發現它們會提供一種你在別處找不到的真正被愛的感覺。如果你的人際關係系統，無論什麼原因——遺傳的、環境的或兩者兼具——建立了錯誤的連結，你也有可能無法感受到別人對你的愛，而轉向毒品來尋求心靈上的放鬆。

的確，因為催產素的連結同時取決於基因和環境，所以在不同人的身上它會有巨大的差異性。個別差異本來就夠複雜了，又因為個人在發展過程中如何和他人建立起關係也會對此造成影響，複雜度就變得更大了。既然催產素的硬體設定基本上是設計來讓我們對彼此上癮，自然就在藥物成癮上扮演一個關鍵的角色。就像愛情，成癮是在某個特定的發展情境下學會的；你的童年會影響你的成癮

風險，部分是因為它影響你的愛情經驗。這是說，每種成癮都是很個人的、很特定的，就像每個愛情都不一樣，這也讓成癮的經驗和復原之路非常多變。更進一步說，要愛，基本上即使會有負向的後果你也要能堅持——就像莎士比亞（Shakespeare）說的，真愛從來都不是一條平穩之路。很少有什麼關係是不需要妥協和毅力的。

愛情真的是一種靈藥——或者，它是成癮行為的一個模板。

＊　　　　＊　　　　＊

有鑒於我一輩子在關係上都困難重重，愛情方面不太幸運似乎也不令人意外，至少在我人生的早期是如此。在我成癮和復原的期間，也因為 1980 年代流行的「共同依存」運動（codependency movement），使得整件事的難度更高了。這個運動和「酒癮者家庭聚會」（Al-Anon）以及酒癮者家庭的十二步驟支持計劃（12-step program）一起發展起來，它根據的是有問題的心理學理論，結果就是提倡一些有害的做法，直到現在還持續影響成癮的治療和政策。它指出愛情和成癮之間的連結——卻是以一種怪異且最終會造成傷害的方式。

共同依存這個想法本身相對來說是非傳統的，就是有些人過度的依賴伴侶，而且試著藉由幫別人解決問題來逃離自己的問題。一名酒癮者的太太，一邊試著說服他戒酒，一邊又幫他找藉口的這個刻板印象，多多少少反映了真實的情況。當然，這樣的人是存在的，他們常常和有很多問題的成癮者有關，而且，如果能夠認出和處理這些「控制式」行為，說清楚他們可能造成什麼適得其反的結果，是可以很有療癒效果的。

但是這個共同依存運動，把上面這個想法推到一個危險的極致。因為成癮被界定成一種疾病，共同依存也變成一種病。然而，沒有任何人找到過一種診斷的工具，可以很穩定的區分「共同依存者」和沒有這種障礙的人。更進一步說，共同依存的問題，很快就被和「強制手段」（tough love，字面上是「嚴厲的愛」，在此有雙關的意義）的想法連在一起，如此，幾乎所有關心成癮者的行為都可診斷為共同依存，只要這些行為讓成癮者「能夠」繼續用藥。以結果來說，共同依存派的諮商師和酒癮者家庭聚會的成員，就建議相關人士要拒絕付出愛和物質上的支持。在一個個人主義的文化中，這種對他人任何形式的依賴，都會被視為一種弱點，這會把任何正常的人類需求都「疾病化」，同時增加成癮的痛苦和污名化。的確，在 1990 年代，共同依存文化潮流的高點時，有些心理學家宣稱所有關係中有 94% 是破壞性的，所以在一場廣受歡迎的漫畫書展中，所謂「正常父母的成人子女的年度大會」，就沒有什麼人參加了 [7]。

　　而我，即使在成癮之前，早已對性關係、約會的模稜兩可的規則感到非常困惑，早已淹沒在其中。舉列來說，我不懂如何調情，幾乎把它視為某種說謊的方式，因為它沒有顯露你真實的意圖。既然我對任何事情都寧願用直接的方式處理，我寧可把自己就放在喜歡的男人面前，這樣的做法，隨之而來的基本上就是災難性後

7　指珍妮佛・波曼（Jennifer Berman）1994 年出版的漫畫《正常父母的成人子女》（*Adult Children of Normal Parents*）。本書用一個怪誕的角度來看、家庭關係和治療中的失能行為，尤其是性別差異。封面是一幅「正常父母的能人子女年度大會」的圖，會場只有兩個人。表示因為當時認為絕大多數的關係都是失能的，「正常」的家庭很少，所以這種大會都沒有人出席。

果——只有事後回顧才會覺得非常好笑。我情緒的強度，認為智力應該當成一種資產的信念（很悲哀的，對女人來說這常常不是事實，尤其年輕的女性），再加上處事的直接，都很容易把男孩子嚇走，他們通常很快退到「讓我們做朋友就好」或「讓我們有性關係就好」的立場。我現在有辦法用同情的角度回顧青春期的自己，但是當時，每次被拒絕都只會讓我對自己負面的看法更加惡化。

這樣的策略——或應該說不顧負面結果仍然堅持這樣做的傾向——對我並沒有什麼好處。從我的第一個愛人開始，這就代表我往往會和「沒有那麼在乎我」的人在一起，那些常常會明白地告訴我他們並不愛我的男人。我會容忍幾乎任何的不當行為，只為了得到某種形式的性或感情，而這些交往甚至可以延伸成好幾年的關係。讓整件事更糟的是，我是那麼迫切的需要某種連結，所以不允許自己把這些關係看成是不健康的。

的確，我感情上轉大人的時機，剛好遇上可能是美國歷史上最不浪漫的時代：1970 年代晚期和 80 年代早期，此時，60 年代的理想主義已經消失殆盡，而轉進一個不太顧慮道德標準「什麼都挑明了講」的時代。這是離婚達到巔峰的時代——離開你的另一半和孩子去「找到自己」不但沒有被污名化，反而被理想化了。對十幾歲的孩子，尤其是女孩子而言，這些價值觀是全然混亂的。我們看到 15 歲的布魯克・雪德絲（Brooke Shields）發嗲的說出「你知道在我和我的凱文・克萊之間有什麼嗎？什麼都沒有」[8] 時，成年男性的覬覦和渴望。當 The Knack 樂團唱著〈好女孩不會這樣〉

8　美國女星布魯克・雪德絲在 1981 年凱文・克萊（Calvin Klein）牛仔褲的廣告詞。

時，教給我們的，是應該尋找自己的愉悅。當時我們沒有今日對性騷擾和約會強暴的覺知——吹口哨，和男人或男孩想要對你為所欲為而不管你要什麼，這就是生活的一部分。或者，你就應該總是想要愉悅，而不要只是「焦慮」。那時沒有「約會」的樣板可以遵循——約會這個詞本身就太過時了，像是快樂的 50 年代留下來的遺跡。到處都是性，而愛情看起來頂多就是某種妄想。

在這個脈絡下，皮歐和布羅德斯基的《愛與成癮》這本強烈主張愛情就是一種癮的書，成為 1975 年的暢銷書，也就不令人意外了。作者把成癮和愛情拿來做比較，愛情是所有情緒中最自然的也最健康的，作者的目標是要透過這個比較讓成癮去污名化。但是在這本書出版的這個文化年代中，結果不但沒有讓成癮看起來比較不那麼病態，反而讓愛情也看起來更像一種疾病。

這本書很快就被共同依存運動的創立者所擷取，因為他們認為和成癮者維持關係或是被成癮者撫養長大都是一種疾病，而這本書剛好可以為此背書。1991 年，《掙脫愛的枷鎖》（*Women Who Love Too Much*, 中譯本遠流出版）的作者羅賓・諾伍德（Robin Norwood），主張這本書是所有這種女人「必讀」的。《每一天練習照顧自己》（*Codependent No More*, 中譯本遠流出版）的作者梅樂蒂・碧緹（Melody Beattie）也是這個運動的關鍵人物之一，這個運動在對藥物恐慌的 1980 和 90 年代中成長，讓大家對所有和成癮有關的人都感到害怕。對你的愛人癡迷，很快就會變成你罹患了共同依存這種成癮疾病的訊號；想要所有的時間都和一位新伴侶共處是一件很不正常的、很不健康的事。在戀愛中，任何像成癮的行為就是一個閃亮的警示訊號；你應該終結某個關係中任何癡迷的成分，就像在共同依存的花苞還沒開花之前就把它掐掉。

因為共同依存的根是在「十二步驟支持計劃」裡，所以共同依存運動也同時根深蒂固的接受成癮是一種疾病的想法。而如果成癮是一種疾病，那麼病態的共同依存的愛必然也是一種醫學上的障礙。學習和文化所扮演的角色，以及它們如何和生物學和心理學互相影響，都被忽略了。「我們的作品到現在還被用來對很多『無能為力』的人貼上『疾病』的標籤，這對我們而言是個很悲傷的嘲諷。」皮歐和布羅德斯基在 1991 年共同依存正風靡一時的時候，在《愛與成癮》某個版本的前言裡這樣寫著。他們本來想呈現的，是正常的愛情也可以用一種很偏執，讓生活受到拘束的方式來出錯——就像藥物使用一樣——相反的，他們的工作成果，被解釋成所有的關係都只是一種成癮現象，而大多數的愛情只是一種幻覺，也是很自我中心的。

這種邏輯很符合美國 1970、80 年代高度個人主義的時代精神。心理學，在看待人類行為上，已經拒絕了演化的概念，因為演化被和種族主義、性別主義以及優生學連結在一起而遭到污染了，他們認為個人只要有自己就夠了，就可以完全的自我滿足。生物學則是根本不相關的。你不需要任何其他人來讓自己快樂，你只需要「自我實現」。如同某些女性主義者所說的，一個女人需要一個男人的程度，就像一條魚需要一部腳踏車一樣；也如同主張「自助者」的人所說的，「在你學會愛自己之前，你是無法被愛的」。雖然這些想法中，有些是要糾正錯誤的生物決定論所必需的，但是他們也真的走得太過頭了。

人類生物學不會決定某人終生的性別角色，也不會闡釋任何有實質意義的種族差異（舉例來說，任何「種族」內的差異都遠遠大於種族間的差異，無論是從遺傳學或任何其他觀點來看都是如

此）。但是生物學的確讓所有人都不可避免的歸屬於一種社會性物種。我們現在知道，本質上人類是需要互相依賴的，無論在心理或生理層面。例如，嬰兒確實需要被抱著、被摟著，壓力系統才能適當地被調節；少了這種被少數幾個相同的人重複的、充滿愛心的照顧，這名嬰兒一輩子都會在精神和行為問題方面有高風險。在這些知識廣為人知之前，事實上，在孤兒院中被工作人員輪流照顧的嬰兒，每三人中就一人會死亡，這基本上就是因為缺乏個人化的愛。而這，是在 1940 年代才發現的，精神分析師瑞內・史皮茲（Rene Spitz）比較了在無菌的醫院中，被幾乎不碰觸他們的護理師養大的嬰兒，和被自己的媽媽養大的孩子，研究中，這些媽媽本身是監獄的囚犯，但是得到允許把孩子帶在身邊。所有這些囚犯的孩子都能成長茁壯；但那些被安置在照理說應該很安全的醫院中的可憐孩子，有三分之一死掉了，而活著的孩子中很多都在語言發展上嚴重的落後。沒有了父母那些執迷的、身體接觸的愛，無論是親生或被收養的嬰兒，確實都無法成長茁壯，生理上也漸漸消瘦。

雖然浪漫關係對健康來說並不是必需品，但是某些親近的關係卻是基本而不可或缺的。事實上，研究發現，寂寞對健康造成的危險可以和抽菸一樣大，而且遠比肥胖更有害。一個人有越多和品質越高的關係，心理和生理上就更容易健康，而這並不只是因為人們想要和健康的人交朋友。一般來說，和別人的關係變好，人就健康了，無論小孩成人都是如此。

然而，當我在 1980 年代成癮時，當時的心理學還不是很了解人們彼此的互相依賴是什麼，也不太重視它。熱情的愛被描述成上癮，而任何人有這方面的需求都會引起疑心，尤其是某個已經有成癮問題的人。在當時，一名成癮者的任何關係都會直接被貼上「共

同依存」的標籤，即使是在恢復期。一個成癮的人，敢想會有人愛上她這個人，就會被嘲笑。

雖然研究很快就顯示，實際上並沒有什麼科學的方法來區分誰有「共同依存」誰沒有，但是這個想法還是持續擴散。到如今，令人苦惱的，還是有很大比例的成癮相關領域專業人士非常相信這個說法。事實上，《每一天練習照顧自己》在成癮的相關書籍中仍然是暢銷書。雖然某些人的確在他們的關係中表現得很癡迷，但是除了把它當成是一種逸事來看待之外，並沒有什麼更紮實的證據。並沒有什麼「共同依存」性格特質，沒有共同依存的「大腦疾病」，對這種所謂的「障礙」會如何發展也完全沒辦法預測。共同依存的「診斷」的科學程度和星座算命差不多——還更沒有娛樂價值。

但這些，至少對我造成了莫大的傷害。在我一開始復原時就被告知，基本上和我有關係的**任何人**，都只是在演出共同依存關係而已。這表示我沒有辦法區分什麼是好的，什麼是壞的關係。所以，既然我知道自己需要愛，我就忽略任何不健康關係的訊號。我認為沒魚蝦也好。我沒有意識到，可以區分成癮和我對事物充滿熱情的興趣的東西，同樣的也可以區分不健康的愛和人性的極致經驗。也就是說，當愛可以擴展和增強生命時，它就再真實也不過了；而當愛讓人生變得狹窄或造成傷害，那它就有問題，或者會產生麻煩。無論你愛的是一個人、毒品還是某種智性上的興趣，如果它能夠激發創造力、和人的連結、讓人可以變得更良善，那它就不是一種癮——但如果它讓你變得孤立、呆鈍、卑劣，這就是成癮。

把這個想法和「共同依存」的理論拿來做對比，在共同依存的概念下，所有癡迷的、激情的愛情都不會是「真愛」——羅密歐與茱麗葉是有病的。我認為，比較合理的想法是：癡迷的確有可能失

控，但是愛情從頭就具有某種強迫性，而且也需要這樣才能讓我們彼此緊密連結。事實上，當你在戀愛中，腦中血清素的濃度會下降到和強迫症者差不多的程度。然而，這種神經傳導物質濃度低不一定是壞事。當你遇到一個可能是終生伴侶的人時，癡迷是健康而且正常的。如果這個愛情不是互相的或是對方會施虐，那又是另一回事了——但是癡迷本身並不會讓愛情變成一種成癮。

如果所有的熱情都是病態的，那真愛就是一種疾病。在我看來，這種看法不但是貶抑的、去人性化的，更是愚蠢的。屏除人性中最重要的意義和喜悅的來源——而且，是的，它也會造成痛苦和失落——把它當成是一種疾病，這對誰都沒有幫助。而把成癮者說成是不能被愛的怪物，正是我們所害怕的。這一點幫助都沒有。

我甚至還沒有提到女性主義如何批評共同依存，而那也是很重要、很正確的。在所有其他問題之上，把關心標記為共同依存，尤其讓病態化行為變成是與女性有關聯的。它讓我們變成有「愛得太多」的問題，而沒有認清人類有彼此需要互相依賴以及對正常關係的需求。確實，成癮的正式診斷是「物質依存」也微妙的暗示著同樣的事情，這正是共同依存極盛時期出版的《精神疾病診斷與統計手冊》（DSM）裡用來描述相關情況的標籤。如我們所見，雖然依存本身不是成癮的真正問題所在——強迫性和毀滅性的行為才是——但「依存」本身卻被病態化了。（2013 年出版的 DSM 第五版的確看到了這個問題，所以用「中等到嚴重的物質使用障礙」取代「依存」這個詞。）

再者，說一個女人試著幫自己的先生而對先生的老闆隱瞞他的飲酒問題是一種「疾病」，因為真正為他好就要讓他面對事情的後果，這個說法不但不正確，道理上根本就講不通。試著幫助你所愛

之人，即使採用的方法沒有效果，也是令人佩服的，而不是一種病。事實上我們會看到，寬待和「容許」成癮是弊多於利的這個想法本身就是極具傷害性的。健康的關係對復原來說是很關鍵的：當然，不是只有愛情就夠了，但是沒有愛情，很少人可以更好。愛不總是能治癒成癮；但缺少愛情或是無法感受到愛情，常常會讓人容易成癮。同情心是解藥，而不是疾病的一部分。我們的社會相信要強硬才有效，而不是愛，這正是我們的藥物政策如此災難性的無效甚至有害的主要原因。

當然，要決定哪些關係是健康的、哪些不是，哪些關係太過激情、哪些又是適當的，還有，要弄清楚某人到底是讓你的人生更豐富有意義還是讓它枯萎，往往不是一件簡單的事。人的關係常常是混沌的，其中的利弊得失也不總是清晰可見的。當你的朋友討厭你的新伴侶時，很難分清楚他們到底是挑剔她怪異的社交行徑，還是看到了你忽略的、會惹上麻煩的一些缺點。類似的是，要判斷你對攀岩的執迷到底是健康的或是一種危險的逃避現實行為，也不總是那麼清楚。要弄清楚其中的風險是否高於利益——不管是哪一種熱情——都是複雜又困難的。

很明顯的，這些判斷最終還是相當主觀的決定，這也是讓成癮如此難以界定和討論的部分原因。成癮和愛兩者的建構都受到文化很大的影響，這不表示它們不是真實存在的，而是意味著它們通常無法用一般性情境來界定，必須清楚知道在哪裡、是何時發生的，才能真正了解它們。完全一樣的藥品和藥量，對某個人來說在某個特定地點和特定時間可能是健康的，但是對另一個人來說，或是對同一人但是不同的情境下，就可能是不健康的。例如，對中年人來說，一天一杯酒可能是健康的，但是當你要吃不能和酒精混用的藥

物又無法停止喝酒時，這就不健康了。類似的，同類的熱情依附關係，在某個關係中是健康的，在另一個關係中卻可能是有害的。

當然，所有的依附關係都要透過學習來成形。很關鍵的是，在成癮和愛情中的學習，和我們學習歷史或科學知識是不一樣的。催產素、多巴胺和鴉片類的藥物扮演著各自的角色，在神經硬體上把我們未來會對什麼東西有所渴望、過去對什麼東西有熱情的記憶連結起來，這表示對愛情和成癮的學習，比其他我們較不在乎的事物更具有永久性。情緒本身的部分功能就是要將重要的經驗深深刻入我們的記憶，所以學習愛或成癮是發自肺腑的。這些經驗不像只是存在那裡的其他記憶，這種改變是深層的，更持久，而且更明確。這正是為什麼要記住你的初戀，遠比記得你們相遇那年學校裡教了什麼課容易得多。愛和成癮改變了我們，以及我們在乎什麼——而不只是我們知道了什麼。

＊　　　　＊　　　　＊

在第一次壯麗的海洛因吸食經驗後沒多久，我就上癮了。一開始，我敷衍的試著將吸食限制在週末，但是不久之後，這些「週末」就連在一起了。當時，我為一位獨立影片製作人工作，他的辦公室在西 23 街；我會在午餐時間穿過市區來到卡爾頓，從巴布羅和吉吉那裡買毒品，然後心情好很多的回去工作。既然我的工作不會比文件歸檔和跑跑腿更複雜，我的舉動看起來也不會影響到工作表現。然而，我的老闆是有名的難纏，基本上每個月都會換一名助理。我撐了三個月，而我還真無法告訴你，吸食海洛因對我是有害，有助，還是根本一點影響都沒有。

但是它的確讓我變得比較好相處，或至少比較不黏人——在我和麥特的關係上。我現在有了一個更可靠的鴉片類藥物可以提供的安全感和舒適感，這本是我會在他身上追尋的；這讓我比較沒有那麼需要他。海洛因同時也提供了一個全新的次文化讓我來探索。事實上，第一次經歷戒斷症狀時，我其實是有些興奮的，因為我讀過那麼多發作時會如何如何的文章，讓我想著自己經歷一次不知道會有什麼感覺。第一次因為沒有海洛因而開始發抖和流汗時，我很怪異的覺得驕傲，感覺像是某個私人俱樂部的一員，就像盧·瑞德和威廉·波洛斯一樣。事實上，我第一次戒斷症狀發作並不比中度流行感冒糟糕，所以當我再次使用海洛因時，總以為事情就是這麼簡單。相反的，實際的情況是每次都變得更難過——無論是生理上或心理上。而我很快就決定，如果我要當一名照規矩來的毒蟲，我就真的必須開始用注射的，而不是吸食。

第 12 章

行險的生意

給我第一針海洛因的人找小血管很有技巧。他當過獸醫相關工作的技術人員,能夠盡量無痛的讓貓狗「睡著」。但是我必須努力的說服濟斯「給我翅膀」,在毒品的秘密社團中,第一次靜脈注射毒品就像失去童貞。受推薦來幫別人做這件事,道德上可能有沉重的負擔,而且因為這個行動有性方面的弦外之音,濟斯想先得到我男友的允准才採取行動。作為一名女性主義者,這當然讓我很憤怒;但是作為吸毒團體的一員,我完全了解很不想得罪一個重要人物的願望。

那是在冬天,1985 年底或是 1986 年初。我當時 20 歲,仍然試著逃離從被哥倫比亞大學退學的絕望,我常常做一些現在看起來很魯莽的逞強行為。麥特和我共有一間在第六和第七街之間、在第 49 街上的一房公寓。那是在一個以洛克斐勒中心的裝飾藝術建築、若隱若現的「時代一生活」建築和艾克森美孚摩天大樓為主要特色的區域中,少見的住宅大樓。

那一天,當濟斯在準備一劑量的古柯鹼時,我正坐在雙人沙發

床上；注射海洛因是稍後的事。麥特站在房間的一角，靠近我用來秤古柯鹼的秤。濟斯很有技巧的將糖尿病使用的細針頭在我上臂的皮膚下滑動。它順利的進入，好像原本就該如此，然後，我突然看到針筒裡出現紅色，開始被這整件事如此若無其事嚇到。有半刻的時間，我覺得好像離開了自己的身體，看著他在幫某人打針──但是當他把針筒推到底，我就被古柯鹼的熟悉滋味，那個冷冷的化學氣味震到。就像魔法一樣，我舌頭上有種金屬的滋味。我的心智很快地被一種清澈透明的狂喜所征服，一種令人吃驚、令人滿足的，不再有什麼渴求的幸福感。我覺得很棒。那個留在我臂彎裡的紅色小記號就是一張名牌，表示我已經贏得了我的翅膀。

就這樣，開始了我和針頭的浪漫史，而且很快就進展到一天要打幾十針的程度。因為古柯鹼的效果是「想望」而不是「喜歡」，注射很快就變成我最偏執的經驗；只有最初幾次，我沒有在注射後幾分鐘甚至更短的時間內馬上經驗到一種難以抗拒的渴望，想要更多。注射粉末和抽快克古柯鹼（這不能用注射的，因為它不溶於水）兩者，遠比吸入毒品更強烈，也引起馬上想要再來上一點的更強烈慾望。但是很快的，情況就跟剛開始時完全不同了。

一旦我破了戒，開始注射古柯鹼，當然，我也會想要注射海洛因。在幾週之內，我就找到了我的最愛：「速球」（speedball），這是同時間把兩種成分混合在一起注射。令人困惑的是，雖然它們一起進入了我的身體，古柯鹼永遠會比海洛因早起作用，用一種怪異的感覺，一種令人心跳加速的勝利感和權力感，來宣示它的存在。然後，海洛因才會進來，產生一種舒緩平和的感覺。

我馬上就完全的降伏了，很快就投入我現在光是考慮都會難為情的、有潛在致命性的行為。例如，在死之華 1986 年的春季巡迴

之旅，就在我打了第一針古柯鹼後不久，我在費城一家昂貴的旅館中租了一個套房。他們演出的第一晚我去看表演，一如平常樂在其中。但是第二晚，雖然因為我們和樂團的關係還是進行式，讓我有了後台通行證，我卻甚至連門都沒出，而這不正是我特地從紐約旅行到此的目的嗎？藥物制服了我所有最熱情的興趣。我留在旅館裡。

我有些朋友有大量的海洛因，而我有古柯鹼。因為我還不知道如何自行注射，就請別人幫我打，這次是個長頭髮的男生克里斯，還有另一名年輕人，街頭渾號伊格納茲。當他們兩人都在忙而我又很想再打一針時，我終於帶著注射器，走進旅館套房裡，很大間，有著大理石浴缸的浴室。令人驚喜的是，我很容易就找到一條血管，在此之後，我就不再依賴他人幫我注射毒品了。

伊格納茲，一名金髮而迷人的毒蟲，他有辦法，而且是重複的說服麥特和我預支藥物給他，而我們明知他事後會付錢的機會是微乎其微的，這是另一個我那時候會做的令人震驚又高風險的行為的例子。因為在做古柯鹼這行生意，所以我會取得大量的鴉片類止痛劑二氫嗎啡酮（Dilaudid）——這是一種比海洛因強兩倍的藥物。想知道這個藥的作用如何，我開始把它和海洛因、古柯鹼混合起來施打，這增加了一種怪怪的但不至於不舒服的感覺，有點刺刺的感覺衝過我的身體，產生古柯鹼會有的快速衝過，以及後續隨波而來的，海洛因所產生的平靜感。而我就持續這樣做下去了。

在幾小時這種極端強烈的注射之後，我很明顯的用藥過度了。我開始費力地扛起床鋪，並且大叫「噢，寶貝」。然後，就在這些激烈的活動之間無法呼吸。伊格納茲，當我和麥特在臥房時，他坐在我們的起居室，當他聽到這些奇怪的喊叫聲時，很合理的認為我

們正在做愛。但是經過比一般性交還要長的時間之後，麥特從臥房走出來，讓伊格納茲非常好奇到底發生了什麼事。

很快的，他們兩人都變得很擔心，試著搖晃我，要確定我還有意識。麥特稍後告訴我，他們想說我可能是某種癲癇發作。除了注射藥物，我不太記得發生了什麼事，只有一種模糊的感覺，想要一直動個不停。然後，我在浴室裡滿臉淚水的醒過來，有一種徘徊在自己身體外的感覺，心裡充滿絕望，因為以為自己死掉了。最終，我一定是昏過去了。然而，我第二天醒來，毫髮無傷，除了完全記不得注射最後一針之後到浴室裡發生了什麼事。

回顧當時，我不敢相信自己有多麼幸運。那樣的事件很容易會造成致命的用藥過量，或是嚴重的腦傷。任何用別人的針頭注射毒品，都可能讓我感染愛滋病毒、C 型肝炎或其他有潛在致命性的疾病。在不久的將來，我的人生就會因為遇到某個人，教我如何保護自己不受血液傳染的疾病之害──而這也同時會帶動某些行動，有助於我的早期復原。

但是在那之前，這名年輕的女孩，一輩子都怕坐雲霄飛車甚至開車這類的事，她對跳傘或登山這類冒險活動一點興趣都沒有，她完全被使用毒品有極大的死亡風險嚇呆了──她完全沒有想到自身的安全。現在寫下這些，讓我心中充滿羞恥與恐懼。我仍然不能了解自己當時的行為，然而，我的行動，和我們現在所知道的，青少年的大腦如果過度強調獎賞的價值，幾乎無法真正的了解相關的風險這點，倒是完全一致的。而大腦學會如何去做這些有風險的行為，正是學會成癮的一個關鍵。

*　　　　*　　　　*

康乃爾的薇樂莉・蕾納（Valerie Reyna）研究年輕人如何做出有風險的決定，如何出錯——而她的結論與一般直覺恰恰相反。她的研究結果是，十幾歲的孩子和年輕人如此不合理的冒著風險，主要的理由並不是他們做決定時太情緒化——相反的，是他們太理智了。雖然自己十幾二十歲時的行為現在的我看來是完全的不理性，但是她的研究成果有助於讓我了解其中的道理。

　　如先前提到的，研究發現青少年常常很明顯的高估自己在性或是藥物使用這些活動中發生壞結果的機率。例如，請有性行為的十幾歲女孩估計會感染愛滋病毒（這是在 1990 年代進行的研究，當時愛滋病還不像現在這樣可以治療），她們猜測的平均數字是60％。而在美國大多數的地區，十幾歲孩子的實際風險不到 1％。

　　即使這麼離譜的高估，也阻止不了年輕人。而這不是因為他們不會考慮後果；取而代之的，是另外兩個更重要的因素。首先，年輕人的確傾向於把立即可得的好處看得比較重：眼前可見的愉悅，在他們心中比任何之後有可能發生的事更重要。其次，當年輕人真的考慮到負面結果時，很容易在長考中迷失——深陷思考中而無法帶出一些好的判斷。有趣的是，這個問題並不僅限於十幾歲的孩子，也不限於風險評估；這是在任何沒有經驗或缺乏專業知識時都看得到的情況。如果你之前沒有遇到過類似的問題，就不知道哪些因素最有影響。

　　因為大腦就是學到這樣處理訊息的。當你剛剛學會任何歷程，你必須小心的考慮自己在做什麼，有意識的想清楚每個步驟，同時仔細地監控自己。一旦有了足夠的經驗——無論是跳舞、做決定、吃藥或是作微積分——你的思考就會變得自動化得多了。

　　大腦終究會計算出相關資料或行為的「要旨」，諷刺的是，它

會將整個訊息處理的歷程，轉移到比較不涉及意識的、更屬於情緒的大腦區域。這正是為什麼「想太多」會干擾運動或藝術的表現。一旦你知道自己在做什麼，你的專長就不再以意識的考慮為主，而取決於你的大腦和身體不需經過思考就能做什麼。例如，以醫師的專業判斷與決策所進行的研究，發現當最好的醫師做出好的決定時，他們實際上考慮的變項是比較少的——直覺告訴他們要忽略什麼。但是這個「直覺」必須是透過多年的、根據資料做決定的經驗訓練出來的。

這類的學習能產生「情緒演算法」（emotional algorithms），結果是當成人想到要冒某些風險時，往往會自動的得到一種不好的感覺，使得他們立即說「不可能！」他們的大腦已有多年做決定的經驗，讓他們現在可以快速而不用思考的立刻透過產生某種情緒——而不是簡單的念頭——注意到可能發生的最糟結果。事實上，如同神經科學家安東尼奧·狄馬吉奧（Antonio Damasio）所指出，描述情緒的最好說法，可能是把它視為經過億萬年的演化磨礪出來的一種判斷與決策的演算法。我們現下感受到的情緒，正是讓我們的祖先能夠做出某些決定以增加生存和繁衍後代機率的東西。從恐懼和痛苦到愛和慾望，我們的感受是建立起來引導我們的行為的，隨著時間的進行，這些感受也會把行為的結果納入計算。

這些情緒的演算法，當然，大多是潛意識的。但就像大腦，情緒演算法也需要經驗才能發展出來，其中有助於我們對風險做出好決定的演算法則需要訓練。事實上，我很確定我的這些情緒演算法現在正運作良好，因為當我試著寫下這些場景，想到所有那些可能發生以及當時實際上圍繞著我的那些傷害時，我就全身不寒而慄。相反的，十幾歲或青年人還沒有發展出這種快速的憑直覺的計算，

他們其實是「理智的」且有意的想過在俄羅斯輪盤、喝水管通樂或是把頭髮放在火上這類事情成功的機率。有個很有趣的研究發現，當你問青少年做上述那些荒謬或危險的行動是否是個好主意時，他們足足比成年人多花了六分之一秒的時間才回答。這看起來似乎很短，但考慮到這段時間大腦可以做多少事，可就是很長的時間了。就在這六分之一秒中，存在著一個與經驗有關的世界，一個除了青少年實際上需要在其中成長茁壯——如果他們能從自己不可避免的壞選擇中倖存下來——沒有人能替他們加速的世界。

諷刺的是，相同的歷程在成癮中也是個關鍵。用藥，一開始是個理智的、意識的選擇，而透過不斷的重複，它就變成自動化、在潛意識中受到激勵的行為。成癮的人，很不幸的，看起來是將他們進行中的吸毒行為轉移到現在已經是「專家」的系統，來處理不需仔細思考的行動，就像音樂家想演奏時不再需要奏出音符的機制。但是作為一種學習障礙，成癮獨有的特性是，不像演奏音樂或學習數學，成癮改變了影響我們做判斷和決策時的價值觀——想要嗨起來變成最優先的選擇。

*　　　　　*　　　　　*

想到成癮最高峰時自己的行徑如何的瘋狂，我可以看到自己的選擇是如何的偏斜。當然，各類各樣的因素都有其影響：自己的恐懼和痛苦，社交上遇到的困難，和相信自己是沒人愛的，被哥倫比亞退學，以及，是的，對愉悅感的慾望。部分的我有時候會覺得，既然我不能變得最好，那乾脆就變得最壞。想立刻獲得解脫的慾望會湮滅任何對長期的後果、甚至致命後果的考慮——而我的確合理

化了我所冒的風險，我認為自己夠聰明到採取了必要的步驟讓這個風險最小化（而這不僅只是一種幻想：在我還沒有準備好要停止使用毒品時，做一些像是使用乾淨針頭的事的確有救命的效果）。

從自由的選擇，到要變得很嗨，到變成越來越不得不這樣做，毒品本身及成癮的歷程這兩者當然都很重要。在我有足夠的經驗用自動和合理的方式做出風險評估之前，我的大腦已經透過頻繁的用藥建立另一套自動化的歷程演算法。這些改變讓我對用毒經驗有較高的評價，同時也降低了其他考量的比重。雖然在智性上我仍然珍惜未來在愛情和工作上可能成功的想法，但是在情緒上，要做出一些選擇來極大化有個有建設性，也能和他人保持良好關係的未來，變得越來越困難了。我持續做出讓我現在覺得比較好的選擇。

事實上，一個有關成癮的經濟學理論認為，這個情況幾乎可以完全用我們比較成癮和其他行為現在和未來是多有價值來解釋。這個最初由精神科醫師及行為經濟學家喬治・艾恩斯利提出的理論說，成癮的行為，是當事人重複的選擇及時行樂而不去擔心將來的痛苦時就會產生。同時，成癮的人也的確持續的高估當下的愉悅的價值——同時繼續低估不馬上獲得滿足、延遲一下才得到滿足其實更美好。

艾恩斯利的理論同時很棒的解釋了，為什麼貧窮、混亂和創傷會增加成癮的風險。在這些情況下，專注於當下實際上是很合理的，因為根據你自身的經驗，有希望的未來可能永遠不會到來。如果世界是無法預料的、人們是無法依賴的，現在立即可得的獎賞就比未來不確定的收穫更有價值。在這些情形中，孩子決定要吃眼前的一顆棉花糖，而不是等一下可以得到兩顆棉花糖，實際上是對的決定，考慮到他們一般情況下面對的環境限制。例如，有個研究要

孩子決定是現在就要得到一顆糖還是等等可以得到兩顆糖,而實驗者可能是謹守承諾或不守信用的,結果是,如果研究者過去不可信賴,孩子就很合理的會很快地把第一塊糖果吃下去。只專注當下,而且把眼前任何你可以實際獲得的好經驗放在最優先的次序,當然是導致成癮的部分理由——但是,在不確定的世界裡,這也可以是個有效的生存策略。

然而,我不認為專注當下可以解釋一切。例如,我的情況是,當然我的確有做出一些抉擇,讓我為了眼前的愉悅和放鬆而拿整個未來來冒險,但這並不是因為我**沒有能力**做計畫或延遲享樂。在成癮的過程中,大多數時間我可以上學、準備考試、寫報告——能夠和同學一樣在截止日期前完成工作,甚至做得更好。但是當癮越來越深,我同時也變得**越來越沒有能力**做出好的決定——即使我很清楚的保留某些計畫和延宕享樂的能力。成癮時很難處理的是,所有的選擇都變得越來越不是自由意識能決定的;但也不全然是自動化的——即使最糟的部分也是如此。

這就讓人們對極端的情況有爭論的空間。藥物成癮的人一般不會在警察盯著時注射毒品;我們通常努力的隱藏自己的行為。我們同時也會對買藥之類的事特別做一些計畫以避免被發現。以結果論,有些人宣稱我們的選擇完全是自由意志的,因為在做決定的過程中我們顯然至少可以權衡一些因素,以及它們潛在的不利面。相反的,因為我們同時也會做一些非常自我毀滅的事——像是注射十幾針古柯鹼、嗎啡、海洛因的混和物而完全不考慮用藥過量的風險——其他人會主張我們的腦子已經被「綁架了」,而我們的行動也因此完全無法自主。

這讓成癮和選擇的問題變得非常棘手。對我,意志受阻——但

沒有完全喪失——的一個很好的類比是：想像一名囚犯關在牢房中，其中有個完全隱藏的活門，他可以逃出來。表面上牢房沒有出路：鐵欄杆強固而且緊緊的排列在一起，牆壁都是石頭的，門也緊緊鎖住。除此之外，窗戶太高搆不到，也太小，又裝了鐵條。

如果這名囚犯不知道她有透過活門逃生的可能性，她就不能有「自由意志」的選擇逃生之路，而另一名有此訊息的囚犯可以輕易的獲得自由。透過這個類比，當一個人成癮時，你**還是**有另外的行為選擇——而你有時候甚至知道這個可能性的存在——但就是無法採取行動，或者就是無法確信這真的能夠幫助你，讓你有能力做出必須的改變。

如果所愛的人有毒癮，情況足以讓人瘋狂：你看著他們用看起來無法想像的自私和愚蠢的方式來毀滅自己，但是不管你多努力，他們就是不停止，也常常看不到他們所造成的傷害。在我的情況，沮喪和自我痛恨的信念（以及可能的亞斯伯格症）讓我很難相信任何人會真心的關心我。我無法相信世界上有愛的存在，無論對方如何清楚地表明。它就是無法讓我接收，也許是憂鬱降低了我對關係中的愉悅感的感受能力。

我知道爸爸的憂鬱症有一部分就是這樣運作的。我年輕時他一直批評我的工作和行為，讓我覺得無論怎麼做都「不夠好」。我給他看得到 A 的測驗或文章，而他會注意到的是我還可以做得更好的地方。我彈鋼琴或畫圖，而他永遠會指出其中的缺點。如果我試著對自己某些孩子氣的違規舉止道歉，他的反應永遠都像是沒有完全原諒我——無論我怎麼做，試著讓他覺得好一點，永遠都不夠。

我沒有意識到，這不只是完美主義的問題，也和他本身無法感受到太多愉悅感這個事實有關。實情是，並不是我的努力永遠都不

夠好，而是他常常無法感覺事情是好的或真心的覺得驕傲，無論他周圍的人或世界有多好。沒有察覺到這個缺陷，他常常把本身的壞心情怪罪在工作上的瑕疵或那些不知道如何討好他的人身上。像這樣嚴格的標準當然可以激發成就，但是失樂症（anhedonia）所造成的無法滿足，也會讓周圍的人有想逃離的需求，或讓他們生活得很悲慘。

類似的是，在我自己的憂鬱和成癮的過程中，父母、朋友、手足對我的愛的的確確都在那裡。事實上，父親持續不斷又強烈的給我支持，即使我憤怒的回應他也從不放棄。在我最糟的時候，從1986 年開始，他還是會打電話和來看我，即使我試著閃避他。那時我會在電話上對媽媽哭訴好幾個小時，試著從她那裡獲得某些安慰來讓我安心，或是想感覺還能找到自己的路。但是我無法接納愛，無法獲得一般在人際關係裡感覺到的被接受或是慰藉——除了，有時候，透過藥物。而用藥，正是那些愛我的人最想要我停止的。我愛我的父母——而他們也愛我——但仍然無法戒掉藥物。

> 一個母親對孩子的愛，是世界上最無可比擬的。它不
> 受法律規範，也不需憐憫，它可以挑戰所有的事，並
> 且無情的擊潰擋在它所經之路上的所有障礙。
> ——阿嘉莎·克莉絲蒂（Agatha Christie）

在孩子這一邊，一開始對父母的愛顯然是深刻且不可分離的，因為在嬰兒時期，他們得完全依賴成人才能存活。父母對孩子的愛就比較難懂了，新生兒很吵，要求很多，常常臭臭的，而且對很多人來說也不是特別可愛。他們不但不能自己吃東西或照顧自己，甚

至不會微笑或大笑——何況生產的經驗對大多數的媽媽來說根本說不上愉快。以上這些，甚至還沒有來到「可怕的兩歲」的階段——更不要說十幾歲的孩子有多難纏了。到底是什麼原因，讓父母要來餵食、換尿布、要照顧這些很痛苦的被送來、需求又那麼大的個體，要花數十年來照顧他們直到能完全獨立？

答案，當然就是和浪漫愛和成癮有關的，同樣的那套掌管獎賞、動機和愉悅的系統。的確，多巴胺、催產素、血管加壓素和鴉片系統對養育子代的影響，在演化的歷史上似乎比一夫一妻制更早。早在有配對的鏈結和婚姻的現象之前，親代就在養育子代了。能夠建立浪漫關係的能力，和緊密親子關係的化學作用很類似，這不用把心理分析拉進來就可以了解，在演化上，如果既有的某個系統能夠被借用，就很少還需要長出新系統。

在隱喻上，如同稍早所說，浪漫愛和成癮之間的連結是確定而明顯的，養育兒女比配對鏈結更需要的，是產生成癮的那個就算會造成負面結果也無法停止的強迫行為特徵。實質上，所有誠實的父母親，或許都有些時刻後悔生了孩子，而對人們日常生活快樂程度的研究也發現，為人父母的比非父母的人不快樂，這包含較低的婚姻滿意度，整體生活滿意度的降低，以及整體的心理幸福感較少。令人吃驚的是，這些生活品質的降低不只發生在孩子需求最多、最艱難的時期，研究發現，即使在孩子成年之後在整個人生過程中也都是如此。如果不是我們對快樂的測量缺了什麼（這是很可能的），就是有了孩子往往並沒有帶來他們應許的隨之而來的快樂。

孩子當然會帶來很多純粹的喜悅。就如我母親有一次這樣說，你很少比和小小孩一起度過時發出更多的笑聲。但就像成癮，這些身為父母的美好時光往往只是很多辛苦經驗中的點綴。的確，你很

可能從來沒有像和小小孩在一起時哭得那麼多，或見證那麼多淚水或尖叫。為人父母者和非為人父母者，到底是否有真的在快樂程度上有差異，還是這個差異只是反映了方法上無法正確測量到的身為父母內在真正的滿足感，這還有很大的爭論空間。然而，無論這些資料到底有什麼意涵，撫養孩子可能是很令人疲憊不堪的，也很需要有堅持力。

＊　　　　　＊　　　　　＊

當然，對那些視成癮為不道德行為中最低等的、視做父母為無私的理想表現的人而言，把這兩件事相提並論是一種徹底的冒犯。而這個說法是對的，正是因為這種比較，既不能解釋擔任父母的深厚社會意涵，也無法解釋很多由藥物誘發的愉悅中的空虛感。事實上，在 1970 年代早期，當賈克‧潘克瑟普（Jaak Panksepp）這位發現人體內生性鴉片在親子鏈結中所扮演的角色的神經科學家，寫出他在這個主題上的第一篇論文時，這正是當時最有聲望的期刊拒絕刊登的理由。他回憶說，在一次訪談中，《科學》（Science）期刊的編輯告訴他，這個題目「太燙手，難以處理」，期刊不想因為把母愛和令人可憎的成癮者的骯髒習慣拿來做比較而不被社會贊同。「如果這是錯的，他們不想因此而負責」，他說。

然而，今日，至少對研究社會鏈結的化學物質的人來說，資料已強而有力到使得這個議題被視為科學上的定論。探索在擔任父母過程中的學習現象，還更進一步地對成癮的歷程以其強迫特性提供更多的啟發。

例如，即使一般的親職工作，也都和強迫症有點關聯。新手父母在孩子的安全以及如何保護他們這些事情上變得很偏執，早就素有惡名了。幾乎所有的新手父母都可以講述他們如何檢查睡眠中的嬰兒，而且往往是重複再重複的，只是要確認孩子還有在呼吸。新手父母常常嚴厲批評自己的父母在照顧嬰兒時過度馬虎，而祖父母則心知肚明的笑著，因為他們以前剛做父母時完全一樣，採用一套表面上完全不同、本質上卻一樣非常儀式性的安全確保規則。

事實上，飽受臨床上的強迫症所苦的女性，在懷孕期間以及剛生產完畢的階段情況會變得更糟，這表示這兩種行為可能有類似的大腦運作機制。而本來就有強迫症的女性，有 10％ 會因為懷孕而造成症狀發作。有些資料表示，這和大腦的血清素系統有關，就像對浪漫愛一樣。在新的戀情或擔任父母的早期，憂鬱症、強迫症以及血清素的活動好像都會降低。會有這樣的現象，基本上，很可能是因為要維持一個重要的關係，有某種程度的強迫性是正常也是健康的，就像夫妻或親子的關係。

當然，初任父母的學習過程中，另一個關鍵的向度是，學會如何和你的嬰兒建立起鏈結。和大家普遍的信念相反的，父母親的愛並不總是一種「本能」，而和新生的孩子建立鏈結的能力，並不會因為沒有立即將他們放在媽媽的肚子上或爸爸的手臂中就會破壞掉。雖然很多父母親的確在孩子剛剛出生時經歷了某種難以抗拒的強烈的愛，但是至少也有相同數量的父母沒有這種「一見鍾情」的經驗——而且常常因此覺得有罪惡感。**但一如成癮，任何形式的愛都需要重複的接觸和重複的參與，才能將這個行為銘刻到大腦的神經迴路中**。雖然有些人在剛嘗試毒品之後會有無法抵抗的慾望，想立刻再重複這個經驗，就像有些父母剛剛看到初生的嬰兒感受到氾

濫而來的愛一樣，或像有些戀人的一見鍾情，但實際上，並沒有什麼「即刻上癮」的事，因為學習需要實際的重複這些行為，而不只是計畫或想要做。

而嬰兒，感謝上蒼，與生俱來就配備著可以讓成人對他們上癮的特性。人類的生存就取決於此。雖然他們時常看起來像來自異世界的外星人，在照片裡，有著錐形的頭和皺皺的臉，在真實生活中，當你抱著嬰兒時，他們很怪異的又那麼嚇人的充滿吸引力。演化為他們配備了一套特徵，面對這些，我們的語言完全無用武之地，也因為沒有意識到這件事對他們維持生命的重要性，我們就以為這是無關緊要的。我們說這是「好可愛」，而最常出現的反應就是一個語意不清的「喔！」，事實上，這是演化上會促發照顧行為的一種適應現象。雖然新生兒不是最最可愛的——但是從他們六週大就有這種能力了，當他們以一個迷人的（而且，絕非巧合，間歇出現的）微笑獎勵受挫又疲憊不堪的父母時，他們就開始擁有所有這些特性了，包括相對來說大大的眼睛、小小的身軀、高頻率的聲音、還有令人喜愛的笨拙行為。

這些特徵有著跨物種的相似性，這就是我們為什麼會認為大多數動物的幼仔都很令人憐愛。單單看著一個嬰兒微笑著，或是看著一隻小狗或小貓嬉鬧玩耍，就可以帶來極大的喜悅。

雖然在文化上，我們貶低且不理會這些愉悅感，視之為廉價、濫情，但實際上，它們卻是人類有能力形成持久關係的根本，一開始，是和我們的父母，然後和朋友、親人、愛人，和也許我們的兒女以及孫子孫女。成癮也可以在同樣的系統下建立起來，這個事實並不是對父母或愛的意義的侮辱——而是對他們的強度和力量的一種證明。

第 13 章

被逮

必須先要意識到你遭到關押，你才有辦法逃獄。

──無名氏

手臂上插著針頭，我打開門。七名便衣緝毒警員破門而入，五個魁梧的男性和兩個女性一起大叫。我遲疑的注射完才把東西放下，試圖表現出謹慎的樣子。我本來是在等朋友琳娜，她應該帶錢回來付我和麥特先撥給她的古柯鹼。我同時也身受難受的耳朵感染所苦，這也讓我可以持續獲得正在注射的藥品「德美羅」（Demerol），這是哥倫比亞健康中心開給我的麻醉劑。我肯定病情不輕：醫師開給我的是這種鴉片類藥物還有抗生素，即使我清楚的告訴她我使用過海洛因。

當然，我不應該注射德美羅。事實上我有做到，有好幾個月我幾乎沒使用藥物了，希望能夠在我「休息一年」之後重新獲准入學。現在，很明顯的我已經再次回到吸毒之路，而人生也將急遽的惡化。我認為自己已經復原，可以偶爾安全地使用藥物的想法，正被完全證實是一種錯誤的想法。

在 1986 年 9 月那個可怕的日子之前，約束藥物的使用看起來是相對容易的，至少理論上如此。我並不喜歡海洛因戒斷症狀——到此時為止我試過戒毒四次——但是在僅有的這幾次嘗試過程中，毒癮發作時的不舒服並沒有阻擋我的戒毒；相反的，我總是在停止用毒幾週之後遇到麻煩，當我再次的覺得還不錯，就會想「再一次應該沒關係」。然而，這一次這個利用德美羅而遭中斷的短暫戒毒期，是由一種更糟的經驗造成的——一個我本來以為解決了我用藥問題的經驗。

因為共用針頭，這個夏天稍早，我染上 A 型肝炎（通常人們會透過注射得到 B 型或 C 型肝炎；不知怎麼的，我得的是 A 型，這型通常是透過品質不佳的海鮮而傳播的）。這種通常比較不嚴重的 A 肝感染，卻讓我很快的病到即使連健康的食物看起來都像有毒——更不要說是毒品了。例如，綠花椰菜都讓我無法下嚥，還有，即使試著吃一點點的油脂，也會變得無法忍受的想吐。有一次真的很想吃比薩，結果就是一場浴室裡的災難。

事實上，是透過發現海洛因並沒有緩解本來以為是戒斷的症狀，我才發現自己生病了。而使用更多的海洛因——從一個對其他任何人都很有作用的藥包——令人驚愕地讓我反而覺得更糟糕。我害怕了。帶血的尿液和灰敗的臉孔很快就讓我進了急診室，情況嚴重到透過任何方式攝取的任何東西，只會讓我覺得中毒和衰弱無力。在這樣的狀態下，在藥物環伺之下不使用毒品相對是容易的。

事實上，它容易到讓我離開醫院時以為自己已經治癒了，我的問題解決了。我當時仍然沒有弄懂，要結束成癮，並不是熬過戒斷症狀就可以了。我也並不知道自己幾乎確定會復發，因為我不但沒有學到解決問題的替代方案，又仍然活在充滿毒品的環境中。我繼

續相信成癮主要是來自生理上的依賴，既然我沒有那方面的問題，自己應該是好好的了。

現在，離我退學後要回哥倫比亞大學的第一個學期不到一週。他們讓我回去，是因為我不但說服了自己，也說服了學校官方，感謝因為這個肝炎，我不再有藥物的問題了。而相信只需要撐過戒斷症狀一切就沒問題的並不是只有我。

在申請重新入學的文章中，我也寫了有關我的疾病，以及我如何從中復原——以及有關我對讀書和學習真心的慾望。其中大部分是很意外的開放表達心聲的：學校知道我是因為古柯鹼的問題而離開，而我在文章中寫到，在透過肝病「復原」之前，我是如何轉換成使用海洛因。我真的認為自己要重新開始了。但沒有提到仍然和一名藥頭住在一起，而且基本上還在為他工作。我不太確定我想要如何處理這個問題。

如今回頭看，我對這整段事件覺得丟臉和驚恐，這就發生在我第 49 街的公寓裡，靠近無線電城音樂廳（Radio City Music Hall）和洛克斐勒中心那裡，在第六大道旁。這正代表了成癮行為所引起的純粹的愚蠢——以及我們整個社會處理這種事情的方式。當我打開門，意識到來者不是客戶麗娜時，我完全不知如何是好。

她的「朋友們」結果是長島的緝毒探員，透過她一名需要抓到某人以避免自己入獄的高中朋友而盯上她。當麗娜在安排這次交易時，他們都非常想和我見面。我之前拒絕了。作為一名藥頭，避免賣貨品給你不認識的人是保護自己的基本原則。然而，我那天稍早的一通安排這筆交易的電話被錄了下來。因為拒絕離開住處來進行交易，我終究還是讓自己免於一項額外的、直接販毒給警察的罪名。但是麗娜被以販毒起訴，面臨比我更嚴重的問題，雖然實際上

我在毒品的涉入更深。

　　麗娜是個天真的紐約大學二年級生，來自長島拿掃郡（Nassau County）；她染了黑髮，也有幾個耳洞之類的，但是她既不難搞也不複雜。她同鄉的朋友已經在拿掃郡被逮了。為了減低罪責，他需要扯出另一名藥頭。很不幸的，麗娜變成他的目標。我和她，是在我還比較快樂、毒品還沒有掌控我的生活時，透過我在 1980 年代常去的「區域」（Area）或「隧道」（the Tunnel）這種聚會熱門地點所認識的一群人而認識的。諷刺的是，麗娜不是藥頭，她甚至沒有固定吸毒——更不要說成癮了。她偶爾會使用古柯鹼，而她安排這次交易以為只是在幫老朋友一個忙。我當時不知道，但是當警察旋風式衝進我的公寓的當下，她已經被捕了，而且被關在樓下的一部廂型車裡。

　　他們到達之後，立刻有兩名警察把我帶到公寓外的走道上。我現在很嗨，身體仍然有點發熱，有點恍惚；同時也嚇壞了。他們的槍從槍套中突出來，明顯可見。他們向我保證，如果在他們拿在我臉上晃來晃去的那張表格上簽名，就不會逮捕我。夠笨的是，我依從了。到今天，我還是不真正了解為什麼：一定是恐懼、發燒、中毒，或許是我一直有的亞斯伯格傾向，讓我把別人的話照字面意思解釋了。

　　除了販賣毒品，這很可能是我做過的事中最愚蠢的一件。當然，警察是騙我的；如果我用點頭腦想一下，這應該是很明顯的。這份文件結果變成同意搜索的根據。他們沒有搜索令，如果我沒有簽名，他們可能根本連試著起訴我都不會。

　　緝毒探員衝進臥室。在那裡，他們找到了穿著內褲坐在那裡正在秤古柯鹼的麥特。在他身邊有大量的毒品，至少一公斤。這情況

並不尋常：麥特這次持有的毒品大部分不是他的，他在幫一名聯絡人，那個人不想自己買秤，因為他可能只有這次需要。旁邊的檔案盒中存放著 17,500 美元現鈔，大部分是要付錢給那名聯絡人的。正處於盲目順從狀態下的我，就直接跟緝毒探員說出錢在那裡了。

他們搜索時，警員到處來回踱步，嘲笑我們髒亂的公寓，其中一個女人譏諷道，這裡應該是屬於《更好的居家與庭園》雜誌的吧。他們的行為如此怪異，有著一種太過頭的陳腔濫調的感覺，讓這整件事看起來更不真實。其中一名矮壯、帶槍的男子，穿著一件「硬石餐廳」的 T 恤，他很可能覺得這樣很酷，但對真正會上俱樂部的人看來，這其實像是引誘觀光客上門的陷阱。（當某件改變你一生的事件發生之後，一個人會注意到什麼細節，以及會能回憶起哪些想法，真的很難想像。）

而且很快地，事情變得更怪異了。麥特確確實實是人贓俱獲的被活逮，但他們對他一點興趣也沒有。當他們把我上銬拖出去時，他真的以為我是被扮成警察的黑幫份子綁架了，因為真的警察不可能這樣捨本逐末。他就只是坐在那裡，恍惚而混亂。而我，也在震驚中。我記得被拉進電梯裡，由警察押著，走過門房，走到街上。當我站在第 49 街上時，有一刻鐘，一種奇怪的放鬆和自由的感覺流過我的腦海。所有可能發生的事情中，我最害怕的已經發生了：我不需要再一直擔心會發生什麼事了。然後，恐懼感又捲回來了。

在人生接下來的五年中，我要直接面對那天的事造成的惡果。實際上，之後還要再等兩年，我才真正開始復原之路──而在我被捕之後，成癮問題只有更惡化。當然，什麼是處理販毒問題這類的犯罪最好的方式，是有一些立法政策上的爭論，但是執法系統在處理成癮問題上沒什麼效率，甚至會造成反效果，這倒是毫無疑問

的。我的經驗只是百萬個可以用來說明其中道理的例子之一。

＊　　　　＊　　　　＊

　　在這整本書中，我們已經看到成癮並不只是來自對某個特定物質的依賴、只是要避免戒斷症狀的慾望、或只是單純的對某種成癮物質的執迷。如果問題只是上述任何一種，或許就有可能透過執法系統的懲罰來打擊它。如果戒斷症狀真的就是問題的所在，那麼肝炎──或者，就說坐兩個禮拜的牢，或待在任何無法取得毒品的地方──就有可能真的治癒了我。

　　相反的，成癮的問題是，**不管**會造成什麼負面的結果都無法控制的要使用藥物或採取某種行動。而所謂的「負面結果」，當然是比較不帶道德評判意味的說法，用來涵蓋範圍很大、會受到懲罰的經驗；「負面結果」和「受到懲罰」這些名詞本質上是同義詞；換句話說，如果懲罰可以打擊成癮，這些情況本身就根本不會存在。

　　讓我們想想：成癮的人不管會失業、失去所愛的人、房子、家庭、孩子、夢想、有時候甚至是自己的身體，都還是要繼續吸毒。在生了一場讓我覺得自己中了毒的病之後，我繼續吸毒。在被自己一輩子夢想、而且非常努力才進去的學校退學後，我繼續吸毒。每天面對可能的吸毒過量和感染愛滋病的風險，還是繼續──就在我剛剛差一點因為吸毒過量和感染肝炎而死掉之後。即使古柯鹼讓我有了妄想、讓我非常驚恐，我還是繼續用藥，即使我就要死掉了，即使死亡正是我最害怕的事。雖然每名成癮者的經驗可能很不相同，但是無法抗拒要持續使用藥物卻是共同的本質問題。

　　有鑑於此，認為其他類別的威脅或痛苦經驗會讓成癮停止的想

法是說不通的。成癮是一種試圖管理壓力卻變成習得的、接近自動化的程式，再增加壓力並不會壓過這個程式的運作；事實上，反而會更強化它的運作。如果在成癮形成的過程中個體可以有正常的學習歷程，他們很快地就會學會不要用藥，因為結果實在太糟了。但是實際上，他們並不會這樣做，而這正是問題的核心。

更進一步說，一系列的研究都顯示，很多成癮者的大腦對獎賞或懲罰的反應是不正常的，無論對哪種物質都一樣。舉個例子，大約有三分之二的物質成癮者，對有可能贏得樂透的情緒反應十分高張──一種過度高估的獎賞；然而，同樣這組人對樂透賠錢的反應卻是正常的。這些成癮者，類似我們在青少年身上看到的，好像對可能得到的獎賞有較高的慾望，而這有可能蒙蔽了對可能出現的懲罰的考量。但更有趣的是，剩下的三分之一受試者對懲罰一點反應都沒有。即使學到在某疊卡片中抽取一張卡片輸錢的機率比贏錢高，他們還是繼續在這疊卡片中抽牌，顯示出不顧懲罰要堅持某種行為的特質。其他研究也發現類似的結果，對古柯鹼和甲基安非他命成癮的人，在懲罰（典型的像是在樂透中輸錢）時大腦的活動是降低了。

那麼，為什麼那麼多人相信在當事人「跌到谷底」之後，成癮的問題就會解決，而且把毒品犯罪化就會幫助當事人「從谷底反彈」？讓我們先不管如何處理那些本身沒有成癮的藥頭，還有對非法販售毒品應該給予哪種程度的懲罰和後果，我在這裡想探究的，是把成癮當成一種疾病看待的懲罰性的、道德性的治療方法，實際上並沒有照他們所宣稱的效果，相反的，它真正的結果是鞏固了強力執法。

問題源自於我們的法律和它在歷史上所撒下的陰影。的確，讓

我們精簡的詮釋遺傳學家希奧多西斯・多布贊斯基（Theodosius Dobzhansky）在生物學和演化上的看法，除非從歷史的角度切入，成癮的治療和藥物政策就一點都說不通。要了解為什麼變成用懲罰來「治療」一種本身就被定義成不怕受懲罰的狀況，我們需要回到歷史，簡短地回顧和成癮有關的概念以及它如何影響和毒品有關的法律。

正如第二章提到的，美國第一個和毒品有關的法律，是在毫不隱諱種族主義氣氛之下的吉姆・克勞的年代。這個法律能通過，靠的是明確的種族主義的滔滔雄辯，支持者也受到對異族的恐懼和害怕失去權力的操弄。而殘忍的「成癮」的概念，也被用來倡議和種族主義刻板印象同調的法律。

這種不幸的、支持種族主義的藥物政策，並沒有因為戒酒令而停止；它只是轉入地下，而在 1971 理查・尼克森（Richard Nixon）以對毒品宣戰作為共和黨「南方策略」（Southern strategy）的一部分時再次浮現檯面。這個策略以因為黨支持民權法案而對黨失望的南方民主黨人為目標。隆納・雷根再把策略往前推進，使用「犯罪」「毒品」和「城市」這類字眼作為訊號向他們的種族主義選民表態，面對黑人時，他們會「擊碎」他們、會很「強硬」。如同蜜雪兒・亞歷山大（Michelle Alexander）在她的暢銷書《新吉姆・克羅》（*The New Jim Crow*）中指出的，選擇性執行嚴厲的藥物政策，創造出一個新的——而且顯然合法的——隔離、控制和監禁黑人的方式。

但這只是美國為什麼仍然不放棄用懲罰式——而且已經失敗的——藥物政策的部分原因。

第 14 章

谷底的問題

正當你以為已經落到谷底了，卻發現自己正站在另一
扇活板門上。

——瑪莉莎・佩索（Marisha Pessl）

當父親來保釋我時，我看到他竭盡所能想隱藏起來的淚水。那是 1986 年 9 月 4 日，上午大約過了一半。幾週前才見過的他好像老了好幾歲。這個大菸槍——這是他唯一固定的嗜好——一坐進這輛最新的破爛二手車，馬上點了一根萬寶路菸。當他擁抱我的時候，我可以感受到他的痛苦。

我只在看守所待了三個晚上，感覺卻像永遠。在這段時間裡，一位來幫我治療耳朵感染的獄醫告訴我，我「不配」上哥倫比亞；我也因為情況比我更糟的同囚室室友對我非常友善而感到意外。在此同時，爸爸一直在尋找「保釋擔保人」和試著幫我找律師。

保釋放之後，他載我到我們找到的第一家餐廳，在那裡，我狼吞虎嚥地吃下一些鬆餅，並且試著不去想發生了什麼事。作為一名素食主義者（對，我是一個使用第四級毒品的素食主義者），我在

監牢中不太能吃什麼。裡面的餐點有白麵包臘腸三明治，而我只能挑挑揀揀的吃一點。我至少知道不要再開口要求別的東西。

我覺得很糟，很丟臉。我人生的每一件事都是錯的，每一件事都是。但是知道這個並沒有阻止住我對毒品的渴望；事實上，這還更加強了它的效果，即使我明知這是完全瘋狂的事。我所有對其他事物的癡迷都已經被這件事取代了；所有過去曾經驅使我走向特殊興趣的那種強烈慾望，從火山到電視新聞到死之華，現在最熾熱的注意力中心都在海洛因上。就像一名偏執的跟蹤者，我全心全意的只在意我心之所愛的這件事。

我對鴉片類藥物並沒有生理上的依賴。在好幾個月的戒絕後，我只有在被捕的那天打了一針。但是無所謂，我腦中浮現藏在公寓中警察沒有找到的二氫嗎啡酮止痛劑：就在放著後來被他們沒收的錢的那個檔案櫃裡。我等不及要回家用上一劑。我現在腦中能想到的，就只是那種放鬆感，這個想法把其他所有事情都蓋掉了。

父親帶我到姑姑位於上西區的優雅公寓，在那裡我媽媽和瑪姬祖母正在和姑姑討論我的問題。這好像是世界上最怪異的家庭假期趴；沒有人知道要說什麼、做什麼。如果我得的是癌症，她們就會打電話給史隆·凱特琳癌症研究中心或西奈山醫院的醫師朋友，也會啟動社會網路找到最好的方式來照顧我。然而，問題是成癮，他們要和別人聯絡就太尷尬了。而且，就算他們真的找專家給予指引，其實也沒什麼用。

事實上，甚至到了 2009 年，連學術界引領成癮研究的專家之一、前藥物管制的副主管湯姆·麥克連能（Tom McLellan）也承認，當需要的時候，即使是他也不知道去哪裡找到有實徵證據支持的治療方式來幫助自己成癮的兒子。有科學支持的治療方法的相關

資源是漸漸發展出來的，而在 1980 年代，這種想法根本不被納入考慮，更不要說實際執行了。我現在可以回顧當年，並且對家人沒有直接帶我去復健治療感到奇怪，但是在當時，即使受過高等教育、讀得懂醫學資料的人，也不知道該怎麼辦。成癮本身就是難以啟齒的。

在大約一小時的無關痛癢對話裡繞來繞去之後，我成功的說服父母讓我回到我的公寓，當然，要保證我不會做那件我——可能其他所有人也一樣——明知就是會去做的事。記憶中，我從未如此的羞愧、痛苦和受辱過。人生的大半段，我都是家人驕傲和喜悅的來源；他們會陶醉在我的學業成就中。但是我拋棄了所有東西——我當初第一次進哥倫比亞大學的機會，和現在，我假設會有的，第二次的入學機會。我現在是家中之恥；我無法控制自己。如果被絕望擊敗可以終止我的成癮，那麼現在就是它應該起作用的時候了。

然而，被捕和被監禁的羞恥，並沒有迫使我尋求走回正常生活之路；它只讓我對藥物的渴求更嚴重。羞愧和罪惡並沒有提供任何讓我可以改變的新工具。對有什麼替代方式可以來處理這個問題，我是一點頭緒都沒有，我看不到任何解脫之路。我就像被關在一間有隱藏暗門的囚室的犯人：沒有逃脫的希望，也沒有任何訊息讓我知道逃脫是可能的，我就像身處在一間無法逃脫的房間裡，很穩當的遭囚禁。終於回到家後，我注射了藥物，從此開始了我最糟糕的兩年成癮歲月。

＊　　　　＊　　　　＊

雖然我的故事裡有很多不常見的成分，但是我對被監禁還有後

續可能受到某些懲罰的反應並不在其中。的確，研究結果清楚的顯示，美國之所以如此堅定地使用懲罰性方式來處理這個問題，使得它一方面深深的誤導大眾，另一方面也因此讓情況難以改變，是有很多理由的。我會探究用懲罰而失敗的資料，也會討論很重要但是鮮為人知的理由，說明我們為什麼如此堅持。由於不了解成癮是一種學習障礙——實際上它就是以對懲罰的抗拒力來定義的——這種誤解特別有害。

首先，從各種不同的研究來看，毫無疑問的，監禁本身不會讓成癮停止。對刑事案件的累犯（包括和毒品有關的犯罪）進行系統性的回顧，整體的發現是，在 23 項研究中有 11 項，假釋或其他社區工作為主的判決比囚禁**更有效的**抑制重犯率。只有兩項研究顯示監禁有正面的效果，其他研究則沒有發現有什麼差異。長時間追蹤成癮者並觀察囚禁如何影響他們復原的程度，提供了另一種檢驗懲罰是否有用的方式。在此，監禁再次失敗了。一項在巴爾的摩進行的研究，1988～2000 年間，對超過 1,300 名注射毒品者重複的進行訪談發現，研究期間共 20% 成功停止毒品注射的人中，被監禁過的人只有沒監禁經驗者的一半。一項加拿大從 1996～2005 年對 1,600 名靜脈注射者進行的研究也有類似的結果：最近的監禁經驗把復原的機率砍到將近一半。

青少年的資料更提供強烈的證據顯示監禁造成的傷害。一項以超過 10 萬名在 1990～2005 年間被捕——主要是因為使用毒品或傷害罪——的美國孩童進行的研究發現，相較於得到社區服務的判決或撤銷告訴的人，那些被判監禁的人成年後再入獄的機率高了三**倍**，不論原來的罪行有多嚴重。這表示對這些年輕人來說，坐牢本質上比什麼都不做還糟糕三倍。

還有項研究特別具說服力，因為資料量很大，而且基本上是隨機抽樣的，雖然不是由實驗者來進行。研究者比較曾經面對嚴苛的法官和有較寬鬆判決歷史的年輕人。未成年案件的法官指派，很少和案件本身的嚴重性有直接的關連——它通常是由本質上隨機的因素決定的，例如案件發生在星期幾、法官的輪值表、手上還有什麼案件，以及他們的行事曆。這樣的情況戲劇化地降低了比較桀傲不馴孩子就得到較嚴厲判決的機率。相反的，它顯示出，是嚴厲的判決讓孩子變得更糟。

一項加拿大的研究，針對將近 800 名低收入的年輕人，從他們 10 歲追蹤到成年，發現一個更大的效果。這項研究包含了有犯罪但沒被逮到的孩子（透過與他們本身、父母、老師的訪談確定），還有犯罪當時就被捕的人。研究發現，青少年時期就和司法系統有交手經驗的人成年後的被捕率，比年輕時有犯過嚴重程度類似的罪但沒被逮的人高 7 倍；而如果真的關入感化院或青少年監獄，成年後的犯罪率更高到 37 倍（研究者控制了智商和其他明顯可能影響結果的因子）。

除此之外，還有另一種評估監禁效果的方式：跨國比較。2014 年，英國政府指派專家，探究一個國家毒品政策的嚴厲程度和藥物使用的比例之間的關係（雖然使用毒品的比例顯然和成癮不是同義詞，但是二者之間確有某種關係存在）。但是他們沒有找到什麼關聯性——同樣的結果也從 2008 年一項多國研究中發現，並發表在同儕審查的期刊《PLOS 醫學》上。事實上，某些有最嚴厲的毒品政策的國家也有最嚴重的成癮問題。根據一項 2003 年的研究，美國有領先全球的入監率，同時在大麻和古柯鹼成癮上領先其他國家，再次顯示犯罪司法系統不是降低毒品相關傷害的有效方

法。

　那麼，哪些國家有世界上最糟糕的海洛因和鴉片成癮率呢？答案並不是美國，雖然我們的確在止痛藥的濫用上領先全球。走強硬路線的國家像是俄羅斯、阿富汗還有伊朗——其中有些國家使用毒品會被判死刑——有較高的非法鴉片濫用率。去年，他們的人口總數中有 2～3％的人使用海洛因或鴉片，而美國 2012 的資料是0.55％。

　把美國國內毒品戰爭的花費和入監率拿來和成癮率做對比，資料是更赤裸而明顯的。花在毒品戰爭的費用，主要集中在執法、國際禁令以及針對供給方的工作，從 1970 年的一年 1 億美元提高到2010 年的 150 億美元，扣除通膨率之後還是增加了 31 倍之多。在此同時，成癮率要嘛就是維持平盤，甚至上升。最好的資料是來自大型的全國心理健康的調查。

　第一筆資料是「流行病集中地區研究」（Epidemiological Catchment Area, ECA study），這是 1980～85 年間進行的，用來確定在總人口中幾種心理疾病的盛行率。大約有兩萬名美國人參與了這項研究。它發現在 80 年代的前半段，大約 6.1％的公民一生中的某個時間點有過某種類型的非法藥物問題，要嘛就是當時的精神科醫師使用的比較不嚴重的「濫用」診斷，要嘛就是等同於成癮的依賴性診斷。根據年度的家庭和學校的調查，基本上這對美國正處在一個非法藥物使用的歷史新高年代提供了一張成癮現象的快照。（這些調查本意是要追蹤藥物的問題，不幸的是早期的資料並沒有包含成癮率，只有使用率，所以無法用來追蹤長期的成癮趨勢。）

　幸運的是，一項在 2001～05 年進行的更大型但是同樣研究心

理健康的調查就涵蓋了成癮的資料，雖然它使用稍微不同的方式來診斷成癮。在「流行病集中地區研究」和這項調查之間，還有一個「全國酒精和相關狀況流行病學調查」（National Epidemiological Survey on Alcohol and Related Conditions, NESARC）發現在美國入獄率已經成長四倍以上，其中很多來自與毒品有關的逮捕和其他犯罪。那麼，成癮的狀況又如何呢？2001～05 年，《精神疾病診斷與統計手冊》定義的非法藥物濫用或依賴的盛行率是 10.3%，表示我們花費上兆元的短期執法開銷，很可能實際上卻提高了成癮率──再怎麼講，至少沒有降低。

有了這些讓人絕望而清晰的統計資料，為什麼還有那麼多人──包括那些宣稱自己是專家開復健治療所的人──主張，對使用毒品維持刑事上的懲罰是唯一能防止成癮成為大災難式瘟疫的方法？在我們知道懲罰沒有用的情況下，為什麼那麼多人斷言，不以懲罰作為後盾的治療不可能奏效？為什麼這些倡議者宣稱成癮就和任何其他疾病沒有兩樣──然後又斷言刑法上的制裁必須是治療的一部分，而任何其他疾病卻不用如此？

答案和監禁的無效關係較小，而和持續進行中的種族主義以及在藥品政策上用道德架構來看待成癮比較有關，它們也和目前仍盛行的錯誤觀念緊密相連，認為只要在戒斷期把人關起來，讓他們接觸不到毒品，問題就解決了──即使如我們所見，僅僅戒毒而沒有進一步的支持手段很少能讓人康復。

＊　　　　＊　　　　＊

但是直到人們確實了解為什麼懲罰不是成癮的解藥——以及為什麼我們私底下仍然認為那是有用的——就很難有效的討論有什麼替代方案了。成癮對受到影響的家庭和整個社會都造成威脅,成癮的行為讓他們生氣也往往有很好的理由。

雖然我說的是我的故事,當我在寫作,在想自己過去做了什麼事時,很多時候感到難堪不已。我並不以當過藥頭為傲,現在也認為自己十幾歲到二十歲出頭時和毒品有關的行為很難理解。我無法想像自己當時為什麼會冒那些風險;我的想法看起來是完全的不合邏輯,很白癡。很多成年人想到自己十幾歲時的愚蠢行為或是他們的孩子所做的決定,一樣會讓他們無法置信的搖著頭:在這個現代世界中,雖然青少年可能有某些適應力,但是他們處理風險的方式顯然不在其中,而大量用藥和成癮的確讓情況更加惡化。情況就是這樣。而那麼多的其他年輕人——無論成癮與否——持續做出各種莽撞行為的這個事實,就像我當時一樣,清楚的說明了嚴厲手段是沒有作用的。

那麼,到底是什麼讓我們如此堅持使用懲罰,如此抗拒在實務上做出真正的改變呢?除了政治和種族主義之外,支撐懲罰性做法的關鍵意識形態不是來自執法,而是來自治療。隨著以十二步驟為根據的復健治療計劃而來的錯誤觀念和司法系統整合在一起,無聲的形成了現行的政策背後的部分信念。只要談到成癮,這些信念不只深植在幾乎所有公眾的或私人的系統中,同時也存在於流行文化和社會普遍的認知中。而它們在醫學的偽裝下,支持一個道德的取向,把我們帶向一個錯誤的方向。

* * *

如果你讀過有關公眾人物成癮的故事——或知道一點十二步驟支持計劃還有美國流行文化——你就很可能聽過「谷底」（rock bottom）這個詞。這個概念正是輿論合理化以懲罰來對抗成癮的根本。不了解這個想法潛在的反效果，就很難走向把成癮當作學習障礙來治療的這個方向。

　　社會普遍的認知是，成癮的人一定要落到谷底才能開始復原——而那些嚴厲又羞辱人的治療機構會加速這個歷程，「讓成癮者繼續成癮行為」（enabling）或是用愛和親切來對待他們則會造成反效果。儘管沒有什麼證據支持這些想法，它們卻常用來合理化對成癮者施予懲罰、殘忍的對待和虐待的正當性。

　　這個看法源自十二步驟支持計畫，目前在至少 80％的全美國成癮治療計畫中，這是必備的課程。十二步驟使用的詞彙像是「讓成癮者繼續成癮行為」和「脫離谷底」（bottoming out）已經變成日常用語了，而把成癮當成一種「疾病」、當成「無能」的想法，在復健治療和更廣泛的領域中也很盛行，甚至還得到針對成癮的特定醫療團體「美國成癮醫學學會」（American Society of Addiction Medicine）醫師的背書。要了解這些錯誤觀念為何無所不在，我們需要看看它們的發展史，以及實際的資料如何反駁它們。如果十二步驟團體可以由當事人來決定是否參加，也沒有被整合到強制性的治療和刑法司法系統裡，那麼這些想法可能比較不那麼惱人——很多實際參與十二步驟計畫的人本身也不支持它——但是很不幸的，它們擴散的方式已經足以造成危害了。

　　「谷底」的概念在 1935 年始於戒酒無名會創始人比爾・威爾森（Bill Wilson）和鮑伯・史密斯（Bob Smith）醫師所說的故事裡。他們著名的初次見面，是當比爾剛剛脫離酒癮，而且得到某種

宗教上的覺醒，了解到他需要幫助其他酒癮者讓自己維持清醒的狀態。在某次出差途中，有人介紹給他鮑伯這位大家都知道特別麻煩的個案。然而，六小時內比爾就說服了鮑伯來試著戒酒。他們這次的會面，永遠的改變了美國人看待成癮的方式。

戒酒無名會的兩位創辦人在創造這個課程之前，都因為酒精幾乎失去一切。例如，股市經紀人比爾曾經因為喝酒在華爾街多次被炒魷魚。破產之後，他被迫搬到岳父母家，也多次因為酒精中毒而入院。而鮑伯這位直腸科醫師，在最終決定戒酒之前有至少整打的入院紀錄，也有超過十七年喝酒鬧事、失去朋友和清晨的戒斷症狀。大部分早期的戒酒無名會成員很快就被貼上「低谷底」（low bottom）酒鬼[1]的標籤，其中有些人是名副其實的無家可歸，除了沒死之外，已經墜落到人生可能的最低點了。

這個團體的最重要的文章之一〈十二步驟和十二個傳統〉，列出了他們的創造者為何相信，成癮者如果沒有先被迫感覺到完全的被擊垮是無法開始復原之路的：

> 為什麼堅持每名匿名戒酒者都必須先落到谷底？答案是，如果不重重的落到谷底，很少人會認真的練習戒酒無名會的課程。對能夠留下來的匿名戒酒者，接下來的十一個「步驟」，代表著採用還在喝酒的酒癮者作夢都無法做到的態度和行動。誰會希望能夠謹守誠實和寬容？誰會想要

---

1 高谷底（high bottom）酒鬼又稱為「高功能酒癮者」，是指有辦法在酒癮對人生造成太多傷害之前就得以脫離的人。低谷底酒鬼則是指在決定求助之前，人生就已經失去很多東西的酒癮者。

對別人承認自己的錯誤，並為自己所造成的傷害作出補償？誰會在乎什麼「更高的力量」（Higher Power），更不要說冥想和祈禱了？誰想要犧牲時間和精力將戒酒無名會的訊息帶給下一個受苦者呢？不，一般的酒飲者極端的自我中心，才不會在乎這個前景──除非他必須這樣做自己才能存活。

在「酒精中毒」的重擊下，我們被推向戒酒無名會，而在那裡，我們發現了自身所在的，是一個有致命本質的情境。

戒酒無名會並沒根據科學來檢驗他們的主張，它的創立者並沒有受過研究方法的訓練。對比爾和鮑伯醫師而言，以會員的經驗作為戒酒無名會實務的根據是有效而且合理的。如果這兩個人覺得應該透過「鞭笞」才能把人們帶到這個計畫中，那就是要這麼做，這對在重獲清醒之前差點送掉性命的人來說是很說得通的。而且需要先墜落到底的看法，隨著時間變得越來越受到治療提供者的歡迎，他們開始以十二步驟作為治療基礎，1949 年在明尼蘇達成立了「黑索登」（Hazelden）基金會。

到了 2000 年，90% 的成癮治療都是以十二步驟為本（之後數量稍減，但沒有太大的差別）。隨著戒酒無名會的成長，名人也開始揭露他們也是會員。1990 年代早期，復健治療幾乎變成一件刺激而迷人的事。十二步驟課程的成長，還有相關的復健治療，還有他們多年來受到的關注，讓成癮者需要墜到谷底之後才能夠復原這個想法變成社會的一種普遍認知。一點都不令人吃驚的，這和美國處理毒品的懲罰性氛圍非常合拍。

然而，即使戒酒無名會本身，也早就了解到所謂「谷底」存在著某些問題。在他們第一版的文獻中，就註記了協會中很多成功的會員，是在協會的發展已經超越意念堅定的草創時期後才加入的，這些人「仍然擁有健康、家庭、工作，甚至車庫裡有兩部車」，也有「大約就要有酒癮的年輕人」。要極力將「谷底」保留為能夠成功復原的條件之一，戒酒無名會和其他相同路線的人，就採用了一個很浮誇的手段。

　　他們稱之為「抬高谷底」（raising the bottom）。也許在某些個案中，他們的道理是這樣的，毒品成癮者和酒精中毒者的確會在病得太嚴重之前停止。這些人被稱為有「高谷底」，這讓他們能夠在失去「雙車位車庫」之前看得到需要停止的道理。對這個幸運組來說，不需要外加的什麼後果來迫使他們戒除，因為他們已經可以看到，除非停止喝酒他們的問題並不會改善。然而，對於其他「低谷底」的人來說，在很多壞事真正發生，直到酒癮和其他成癮者無法再否認他們的「無力感」之前，復原仍然是一件不可能的事，而承認自己無能，正是戒酒無名會的步驟一（在喝酒這件事上承認我們是無能的──也就是我們的生活變得無法掌控。）

　　從這個角度看，成癮者接受到越多的懲罰性對待就越有可能復原；他們墜得越深，就越可能會覺醒和戒除毒癮。相反的，他們接受越多的仁慈對待和支持，就越不可能停止喝酒或使用其他藥物。我們可以很容易地到看到這些想法如何支持現行的治療系統和司法系統的做法：法律和醫療並沒有被當成彼此衝突，而是視為要達成同一個目標的不同手段。例如，支持藥物法庭──依從法官的治療判決而獲得減刑──的人，常常主張**不要降低**嚴苛的判決，因為他們相信成癮者除非重重的摔到谷底，否則不會尋求協助。藥物法庭

始於 1989 年，本意是試圖緩解毒品戰爭的嚴重程度，但諷刺的是，結果反而造成增強的效果。

以結果看，藥物法庭的代言人甚至抗拒用治療取代懲罰的政策，而對把藥癮視為一種醫學上的疾病的人而言，這個想法是不合邏輯的。

例如 2000 年，演員馬丁‧辛（Martin Sheen）寫了一篇社論反對加州的一項規定：要試過三次治療後才能考慮把人關到監牢裡。他寫道：「不用負責也不管後果，毒品使用者就沒有什麼動機來改變他們的行為或認真看待治療。」隱含著他認為成癮不是一種疾病，而是一種壞選擇。而貝蒂‧福特中心（Betty Ford Center）也帶頭反對新措施——雖然如此一來和他們中心本身要將資金從執法移動到治療的財務利益相違背，即使這樣的做法可以在不動用犯罪懲治的手段下治療酒癮。

事實上研究發現，在法律強迫下的病患，一般而言治療效果不會比自願來得好，儘管他們接受治療的時間比較長。同時，也有明確的證據支持，採用同理又自主的做法讓病患自己設定目標——基本上就是強制的相反——遠比依靠衝突、讓人們覺得無力感的做法更有效率。即使如此，廣為流傳的「谷底」信念仍然存在，驅使那些宣稱想要用富有同情心方式來治療「疾病」的人也支持嚴厲的手段。「強迫是苦口良藥」，一位藥物法庭的官員這樣告訴在這方面有精深研究的社會學家瑞貝卡‧泰格（Rebecca Tiger）。「谷底」的想法同時合理化了懲罰性的強制人們接受治療，以及治療本身所採用的懲罰形式。但這都來自錯誤的推論。

舉個例子，「谷底」的定義是極度主觀的，根本無從判斷為什麼只有高谷底的人可以復原，以及誰又「需要」殘忍的懲罰來達到

這個狀態。其次，「墜到谷底」只可能在復原一段時間，事後再回顧才能定義得出來。如果一個人復發了，從定義上來說他們就沒有真正墜到谷底，因為他們顯然不再處於「復原」狀態了。現在他們需要找一個新的低點，才能再次開始戒除。成癮者中有 90％ 的人至少復發過一次，而只有當某人在復原的過程中身亡，才能確認這就是真正最低的谷底了。

這意思是每次嚴重的復發都變成一個新的谷底。而這讓有某個明確存在的最低轉捩點，人需要經歷很可怕的損失才能達到這個谷底的想法變成一個笑柄。研究顯示有些人在復發之後很容易就彈回來，其他人卻變得比之前更糟糕；還有人是進入一個穩定的「復原─復發」循環中，沒有變好，也沒有變壞。當然，另有很多人會死亡。強迫別人墜到谷底的另一個大問題是，他們有可能無法度過這個難關。

戒酒無名會的成員和諮商員有時候會用「有活板門的谷底」這樣的說法試著合理化其中的複雜性。但真實情況是，「谷底」是在一個有關罪惡和救贖的故事中用來敘述的手段而已，不是一個醫學上用來描述從成癮中復原的某個關鍵階段的說法。更糟的是，證據顯示能成功復原的因素，實際上正好和「谷底」的故事相反：實際上人們在還保有工作、家庭和主流社會保持較為緊密的連結時，反而比較有可能復原。的確，某人如果有更多的「社會資金」：朋友、教育、受聘、工作上有關的人士，以及其他能夠增強他們和傳統社會保持連結的知識，就越有可能復原。只要開始嚴謹的思考這個問題，你很快就可以了解，要在一名無家可歸又沒有工作的遊民和一位成功的醫師中賭哪個人比較容易復原，賭金押在醫師身上會比在無家可歸的酒徒上安全。

進一步說，你可以從上面的文章中看到，匿名戒酒課程是用一種明確的道學方式處理成癮。這些步驟，從確認一個人對成癮是「無力的」開始，朝向對某個「更高力量」全然「投降」的方向走去，來處理成癮的問題。他們也包含對所有與成癮有關的罪惡要完全認罪（在十二步驟的用詞裡，這是一份「道德的查驗清單」），試著去改造一個人「性格上的缺陷」，以及對受到傷害的人做出一些改正。當採取十二步驟的人（我也曾經是其中一員；關於這點稍後會再說明）大聲疾呼的宣稱成癮是一種疾病，他們實際的做法卻不是這樣。

想像一位精神科醫師告訴一個憂鬱症的人，要降服於上帝之下，然後查驗一下自己的道德清單——或是更妙的，是想像用這種方式來治療癌症或愛滋病患。想像在一個憂鬱症的團體治療中，包括把病患放到「熱座」（hot seat）上，讓其他所有病患用幾個小時的大叫、吐口水、罵他、重複著聽著別人重述他性格上的缺陷，來試著擊垮他。想像對血癌的治療，要求一名病患面壁坐著，身上帶著羞辱的標誌或是穿著尿布。這些醫療的做法都不可能被主流醫學接受——然而即使到今天，這些技巧都還堅持的被用在成癮治療中（雖然令人感激的，不再像以前那麼普遍了）。

歷史再一次的解釋了這個奇特的系統是怎麼來的。美國的酒癮和藥癮的治療，一如其他的醫療，是始於江湖郎中。然而，隨著時移事往，在嘗試過的大多數手段都證明對成癮無效之後，這個領域就變成一潭死水。沒有人想和被極度污名化且大多數情況下毫無反應的病患有所牽連。到了二十世紀早期，從精神外科到水療、工作治療、精神住院治療、很多種宗教，以及所謂「雙氯化金」（Double Chloride of Gold）都試過了。這個領域，最終留給那些

願意在沒有什麼證據支持下就宣稱治療奇蹟的人——還有成癮者本身，他們在戒酒無名會這類的團體成立並加入之後，發現了社會支持的重要性。

當戒酒無名會透過口耳相傳以及媒體的正面關注而流傳開來——包括一篇 1941 年在受歡迎的《週六夜郵報》（*Saturday Evening Post*）雜誌所刊出的文章，他們的會員在一年之內增加到四倍之多。看到人們因此而轉變的會員和醫療專業人士，開始把這種想法引進醫院之類的醫療環境中。他們也為了需要很多支持的戒酒無名會成員，開始設立住院中心，就從黑索登開始。

「谷底」這個想法的真正麻煩就從這裡開始。戒酒無名會清楚地說明，他們的步驟是「建議性的」，並且強調這個課程是自願性的。但是在支持者要確立治療計畫時，這個概念就被丟在一邊了。黑索登的「明尼蘇達模式」是用這個中心所在的州命名，變成一個為期二十八天的住院復健治療計畫，也是大多數門診治療的樣板，至今還是如此。明尼蘇達模式要求參與的人要接受戒酒無名會的想法，包括墜到谷底這一點。雖然現在這些計畫基本上都是溫和的，試著用說服而不是強迫的方式，但是他們大多數都經過把屈辱和情緒攻擊視為可接受的手段，以便讓人們更快速的墜到谷底的階段。

屈辱和「攻擊治療」的使用，在辛納能（Synanon）——一個由一位戒酒無名會成員在 1958 年建立的社群——到達巔峰。即使現在，在美國，任何運作超過三個月（通常是十八個月）且自稱為「治療社區」的居住治療中心，都可以被視為源自辛納能，而且很多諮商員都相信用嚴厲的方式讓人們墜到谷底是正確的做法。

辛納能的建立者查克・迪德瑞希（Chuck Dederich），認定戒酒無名會對酒癮者和其他成癮者手段太溫和。他開始主持團體治

療，讓團體成員玩一種後來被稱為「遊戲」的療程，它可以持續好幾個小時甚至好幾天，中間毫無間斷。他的基本想法就是要拆毀自我，用人們透露的私密找到他們的弱點，試著徹底抹除他們相信所有成癮者都有的「性格缺陷」。一開始的做法，是要求住在治療中心的人接受一或兩年的這種療程，當他們越接近完成這個課程時，就給予較多的特權。幾年後，人們就變成終生留在這種療程中，離不開了。

「戒酒無名會根源是愛，而我們的療程的根源是恨，恨的作用更好。」迪德瑞希解釋。在一名海洛因成癮者聲明這個組織已經解決了他的毒品問題之後，辛納能開始推銷自己可以治療這種在當時看來是無法治療的惱人問題了。到了 1960 年代晚期，辛納能已經贏得全國性的讚譽，而各州也都派官方代表前來學習，然後回到各地設立課程。只有一個州——新澤西州——有在複製辛納能的課程前花工夫做評估，因此發現絕大多數的病患都在幾週之內退出這個課程了，而且只有 15％ 維持在戒除藥癮的狀態。但是這份資料並不重要：媒體愛辛納能，很快的，甚至沒有成癮問題的人也開始加入，相信在同儕間採用對抗性又極端的誠實態度，應該會帶來一些啟發。雖然辛納能沒有明確的使用十二步驟，但是它的很多想法都是從戒酒無名會那裡得來的，最重要的，就是要把人擊垮，讓他們墜到谷底。而在 80 和 90 年代，以辛納能為本的治療性社群，開始把這些步驟再次統整進來，並且在進階的機構中建議採用十二步驟課程。

縱使，如果是當事人自己的選擇，十二步驟是相對無害的，但強迫執行時就有可能造成毀滅性的傷害。此時，要讓人們墜到谷底的需求，就可以用來合理化不尊重人的、甚至虐待的技巧讓某人覺

得很無力，絕望到會去嘗試這些步驟。既然屈辱在這個過程中很關鍵，那麼侮辱參與者就是可接受的。既然尊嚴和信心與屈服是彼此對立的，就要試著壓抑或讓它受挫。既然社會支持有助於抵抗，那麼人們和親友的聯繫，還有在以沉默或全然迴避作為懲罰的階段中成員彼此的和善對待，就會被切斷。不令人意外的，這並不會讓病患更自主，這種做法顯然試著走相反的路。

而當然的，一如在其他任何保健醫療領域中，強迫人們覺得無力感、屈辱，就像處在自己人生中可能的最低點，這是產生傷害而非幫助的好配方。進一步說，這不但對病患，甚至對手中掌握權力的治療提供者都是危險的。在很多例子中，這讓他們變得自以為是。至少有六種的治療課程，當他們使用這種嚴厲的手段時，確實變成具有破壞性的邪教組織，辛納能正是始作俑者。

在 1970 年代，當美國從紐約州到加州都在創立某種模仿的課程時，辛納能那名肆無忌憚的領導人讓他的成員囤積武器、強迫夫妻交換伴侶、男性結紮、女性墮胎。在辛納能裡，他只想要來自青少年管訓系統或父母付錢請他們來治療的那些孩子；其他孩子對他來說只是資源的浪費。最終，辛納能的垮台，就從迪德瑞希命令他的爪牙把一條響尾蛇尾巴會發出聲音的部分切除後，丟到保羅・莫閏茲（Paul Morantz）這位曾經在法庭上打敗辛納能的勇敢律師的信箱裡開始。響尾蛇咬了莫閏茲，很幸運的，他活下來了。（迪德瑞希最終還是因為共謀謀殺罪而入獄；當他被逮捕時，這個找到如何「治癒」成癮問題的「前酒癮者」本人是醉茫茫的。）

然而，即使到了今日，實際上美國每一所接受政府經費的住院成癮戒除計畫，如果自稱為「治療社群」的，都是源自辛納能。鳳凰之家（Phoenix House）和戴托普（Daytop）這兩家在 1980 和

90 年代最大的政府補助成癮治療機構，都是直接抄襲辛納能的，同時，在美國所有以三個月到十八個月為期的住院治療計畫，幾乎每兩家就有一家是由辛納能的成員、其成員的徒弟或徒弟的徒弟所創立的。

數十年來，就像他們的模式，這些治療計劃使用剝奪睡眠、剝奪食物、孤立、攻擊治療、性方面的羞辱像是要男性穿女性的衣服或是穿尿布，以及其他的虐待式手段，讓成癮者了解到他們已經墜到谷底而必須投降。在 1973 年，已經有證據顯示，這種辛納能式的團體活動，讓那些本身同意參與的一般大學生有 9%因此而產生持續性的心理傷害，即使如此，他們還是將這些做法強加到脆弱的成癮成年人和青少年身上。令人難以置信的是，很多課程——尤其是那些從司法系統接收大量病患的——到現在都還採取這種做法。而所有這些治療法都本於一個錯誤的觀念：成癮者必須被擊垮、被迫墜到谷底才能開始復原。

父母或伴侶必須對成癮者採用「嚴厲的愛」的做法，同樣深深的依賴「谷底」這個想法。認為成癮者的家人必須對他們採取強制的手段，部分來自戒酒無名會，而他們的課程原本是為了酒癮者的配偶設計的，是比爾·威爾森的太太路易絲（Lois）設計的。在此，雙親和配偶受到告誡，要停止讓他們所愛之人覺得自己有能力解決本身的成癮問題，才能幫助當事人體會自己的「無力感」。自相矛盾的是，雖然配偶和雙親被告知「成癮並不是他們造成的，他們也無法控制或改變它」，戒酒無名會同時也建議成員，某些行為，像是幫他們掩飾曠職、支付債務或甚至對飲酒本身產生爭執，這些都會讓當事人到達不了那個比什麼都重要的谷底。

《嚴厲的愛》同時是 1982 年一本暢銷書的書名，也是一個相

關的支持團體的名字，這個團體在 1980 和 90 年代有上千名會員。它的成員敦促會員的雙親，如果孩子被逮捕了不要保釋他們；也建議父母，如果孩子沒有百分之百地服從，就要完全切斷和他們的接觸，而所謂的絕對服從，基本上包括完成治療、遠離藥物以及對父母設定的其他條件都順服。很多「嚴厲的愛」的成員後來都變成戒酒無名會或治療團體裡的重要成員，他們公開宣揚要有更強硬的法律，以及更嚴厲的、以辛納能為本的療程，像是直截了當（Straight）、一體化（Incorporated）等，而這些治療計劃實際上對上千個家庭造成了創傷。然而，一如戒酒無名會，強制手段在它廣為被接受和實施之前並沒有受過什麼檢驗。雖然有清楚的指標顯示它有時候會造成傷害，但是沒有人知道問題到底擴展至什麼程度，因為根本沒有研究探討當父母或配偶決定採取這種做法時，實際上對當事人造成了什麼影響。

最令人難過的故事之一，是有關泰芮‧麥高文（Terry McGovern），她是前美國總統候選人、明尼蘇達州參議員喬治‧麥高文（George McGovern）的女兒。一位諮商師告訴她的父母，如果女兒繼續喝酒，他們就要拒絕和這個有憂鬱症和酒癮的女兒聯繫。不久之後，麥高文家絕望的獲知泰芮被發現因為暴露在雪地裡過久而死亡。當然，父母和愛人的確有時候需要和他們成癮的孩子保持距離，這樣才能維持他們自身的心智清明或保護其他的孩子，但是根本無從預測這樣的保持距離到底對成癮是會造成傷害，還是有所幫助。

強迫性的「谷底」的想法，進一步的發展就是「介入」（Intervention），這就是廣受歡迎的同名實境電視節目的基礎。再一次的，它的基本想法就是要直接面對成癮的人——通常是在一個大團

體中，甚至連他的老闆也在——而且要威脅他們，如果不乖乖接受所推薦的治療，就要切斷所有情感和經濟上的支持。在這樣的聚會中，參與者通常會嚴厲的攻擊成癮者，試著要「擊潰」他們以創造出一個「谷底」。再一次的，這有嚴重的潛在反效果：發生在「介入」後立即自殺的事件中最惡名昭彰的，就是深受喜愛的 1990 年代的音樂界偶像科特·柯本（Kurt Cobain）。（而且既然本來就有既溫和又尊重當事人的方法，不必冒這種風險來介入個案，顯見「介入」所採用的方向真是一種誤導的做法。）

然而，在這個脈絡之下，把司法系統視為打擊成癮的適當工具就不令人意外了。沒有什麼方法，比把人關起來、控制他們生活的所有細節更能讓人覺得無力感了。把成癮當成疾病和犯罪，兩者並不衝突，如果你相信懲罰就是治療這種疾病的方法。

當然，如我們所見，實際的資料並不支持這樣的看法。事實上，全然無力和無助感，正是某個恐怖的經驗是否會造成創傷後壓力症候群（PTSD）——肯定不是有利健康的指標——的根本決定因素。創傷後壓力症候群的確會增加成癮復發的風險，有創傷後壓力症候群本身一開始就會讓成癮的機率加倍，或變成四倍之多。還有，仔細的檢視使用屈辱、懲罰和衝突作為成癮治療的資料，發現這不但沒有幫助，還會使成癮變得更糟糕，讓更多的人在治療過程中半途而廢。事實上，根據威廉·米勒（William Miller）和威廉·懷特（William White）回顧超過四十年的研究資料發現，相對於比較親切、潛在傷害更少的治療手段，沒有任何一項研究支持衝突的做法是更高明的。即便如此，我們的治療系統和犯罪司法系統仍深陷於這個信念中。

　　我的人生是極端幸運的，因為當我被捕時，父母並沒有接受建議或選擇使用強制性的做法。當一個人因為持有毒品面臨要坐幾天或是幾個月的牢時，拒絕將她保釋出來是一回事，而當結果是可能坐十五年牢甚至終生監禁時，又是完全是另一回事。事實上，種族和階級的不公平在我們的司法系統中重現的眾多方式之一，就是中產階級和有錢人有足夠的教育知道如何反擊，也有資源做到。

　　有錢的父母負擔得起律師來保護孩子不被判重刑。當有好的治療方案可用，有錢人比較有辦法找到它，也付得起所需的費用。有錢的父母也比較傾向於相信應該要保護自己的孩子避免法律上的後果，因為怕這樣會留下紀錄，傷害就讀大學或將來的工作機會。既然懲罰本身實際上並沒有針對成癮來進行治療，這就使得窮人或是完全相信強制手段這種意識形態的人變得非常的脆弱。

　　然而，在 1986 年我是受困在這個系統之中的。那一年，《紐約時報雜誌》（*New York Times Magazine*）的一篇文章嚇壞了我。那是針對紐澤西州一個叫做「孩子」（KIDS）課程的正向側寫，一個對造成傷害也毫無歉意、針對年輕人的嚴厲復健治療課程。「孩子」的治療主要包括要復健治療對象在一張硬椅子上，用某種特定的姿勢僵硬不許亂動的每天坐上十二個小時，要坐很多天，並且持續成為情緒攻擊的對象。我之後會寫一本書專門揭發這個課程是多麼的折磨人，對人造成多大的傷害。例如，我知道有個 13 歲的女孩，她甚至沒有真正成癮，被關在那裡十三年，最終在一場令人瞠目結舌的民事訴訟中，揭發了情緒、身體、還有性方面受虐的情況，而獲得 650 萬美元的和解金。

即使最嚴重的虐待情況並沒有被雜誌報導出來，這篇文章所描述的情況對我來說還是像一場噩夢。這篇文章描繪了這個課程如何使用霸凌作為治療，而作者完完全全相信，要把這些壞孩子從邊緣拉回來，這樣的手法很可能是必須的。當時讀著這篇文章，我嚇壞了；我現在想著，當時如果我讀到的是大大宣揚同理的、親切的、支持性的復健治療計畫，事情又會如何發展呢？我匆忙寫了一封信給《紐約時報雜誌》，把「孩子」和邪教組織（「孩子」後來的確變成一個邪教組織）拿來做比較，主張這樣的做法絕對不可能對有藥物問題的人有什麼幫助；《紐約時報雜誌》刊出了我的文章。雖然我知道這種「治療」絕對不是我需要的，我卻不知道什麼才有用，或是如何才能找到好的治療。

　　我所知的十二步驟課程並沒有吸引力：我所認識的參加過這些聚會的人，都還繼續使用藥物。還要再過兩年，我才終於允許自己冒一些險來尋求協助。

　　而我也並沒有完全的避開強制的手段。

第 15 章

反社會行為

你怎麼知道一名成癮者在說謊？就是當他的嘴唇在動
的時候。

　　——無名氏

我心存疑慮的看著我的諮商師艾琳。我已經感覺到她不喜歡
我，因為在團體治療時她幾乎忽略我說的每一件事，都把我
當成「裝有學問」或「試圖操縱」——無論我想表達什麼或是我多
麼試著表達對她的敬重。而我還是想要盡我所能來變好，就如我被
指導的，我此時此刻坐在她這個狹小的辦公室裡，正因為我身體顫
抖不已，以及想要額外的支持。

　　那是 1988 年 8 月底，我正參與一個為期二十八天的「ARC 魏
徹斯特」（ARC Westchester，現在已經關閉了）住院復健治療計
畫。我是在被捕將近兩年之後，加入並且完成一個七天的醫院戒毒
療程後轉介進來的。雖然法官沒有強迫我接受更進一步的治療，但
是我知道遵循治療專家的建議、取得更多的協助對我的案子有利無
害。而我盡己所能的想做到這一點。既然我們應該對到底是什麼在

干擾我們「開誠佈公」，我就跟艾琳說，我對自己的外表沒有信心，也擔心不會有男人會愛我。

「妳怎麼會期待別人會看妳一眼？」她驚叫著反駁我：「妳看起來就像小蟋蟀吉米尼（Jiminy Cricket）。」剎那間，即使她的發音字正腔圓，我還以為我聽錯了。我很確定當時並沒有隱藏著我明顯聽不懂的表情。我之前無法用語言表達我的恐懼，更不要說和一名治療者分享這個感受了。現在，在我覺得很低潮的時候試著來尋求協助，嘗試著確確實實的遵循復健治療的建議。而這個怪異的回應就是我得到的獎勵。我不知道要如何反應，甚至要怎麼想。我開始擔心，自己會因為試著做人家告訴我該做的事而惹禍上身。

我去的那家復健治療中心實際上是當時最好的機構之一。它的基礎是以十二步驟為中心的「明尼蘇達模式」，而這又源自在當時仍然廣泛使用的黑索登。然而，我的治療經歷卻更進一步顯示美國成癮治療中的自相矛盾，就是把被宣稱為醫學的事情道德化了。如前所述，美國的成癮治療，壓倒性多數的仍然使用明尼蘇達模式。要改善復健治療的效果，一種新的觀點是必須的。

雖然明尼蘇達模式強調成癮是一種大腦的疾病，但它頂多做到教導大家如何處理問題的核心裡的反常學習現象。很不幸的，採用「單一尺碼」的做法，假設所有成癮的人都有著十二步驟課程裡拿來和「這個疾病」建立起關聯的「性格上的缺陷」，這個模式很容易會削弱它本身的效果及其教導病患的能力。透過假設所有成癮者都有反社會性格，明尼蘇達模式也增強和促進了無效的教學和諮商的方式。

我的經驗說明了很多問題——悲哀的是，它到現在仍然可以代表美國成癮治療中很多人的遭遇。很多復健治療中心到現在仍然比

較強調觀念的強迫灌輸，而不是教育。透過告訴病患要「多聽少說」，而且把任何誠懇的提問都當成一種對立，這種課程減少了它本身教育和提升改變的能力。對某種自認為高人一等的教學方式，或提出問題不是被忽略就是遭懲罰，學習者並不會有很好的反應。而當每名病患都從頭被視為騙子、操縱者、罪犯或甚至更糟的，復健治療中心並不會建立起一個鼓勵好奇心和開放性以激發學習的環境。然而，很不幸的，持續增強的對成癮的刻板印象，像是成癮者都有某些缺陷和特定的人格障礙，這有礙改變，也讓諮商者更會使用無效的手段。

雖然我的確復原了，卻不太確定我的成功有多少是來自治療，又有多少是不接受治療也會發生的。我會試著根據現有的資料，透過探索我所接受的治療來釐清這一點。下一章，我會更近身的檢視十二步驟的意識形態，以及研究告訴我們的，透過了解學習所扮演的角色和成癮的個別差異，我們如何能做得更好。

我的諮商師艾琳的「專業」好像僅只是來自在職訓練，以及，很可能她自身的經驗，雖然她並沒有透露。以全國來說，這種缺乏真正資格的情況，在成癮諮商師中是常態而不是例外，到現在都還是這樣。並沒有核定諮商師資格的聯邦標準。有十四州對想銷售成癮治療的人並沒有什麼教育或執照上的要求，只有一州有碩士學位的要求──對其他州來說，甚至高中學歷都不是必要的。更糟的是，諮商師接受的在職訓練，往往是從跟他們差不多無知的人那裡得到的，對成癮的刻板印象也好不到哪裡去。雖然有很棒的人做出很了不起的工作，但是大多數實際負責處理有複雜障礙病患──半數以上同時有其他的心理疾病──的人都是極其不合格的。

在我看來，艾琳大約三十或四十歲。稍微過重，捲曲的黑頭髮

已經開始有點轉白。當她聲稱我看起來像是一點都不性感的迪士尼角色，而牠代表的是一種輕鬆快活的好人，我很想回應說，她自己也算不上時尚的代表。但我知道那不是個好主意：到目前為止，所有我在復健治療所的所見，都建議服從是最好的做法，即使你認為所發生的事全然的荒謬可笑。

對我的求助，她的反應也讓我困惑驚訝。我無法置信她真的認為我過去苦難的人際關係和清清楚楚的自我厭惡感是與我的外表有關。為什麼強化我對自己外表的恐懼能有治療的效果？我當然知道現在不是我最光鮮亮麗的時刻，我的聲音還在復原之中，頭髮也還雜亂不整齊。這難道是某種特異的方式，用以擊垮我的性格嗎？

雖然我實際的感覺是茫然多於生氣，但是我就開始哭了。在團體裡，艾琳通常把我很快就流淚這件事當成是情緒操縱，但我從小就是這樣，這是我不能控制的一種反應，這並不像水龍頭一開水就來了。這種我本來就有的「情緒負擔」，在戒斷的期間加劇了。在復健治療中心，我可以因為一支 AT&T 電話公司的廣告而哭泣，或是在我們極少可以看電視的時間裡，看到一隻毛茸茸的小貓也會；考慮到我過去因為過度敏感而被霸凌的豐富經驗，容易哭泣真的不是某種我需要特地栽培的特質。然而，我不知道從何開始解釋這件事。每次嘗試，我都被指控是在找藉口，或是「合理化」。

同時，雖然我從來不認為自己長得和這個卡通裡的蟋蟀有任何相像的地方，我還是很沮喪。艾琳和我的互動，令人不悅的和你期待的一般情況如此不同，讓我更覺得孤單、混淆和被忽略。我決定了，對這名諮商師，即使我本來想一如平常的做個好學生，我頂多就是竭盡所能展現我的順服，不要再想要學什麼真的有用的東西了。

我過去試著盡力對復原的歷程保持開放的態度。我允許自己對

以前的成癮看法提出疑問，並且特別留意人家教我的有關「這個疾病」的種種。然而，我還是不懂這些明顯的攻擊以及一直假設我有不良意圖的原因。真的，研究顯示這是會產生反效果的。有項研究發現，諮商師和酒癮病患越對立，他們就喝越多。其他的研究顯示，諮商師本身是否正在復原中，並不是諮商能不能成功的原因，而是她和不和善、有沒有同理心。

＊　　　　＊　　　　＊

　　復健治療中心讓人感覺熱情好客，座落在一個宜人的環境中。建築是開放式的，寬敞明亮——至少在整組彼此交錯相連的諮商室和辦公室外面是這樣。它位在一座樹木繁密的小山附近的高爾夫球場上，後面有個閃閃發光的水池。臥房很明亮也很大。它讓你覺得很友善，雖然我很擔憂他們會用什麼可怕的技巧來洗腦我。我到達後隔了幾天才和艾琳見面是一件好事。

　　我幾乎花了整個第一天的時間來填寫各類表格。很明顯的，他們的想法是重複寫下你的故事，有助於打破你對自己成癮這件事的「否認」——所以當我問，是不是可以就影印一下我寫的第一份表格內容時，得到的答案是「不行」。當我終於寫完所有的表格，住院處交給我一份保險相關的文件。當我認知到這有多貴，而我的保險只會付其中的 80% 這一刻，我驚慌起來了。二十八天的費用差不多是 17,000 美元——大約等於當時哥倫比亞大學一年的費用。我很震驚。在我簽名之前，我跟他們說我付不起剩下的 20%（現在，很多像貝蒂・福特中心這種課程——到現在還大多使用相同的手段——的費用超過這個金額的兩倍）。櫃檯職員向我確認他們會

處理這個問題，而且會接受 80%的費用當成全額給付，雖然後來證明要叫他們不要再一直寄帳單來要求收取全額費用是一件頗具挑戰性的事。不管喜不喜歡，現在我已經同意要在這裡至少待上一個月了。

一開始，即使已經營養不良，我還是吃不下東西——這讓工作人員懷疑我有厭食的問題。但是在大約一週內，我整個胃口急速地回復了。現在，好像到處都有可愛的男性；我甚至沒有意識到，我之前對性和食物一樣，一點胃口都沒有了。幾天之後，我開始覺得飢腸轆轆，胃口大開，也增加了體重。很丟臉的，在我成癮的最後，我已經瘦到根本不用穿胸罩。但是在復健治療中心大約一週之後，護理師跟我說要請父母幫我寄一件來，立刻就要。雖然我看不到自己身體的改變，其他人卻可以——這讓我感到不安，因為我的知覺很顯然與現實嚴重脫節。就像在迷幻之旅中，這個經驗讓我知道，自己的念頭和既有的想法，可以在何種程度下塑造我的世界。然而，在復健治療中心，我的心智和身體的易塑性（malleability）現在是如此的明顯可見，這讓我驚嚇。過去通常能讓我確定我對自己有什麼感受的東西，現在好像都不在了。

有嚴格規劃的時間表的確提供了某些結構和生活常規的感覺。我們必須在七點前吃早餐，八點前吃完以便參加八點的社群聚會。我們就是在那裡討論家務雜事——沒什麼大事，只是維持整潔方面的事——以及跟其他病患可能產生的問題。感謝老天，這些都不像我所知的，某些其他治療課程的規劃會有一部分設計為衝突性聚會，或設計一些令人精疲力竭、只為了讓你維持忙碌的工作。一份清楚的日程表以及社群的感覺，是已知的做法中的確有幫助的選項，也是這裡所提供的。

接下來，我們會上個課或看場電影。有時候是有關「時間管理」或是「減壓」方面的；其他時候，會集中在「禱告和冥想」，或是某個有名的牧師邊畫邊說的傳授某種「教戰守則」。資料顯示影片和授課在復健治療中心只不過是用來殺時間的。有一份針對最有效和最沒效的手段的評比，結果電影和演講是 48 項中的第 48 名，也就是本質上是沒有用的。

但是其中一個課程對我卻是出乎意料的有幫助。在 ARC，復健治療醫師會針對藥理學還有毒品如何影響大腦做演講。一開始，我覺得愚蠢又過度簡化，而且這些內容都是我早就知道的。然而，其中一堂課有個叫做寶拉的病患提到一個我不熟悉的研究領域。她本身過去是藥理學高年級生，而她引用的研究，提出在藥物化學方面酒癮和海洛因成癮有個相關的環節：都是透過一種叫做 THIQ 的化學成分來作用的。而醫師同意這份資料是正確的。雖然我稍後才知道這個研究後續並不順利，但是當時確實讓我印象深刻。我開始更仔細的傾聽，而且更理解他們對成癮的本質的說法。這個增加的開放性，即使結果終究只是個神話式的火花，對我的復原卻很關鍵。

行程的下一步是午餐——然後就是我真正害怕的時間：由艾琳帶領的，在一間密閉沒有窗戶的房間進行兩個小時的團體治療。更糟的是，病患不管有什麼理由都不許離開，當中也沒有休息。無可避免的，這套設定引發了我最大的焦慮，所以在團體治療結束之前，我會感覺自己極度想上廁所。這就好像整個情境就是設計來引發我的強迫症：我被陷在一個擁擠的空間裡無法上廁所。這讓團體治療對我來說是極其可怕的。

要極小化這個問題，我會避免喝水，也會在團體治療開始前十

分鐘上廁所。我會去上廁所──然後持續的跑出來又跑回去，只為了確認我真的有清空膀胱。我卡在這個強迫性的循環裡。最後，我終於可以把自己拉出這個循環。雖然我從沒遲到過，但是我強迫性的儀式讓我更緊張而不是更不緊張。更糟的是，我沒有辦法對任何人解釋──更不要說對一個殘忍的人說明，就像我眼中的艾琳。這件事讓我覺得非常丟臉，甚至無法對醫師描述；即是現在正在寫著，我也感受到與此行為不成比例的窘迫。

而且，每當團體治療一開始，我就被害怕淹沒了。就像被告知什麼都可以想就是不要想著白熊的情況一樣，現在，上廁所就是我唯一能夠盤算的事了。很快的，我就覺得膀胱在痛，現在，我真的無法注意別的事了，我的焦慮開始擴大和急遽上升。我不在乎別人說的故事、不在乎他們的感受、不在乎他們是否覺得我是個勢利鬼──我只想要回到廁所去。缺乏主控權讓我驚恐不安。

艾琳，當然，把這個反應解釋成「抗拒」和「操縱」。根據她的說法，我是想要從自己的想法中逃走──或是要表現出我優於任何其他人。因為我告訴過她我有賣過毒品，她就叫我「反社會者」（sociopath）──這是一個通常用來描述連續殺人犯、沒良知的騙子或是虐待狂的詞。她下定決心要剝開她假設一定存在的我的厚層表皮，要打破在她看來是我的智性防衛系統。

我雖然有試著利用我的智力為自己辯駁，然而，我根本算不上一名慣犯，也沒有反社會性格。成癮者中，是有過高比例的人有反社會性格障礙（antisocial personality disorder, ASPD）。的確，跟這個診斷有關連的負面特質──像是自私、說謊以及冷酷無情的操縱別人的行為──也常常被推論來創造出對成癮者的刻板印象。這樣的人的確存在，而且在成癮的族群中的確比一般人來得多。

然而，嚴重濫用藥物的人中，至少有 82% 不符合這個診斷，更不要說要符合所謂「變態性格者」（psychopath）或「反社會者」（這兩個名詞已經變成同義詞了）的描述，是要通過很極端的標準，在反社會性格光譜上的極端值。我當然並不符合，雖然因為亞斯伯格症讓我著重智性而有很差的社會技巧，有可能某種程度上遮蔽了正確的診斷。

清楚知道反社會性格障礙和成癮並不一樣是很重要的，不只是因為把這兩者混為一談會對成癮產生過度的負向刻板印象，同時也因為這可以顯示成癮者彼此多麼不同，以及，再一次的，學習為什麼很重要。把反社會性格障礙和成癮混為一談會大量增加對成癮的污名化；同時，無法正確的區分這些障礙，更讓藥物被犯罪化了。為了讓大家對這樣做會造成什麼問題有點概念，我會在下面探究其間的區別。我只希望自己更早就知道其中的差異。

＊　　　　＊　　　　＊

成癮最初被界定為一種反社會或是變態性格障礙。要有這種錯誤的概念是很容易的，因為反社會行為主要是用「違法」來定義，而毒品的確違法。早期的心理學和精神醫學文獻，常常把成癮當成一種變態性格來討論——這也許反應出最早的成癮研究是在監牢中進行的事實。但是很明顯的，這樣做很容易對有藥物問題的族群描繪出一幅偏頗的圖像。

今日，根據研究，我們已經得到很不一樣的共識。現在如我們所見，成癮僅僅用癡迷、強迫行為以及和毒品或成癮有關的經驗，像是賭博這類的行為後果來定義。至於本人是否殘忍、自私或不誠

實，都不是要符合成癮標準的必要或充分條件。然而相反的，反社會人格障礙實際上被定義為對他人和他人的權利本質上的漠不關心：如果你不是不顧後果的完全不考慮他人，就不符合這個診斷。所以，當一般是用缺乏對他人的關心來定義反社會性格障礙者時，粗心和自我中心的行為則常常和成癮有關而和反社會性格障礙無關，這些行為主要是當事者知覺到自己有需要藉由毒品來逃避而造成的結果，行為並非吸毒的原因。

進一步說，區分出青少年的「正常」反社會行為，與自閉症狀光譜有關的社會問題、還有反社會性格障礙的反社會行為表現這三者的不同是很關鍵的。這些概念都不是同義詞卻很容易混淆，尤其是在一種某些類型的用藥被犯罪化而失能的人遭污名化的氛圍下。要把成癮當成一種學習障礙來理解，很重要的一個關鍵，是清楚知道不同的先天條件如何能引導出不同的後續發展，這樣才能用富有同情心又有效的方式來治療他們。

首先，是青少年。眾所周知，在青少年時期，很多本來舉止得宜的孩子好像變了個人，會做出很多挑釁的行為，像是說謊、偷竊、毀損、打架、喝酒、吸毒，還有很多其他類型的輕罪或是叛逆的行為。這些反社會行為的盛行率，從孩童階段到青少年期可以增加十倍之多；這些在青少年期被認為是「正常」的行為，在人生的任何其他階段都不算正常。很幸運的，大多數的孩子都真的能夠隨著成長而自然的脫離。的確，大部分人沒有隨著年齡成長而脫離這些青少年不良行為的人，本來也不會真的只是因為年齡到了就表現出那些行為——這些人早在青春期以前就有了問題，只是隨著年齡增加持續變得更糟而已。

最嚴重的情況是，有些孩子會符合「行為規範障礙」

（conduct disorder, CD, 或譯成品性疾患）的診斷標準。行為規範障礙是反社會人格障礙的兒童版，這些孩子的問題，通常可以早到幼兒園就開始了。事實上，要在成年後被診斷成反社會性格障礙，他們必須在孩童時期符合行為規範障礙的標準才算，即使當時沒有正式的診斷。用來作判斷的症狀包括（但是不僅止於）霸凌別人、傷害動物、毀壞財物、引起火災、故意傷害他人、習慣性說謊、有明顯地操縱別人的行為、沒同情心的不在乎別人，而且程度遠遠超過一般兒童時期的頑皮搗蛋。基本上，有行為規範障礙的孩子是父母最大的惡夢。有一篇回顧的文獻下了這樣的結論：行為規範障礙是「一個重複又持久不變的行為模式，在這裡，其他人的基本權利和符合年齡要求的社會常規或規則完全不被遵守。」

行為規範障礙常常和 ADHD 一起發生，但兩者並不是同義詞。以我的情況來說並不符合這個診斷，因為我童年的行為雖然很怪，但是並沒有刻意的破壞性或惡意。諷刺的是，我對自己童年時的「自私」所感受到的罪惡和自我痛恨，實際上正是我不像自己想像中那麼壞的證據——因為行為規範障礙和反社會人格障礙的另一個關鍵症狀，是缺乏良心或是良心很弱。然而，同時有行為規範障礙和 ADHD，比單只有 ADHD 成癮的風險大約提高兩倍。

進一步看，雖然有 ADHD 的孩子常常不會體諒他人，但是他們並不太會故意做出殘忍的事，至少相較於一般孩子並不特別嚴重。然而，有行為規範障礙的年輕人卻常常冷酷地表現出惡意；更糟的是，他們對懲罰是免疫的——這是他們和成癮者共有的特質，但是在這些反社會的症狀上兩者的形成原因卻很不同。有行為規範障礙的孩子不太會害怕，因為討好別人不是他們行為的動機，一般孩子會因為讓父母或師長失望而衍生的覺得自己被社會拒絕而感到

沮喪，他們卻沒有這樣的反應。這表示社會或身體的懲罰都沒有什麼效果。如果你不在乎父母怎麼想，不需要成人的讚許，不怕痛，那麼訓示、「計時隔離」（time-out）的懲罰和打屁股就都無法阻止你。

對於無法隨著成長自然脫離行為規範障礙的孩子，情形就是如此，大約占其中的 40～75%。這些人繼續朝這個方向前進，成年時就發展成反社會性格障礙。在整個反社會性格障礙的光譜中，最極端的是我們所知的「變態人格者」或「反社會者」──完全缺乏良心，除了自己完全不關心他人。這個群體也包含連續殺人者，但更常見的是非暴力的騙子和白領犯罪者。（有行為規範障礙的孩子中很大比例可以隨著成長而脫離問題的這個事實，也支持了需要從一個發展的角度來檢視反社會性格障礙和變態性格者。）

所以，雖然很多諮商師「開玩笑」的說，成癮者「只要嘴巴有在動」就在說謊，但這個描述其實是很不公平的。這對有反社會性格障礙的人來說可能更具真實性──但是對成癮族群所做的研究，整體而言（包含兩種障礙都有的人）顯示，只要說出的事實可以保持保密且不會被用來作為懲罰的根據時，我們在使用毒品或性行為方面並不比一般人更會說謊。成癮不是一種性格障礙；如稍早所說的，並沒有哪個單一的性格特質組合是所有成癮者都有的。同時，當你把使用毒品和販售相關的犯罪從反社會性格障礙的犯罪定義中移除之後，成癮者的比例就顯著的降低了。

反社會性格障礙同時也和社會退縮、「同理心的問題」，以及在自閉症光譜中所可以看到的怪異行為極度的不同。雖然我的某些強迫行為看似反社會，事實上卻是和感官或情緒的焦慮有關。說自閉症的人常常不太能了解或接受別人的感覺是沒錯的。然而，當他

們能察覺某些情緒時，他們會在乎自己是否親切，一般而言也不會想造成別人的痛苦。實際上，其中很多人很在意行為要符合正義，符合倫理。問題不在於是否確定要如何做，相對於對整個社會的不在乎或不關心，自閉症者的問題，其實在於他們實在不懂互動和情緒表達的規則。然而，在行為規範障礙和反社會性格障礙上，對別人的關心是不存在的。

很幸運的，整個族群中，大約只有 4％人有反社會性格障礙。然而，在成癮的人中，數字的確高出很多：有某種非法藥物濫用的人中，大約 18％有反社會性格障礙的問題，有 9％同時有酒精的問題，這個比例男性（20％）比女性（14％）高，而靜脈注射鴉片劑的使用者可以高到 37％，尤其是男性。社會上的自私、享樂主義以及麻木不仁的成癮性格的想法，主要來自這個群體，但是成癮者絕大多數不歸屬於這個群體。而反社會性格障礙中的大多數——60～70％——也並沒有酒精或其他藥物的成癮問題。雖然有其他的性格障礙與說謊和操縱性的行為有關連——特別值得注意的是邊緣型性格障礙（borderline personality disorder）——有酒精或其他藥物成癮的人中，只有 16％有這個問題。成癮有各形各色，而不同路徑的各種成癮者，需要採取不同的治療取向。

＊　　　　　＊　　　　　＊

對我而言，雖然可能常常對別人的感受完全沒有概念，但是我並沒有不關心：如果我知道你覺得痛苦，尤其是當我發現自己說了或做了什麼傷人的事，我會覺得很糟。如果你是朋友或家人，事實上我還常常覺得焦慮不安，直到有辦法改善情況——即使這意味著

自我否定和接受自己不見得需要承受的責怪。

至於所謂的「馬基維利主義」，我同樣也生澀得很。如果我想跟你要什麼東西，通常你一定會知道，因為我是很直接的，甚至直接到好笑的地步。我並沒有設計他人或玩弄別人情緒所需的社會技巧或慾望，管好自己的情緒對我來說就已經夠難了。事實上，我很難相信在肥皂劇以外有人真的會這樣做。當然，我能做一些很明顯的事，像是等到別人心情好才請他幫忙，但是我覺得假裝對某個男生有興趣來讓其他人嫉妒是錯的，甚至有一段時間，我連打情罵俏都覺得是不道德的。

然而，我不知道如何用語言描述這些問題，所以也不知道怎麼做才能讓艾琳了解我。對她而言，我就是個自己一向害怕會成為的壞人。亞斯伯格症候群當時都還沒成為正式的診斷。我只知道我在社交上很怪，又過度敏感。我盡己所能的想做一名好病患，但是這無法動搖我各種強迫性的行為，或是要處理過度敏感的感官問題的需求。這沒有辦法讓我沒有幽閉恐懼症、廣場恐懼症或是強迫症。

然而，很明顯的，我必須順從她的要求，通過她每日例行的團體治療，才能完成我的復健治療。同時，我還是被自己的焦慮和強迫行為折磨著。當情況很糟時，我就是無法控制的要一直從團體治療室跑出去上廁所。當艾琳威脅我，如果再這樣要把我從團體中趕出去，我就驚慌起來了。

感謝老天，就在這個時候，工作人員中有人決定我需要精神評估。這終將解決問題，雖然不是因為實際上找到了我有什麼問題。我的精神科醫師很顯然的是這家復健治療所的顧問；不像一般的治療者每週至少會來幾次，看起來他只有在要處理特別複雜的問題時才會突然出現。

我懷疑在我們見過面之後，就算我和其他人排成一排，他應該也認不出我來——我應該也認不出他來。我唯一能描述的，就是他是個年紀大一點的男性。我在他的諮商室裡頂多待了五分鐘。三分鐘之內他就診斷出我有躁鬱症，然後開始開一紙鋰鹽的處方箋。我不知道他被叫來，是要在艾琳做出的業餘診斷上蓋個橡皮圖章，還是他自己立刻就可以下這個結論。我只知道，這是我有過的最快的診斷。

公平的講，我會說我看起來的確像有躁鬱症：我說話很快，看起來很像一種被稱為「言語急迫」（pressured speech）的診斷，我也很常哭泣，偶爾又會歡欣鼓舞，很明顯地情緒並不穩定。但以上這些也都有可能是因為戒斷而產生的症狀——而我根本沒有足夠的時間，被問的問題也不夠深入，來顯露出我的強迫行為。我只得到一張處方箋。

很幸運的，以我當時最需要什麼來看，結果這紙處方箋是非常有效的。鋰鹽的一個常見副作用是頻尿：這剛好很合我在團體治療時的問題。現在，既然需要常常上廁所是正式的「生理的」而不是「心理的」情況，我需要時就會得到許可。這終止了我和艾琳的衝突，也讓我可以留在治療團體裡——雖然不全然是任何人原來設想的方式。我吃了幾個月的鋰鹽，然後停藥一下，而沒有出現明顯不好的效果。

＊　　　　　＊　　　　　＊

第一次家庭團體治療那天晚上，我是被照在臉上的手電筒弄醒的。我很憤怒：我本來在情緒上就很疲累了，我很需要睡眠。在外

面是復健治療中心的「家庭週」，我一輩子很少感覺被純粹的情緒這樣的擰絞。這是我在復健治療中心的第三週。除了這個很例外的、無禮的叫人起床之外，家庭週應該是要用同理心和同情心來進行的——在此，工作人員不會試著要把我擊垮，或是讓我覺得自己是個反社會者；取而代之的，他們會很親切、很支持。

實際上，工作人員當天那樣做是有很好的理由，要特別確定每個人那天晚上都睡在對的床上：我第二天早上才知道，我團體中的一名病患茱蒂已經逃走。在那之前，這名纖弱的年輕棕髮女孩常常綁著兩根辮子，看起來好像在對抗她的海洛因毒癮，而且做得不錯。

她離開的那天稍早一點，我們全部都聽到她爸爸說了一件事：他在一間骯髒的公寓找到她時她是裸體的，而且差點因為用藥過量死掉。他看起來很緊張，臉上因為焦慮而留下皺紋。他說話的時候，很清楚的可以看出他對她的愛和害怕。我邊聽邊想到自己的爸爸，而瞄了他一眼。他也是，注意的聽，專心到都皺起眉頭來了。我媽媽、9 歲的弟弟、14 歲的妹妹，也都點頭表現出他們的支持（另一個妹妹綺拉因為大學有課而沒有辦法來）。為了參與這一週的治療，他們每天都來復健治療中心看我。

聽到茱蒂爸爸說的話，對我有很大的影響。成癮的階段裡，我緊緊的被自己的痛苦所包覆，甚至很少想到我的吸毒對所愛的人有什麼影響。我當時以為毒品是必須的，沒得商量，而如果有人不喜歡，那是他們的問題。講到底，我吸毒和他們到底有什麼關係呢？現在，我哭起來了。我看到茱蒂僵硬的坐著，試著處理她爸爸的痛苦。那真是令人難過萬分。我開始了解爸爸為什麼每隔一天就會打電話給我：他並不想主導我要如何過日子，但很怕會發現我已經死

掉了。除了明顯的需要比較少的治療者的這個理由，我也明白了為什麼復健治療中心要把幾個家庭放在同一個團體中：當你自己的問題在別人家出現時，比透過自己家更容易看到問題的所在。但是，第二天，茱蒂就走了。

＊　　　　＊　　　　＊

成癮的故事中一個常見的——對我而言是誤導的——主題，是可以找到一個單一事件或記憶來解釋所有的事情，就像電影《大國民》（*Citizen Kane*）中的「玫瑰花苞」（Rosebud）。雖然也許在某些案例中真的可以這樣——研究顯示，從你的經驗中創造出一個連貫的敘事觀點，可能有助於從創傷中復原，這在成癮中是很常見的，但是更多的情況是，成癮被「超定」（overdetermined）了。一如很多發展障礙，很少問題是由單一的必要或充分因素造成的；這些因素透過很多其他因素的影響，隨著時間漸漸開展，很少是由其中少數的因素個別產生出問題的。過程中也有很多轉捩點會整個改變後續的路徑，這可以讓有先天條件的人根本不會發展出某種障礙。

我的情況是，我幼年的氣質是個明顯的因素；被霸凌的經驗，結果也部分的變成另一個因素。基因，現在被懷疑會提高好幾種精神障礙的風險——像是憂鬱、自閉症、成癮、躁鬱症以及思覺失調症——也可能存在著某種影響，這是根據我父母兩邊的家庭都有憂鬱的病史，而爸爸這邊還有病態賭博的問題。爸爸經歷大屠殺的創傷和媽媽早年失去母親也都有影響，而這有可能影響我的「表觀遺傳」（epigenetics），要嘛是直接地透過改變相關的基因，要嘛就

是透過改變他們教養孩子的方式，還有我們家的情緒基調。

更進一步的，1970 年代晚期和 80 年代早期的文化氣氛，包括古柯鹼的高流行率，漸漸升高的歧視主義，對個人主義和野心的重視，很可能也都扮演著某種角色。所以，同樣有影響的還有我在哥倫比亞的適應不良，以及我對自己社會經驗的解讀。以上種種，都很清楚的影響我的發展過程和我如何學會了成癮。但是還有一個向度是我在這裡還沒有探究到的，而這正是我復健治療第三週的重心：我和父母以及手足的關係。

家庭課程一開始，諮商師就聲明了，成癮是一種「家庭疾病」，所以家庭治療也是最有效的方式。不像他們的很多其他主張，的確有很好的證據指出家庭治療是最有效的做法之一。對青少年的藥物和行為問題，事實上，這可能是單一獲得最多支持的做法，至少當治療者使用像「多元系統治療」（Multisystemic Therapy）、「多向度家庭治療」（Multidimensional Family Therapy, MDFT）以及「功能性家庭治療」（Functional Family Therapy）策略時，都已經深入研究過了。青少年期何時結束、青年期何時開始，其中的界線是很難界定的，因此很有理由相信這些做法對青年人同樣有很好的效果。但是就像所有的談話性治療，魔鬼就藏在細節裡：心理治療方面的研究清楚地顯示，其中最有重要的「有效成分」是治療者能建立起良好和諧的關係，以及高度的同理心。

這就是那家復健治療中心表現突出的地方。雖然在家庭週中有可能使用一種令人感到羞愧的方式來進行，但就我的情形，雖然的確引起了強烈的情緒反應，但是進行的過程不嚴酷，也沒有造成不必要的衝突。病患被要求要在團體中和其他家庭坐在一起，而每個

家庭成員要輪流討論，因為家裡有人成癮對他本身造成了什麼傷害。之後，來自這個家庭的病患可以回應，並且討論有哪些事件是他本人也覺得丟臉的。整個想法不是要責怪成癮的人，或是讓他覺得羞愧，而是要清理長期存在家庭裡的問題。過程中，不可以打斷發言，也不能有人身攻擊。我們用的是現在已經變成一個老套的「當你做 X，我覺得 Y」這樣的公式。

帶領這個團體的治療者是一位女性，留著短黑髮，有著友善開放的臉孔。和艾琳不一樣，她看起來很尊重病患，而且態度冷靜、不批評。第一個進行這個過程的家庭，是我那位藥理學的朋友寶拉。她的情況，真的像有個「玫瑰花苞」時刻可以用來表述這個家庭經歷的痛苦。寶拉的兄弟車禍過世了，她覺得他是爸爸的最愛。整個家庭都被這個揮之不去的事件所籠罩，而他爸爸喝醉時還說過他希望死的是寶拉。沒有人否認。第一次看著寶拉和她的父母在一個他們覺得安全不會對彼此做道德評價的地方討論這件事，真令我感動到無以名狀。房間裡每個人都在哭。其中產生的療癒效果，鬆了一口氣，還有劇烈的痛苦，一切都是明顯可以察覺的。即使只靠感情的宣洩不足改變行為，很難想像這樣公開討論整個事件，讓彼此有機會原諒別人，不會幫助他們往前走。

接下來就是茱蒂的家庭了──而她消失的那天，是更加令人極度難受的。她的雙親都來了，即使他們知道她已經離開，還是參與了團體治療。當她的爸爸哭了又哭時，我們都試著給他們更多的支持。看著這個場景就在我眼前展開，我知道我不想讓父母經歷更多的痛苦。我開始覺得，如果我真的再吸毒，那個罪惡感將是我所不能承受的。在這之後，我無法再否認成癮對家庭造成的影響。

我們家是最後的一組。當他們告訴我我的成癮對他們造成什麼

衝擊時，我真的是坐立難安；這讓我覺得難以抵擋。我想解釋，想說「但是我不是想要」——但這是不允許的。我坐著，淚如雨下。媽媽說到當她看到我戒斷症狀發作時感覺多糟糕，又覺得幫不上忙，還有當我出現在我最小妹妹的成年禮時，因為吸毒神智恍惚又瘦得皮包骨，連一件適當的衣服都沒穿時，她覺得有多丟臉。爸爸說到我和他保持距離讓他多麼受傷，還有我上法庭讓他多麼擔心。我妹妹說到在某個夏天，當我朋友艾美住在我們家時她經歷的痛苦，以及她感到多麼的受到排擠，因為艾美和我只管嗨，其他什麼都注意不到。這所有的內容都讓我又感動又害怕。但真正教我心碎的是我的弟弟。

他只有九歲大，他只有說我吸毒對他造成的問題是，「我根本沒機會認識妳」。他簡潔的表達出我的成癮問題：它讓所有人，包括我自己，都不認識我了。這讓我看待自己的方式變得清晰，讓我知道過去的看法有多扭曲和錯誤。然後，毒品麻醉了我，所以我不用去檢視對自己的看法，毒品也防止我發展出更好的因應方法。

輪到我說話的時刻了，我說到覺得在高中後期以及大學開頭幾年間，在父母的分居和離婚的過程中，自己被捲在裡面。這幾年剛好也是我成癮問題加劇的時間點，但是兩件事很可能沒有什麼關係。我不認為他們的婚姻問題是我吸毒的原因，我也不相信在家庭週他們推銷給我們的「家庭系統」的解釋：我無意識地做出吸毒這個行為嘗試讓父母復合。考慮所有其他影響因素，讓我朝那個方向走去，要找一個單一的玫瑰花苞來解釋一切未免過於輕率。

然而，我的確知道我是用吸毒來隱藏父母離婚所引起的情緒，以及和媽媽分開的難關。的確，當父母的婚姻漸漸崩垮，媽媽的行為有時候更像朋友而不是父母，她會轉向我尋求支持，讓我覺得陷

在她和我爸爸之間，總是覺得有出賣其中一方的風險。有時候，我覺得我們的親近關係，比我看到的，朋友在十幾歲時和他們家人的那種時有爭論的關係要好。但這同時也是一種陷阱。在團體裡，我說到我有困難，找不到和人之間的界線在哪裡。我們討論了「親職化小孩」（parentified child）的概念，就是試著照顧父母，安撫他們的感受而不是自己的感受的孩子。我講到，當我成癮結束時，我媽媽不願意來法庭，除了要我去復健治療之外拒絕跟我講任何事情時，我有多受傷。我覺得，我從太過親近一下子變成全然的遙不可及。

當我談到爸爸時，問題完全不同。我討論到他對我的批評，還有他為什麼從不認為我做的事「夠好」，在我還小時，這一點很傷我；要到後來，我才能了解這和他本身的憂鬱有關，而不是因為我能力不足。我也和妹妹說自己如何的嫉妒她，因為她做得到又受歡迎，又聰明，不像我。我講到我如何把自己視為一個失敗的實驗，而她則是一個新的改良版，還有這樣想對她並不公平。我試著針對吸毒阻礙了我們的關係道歉。

最後，我面對我的小弟。對他，我能做的，只有說謝謝他勇敢的說出他心中的話，以及在這刮著情緒旋風的一週裡待在這邊陪我度過。雖然我無法知道這些對我的復原有多大的幫助，但確定的是，我覺得它很可貴。在此同時，我也開始了和十二步驟這個難題的角力。

第 16 章

十二步驟的難題

喜歡的拿走，其他的不碰。
　　——無名氏

第一個給我希望，讓我覺得它的課程可能有用的戒酒無名會演講者是位醫師。他做非法的墮胎手術，這是在 1973 年「羅對韋德」[1] 的判決之前，因為不尋常，這引起了我的注意。他之前在他的「資格說明」[2] 或是戒酒無名的談話中提到。我常常覺得這些講話的人都很無聊，有時候也讓人沮喪，但是這個傢伙看起來好像不太一樣。

1　1969 美國德州一名女服務生 Norma McCorvey 意外懷孕，但是德州法律規定只有被性侵才能合法墮胎。1970 年，她化名珍・羅（Jane Roe），委託律師控告代表德州的司法長官亨利・韋德，指控德州禁止墮胎的法律侵犯她的「隱私權」。聯邦最高法院於 1973 年以 7：2 的比數，認定德州刑法限制婦女墮胎權的規定違反美國憲法第十四修正案「正當法律程序」條款。

2　qualification（資格說明）是戒酒無名會的成員在聚會時的發言，表達自己承認自己有酒癮，並且說明自己的情況。常見的方式是以「我是某某人，我是個酒鬼」開場。

約翰的年紀大約是我的兩倍。他的外表不令人印象深刻，也不像最能引發一名 23 歲女性海洛因和古柯鹼成癮者認同的人。但是他說了一個很有趣的故事，裡面不只講到喝酒，還講到販賣毒品，以及顯然很享受他很嗨的人生。他的口氣和神態舉止很快讓我專心傾聽。他說他已經進行復原（recovery）多年了，而且會去復健治療中心，作為他進行「十二步驟工作」或是「帶著訊息」的方式。我那時候應該已經在復健治療中心一兩週了。

十二步驟的聚會，以及他們煽動性的言語，在這裡不只是一種額外的建議，它們正是治療的核心，這在大多數美國的藥物戒斷計畫中至今仍是如此。我如果不是在由病患夥伴或外來的講者帶領的，每天一小時的兩個戒酒無名會，或是在毒品無名聚會中，就是在團體治療聚會裡教我們如何「跟著課程走」。或者，我就會聽醫師講課，或是看影片，都是有關成癮是一種病，而十二步驟是唯一的治療方式的訊息。

約翰做了兩件之前的講者忽略的事。第一，他沒有假裝所有的吸毒都是很悲慘的。之前的講者全都太在意對吸毒的正面看法，可能會激發起渴望。在這裡工作的職員稱這為「狂喜的回憶」。結果是大多數的聚會都極度強調它的負面。然而，這不但沒有讓我不再想要我本來就一直想要的毒品，也讓我覺得講者嗨的經驗一定和我完全不同。畢竟，如果吸毒的經驗**總是**那麼淒慘，我用藥的時間根本不可能長到讓我上癮。我覺得好像要嘛是這些人不夠誠實，要嘛就是跟我沒有什麼共通點。然而，約翰說得很清楚，他很愛很嗨的感覺。

第二個讓他的故事看起來很不相同的地方，在於他主要是在說自己從復原中得到了什麼——而不是必須放棄什麼。他談論到自己

戀愛了、結了婚。來自太太和孩子的喜悅在他眼中閃閃發光。他也描述到他享受的事業和激進主義的行動，這讓他覺得自己對世界能有影響。他的資格說明既有趣又古怪——跟我通常把這些聚會想成的「名言大雜燴」剛好相反。也許最重要的是，我可以看到不用喝酒不用吸毒，他實際上是真的快樂，而不僅止是試著在一堆壞事中找到稍可接受的。

其他的講者好像總是強調剝奪。他們眼中沒有這般明顯的滿足——有時候甚至極端相反。在單調乏味又冗長的、令人沮喪的用藥經驗談中，他們會強調像是「每一次顧好一天」，以及避免把「人、地、事」和藥物連結起來。這些說法不但不會讓我想加入，更像是它最重要的觀念就是要我丟掉所有的朋友，放棄我所愛的「很有藥物意味」的音樂，以及放棄所有其他可能有趣的事。

例如，我被告知應該和男友分手，因為他用藥還賣藥。即使在最糟的情況下，我可以接受這個說法有它的道理。但是當我開始復原時，治療計劃中的人跟我說，我也不應該再試著找新伴侶，至少不是在第一年期間，而在我二十幾歲的當時，這感覺像無止盡那麼長。所以也不要去想性和愛了。音樂會、派對、夜店也一樣，都只是需要避免的「引信」，而不可能是愉悅的來源。同樣的道理也適用在以前和我一起嗨的人——基本上就是我所有的朋友。即使糖和咖啡因也要皺一下眉頭；它們在復健治療中心是被禁止的，而我在那裡的一個祕密的精采部分，正是我和室友會偷溜到別人的房間偷吃不被允許的糖果，和偷聽藏起來的收音機（不令人意外的，這並沒有造成什麼傷害）。

整體而言，我聽過的十二步驟的講者似乎都同意要拒絕所有可能令你喜歡的東西，不只是酒和藥物，還有性、讓你開心的食物和

搖滾樂。所有的惡習中只有抽菸被允許——但是我並不想現在開始抽菸。這些話聽起來有清教徒生活中那種單調無味的蔬菜和強迫的健美體操的味道。強調這類禁慾主義的講話，正是所有學生都會討厭的教學方式：把老師認為重要的事用說教和強加的方式，而不管學生真正想知道什麼，或什麼是真正有用的。

我已經很難想像生活中沒有這些精神物質該怎麼辦了，而這正是這個治療計劃開給我的處方。在明尼蘇達模式中，任何有藥物問題的人都假設也有精神的問題，這就是為什麼我們都需要同時參加戒酒無名和藥癮無名的聚會，無論本來喜歡的成癮物質是什麼。認為我應該丟掉我男友、我的朋友、我的音樂和酒精（而這從來不是我的問題），甚至是甜點的想法，讓我覺得毫無希望。

約翰採取了一個不同的方向。他的重點在收穫而不是損失。他說，如果我也想要他得到的，那麼根據戒酒無名會的條件，我只要不喝酒、不吸毒，還有去參加他們的聚會就可好了。這聽起來太簡單了。但是既然諮商師和講者都持續的強調，如果不照他們說的做，唯一的替代方案就是「監牢、復健治療中心或死亡」，我開始覺得這個我也許做得到。也許，以他為例，事情甚至可能不是很糟糕。

就從這裡開始了我和十二步驟課程的複雜關係。我一開始是擁抱它們的，但最終我發現這個做法有令人憂慮的困難，例如使用有害的手法強迫人們墜到谷底，還有把道德和醫學混為一談的方式。然而，如果不了解這個系統在美國復健治療中心所占有的核心地位，我們就無法改善它。十二步驟計畫宣稱是把問題當成疾病處理。但是實務上，他們最有效率的策略，就是把問題單純的當成某個特定的學習障礙時。

　　　　*　　　　　*　　　　　*

　　1935 年，當比爾‧威爾遜和羅伯‧史密斯「鮑伯醫師」創立戒酒無名會時，兩人都是當時很受歡迎的基督教復興運動牛津團（Oxford Group）的成員。他們的步驟來自牛津團的法則，像是上帝臣服、懺悔、對已經造成的傷害作出補償、祈禱，以及試著透過改變他人的信仰來服務人群。但是戒酒無名會很快就和牛津團這個由爭議性牧師法蘭克‧巴克曼（Frank Buchman）創立的團體分道揚鑣了（就在分手之前，因為讚揚希特勒，並且想將納粹的領導方式轉到他的追隨者身上，巴克曼的名聲受到損傷）。戒酒無名會想成為一個更能整合各教派的團體，而牛津團不想把主要的工作放在轉化酒鬼身上，所以這個分手是雙方合意的。

　　毒品無名會、古柯鹼無名會以及其他所有十二步驟的團體，基本上就是把戒酒無名會的步驟和文獻重寫一次，只是把酒精置換成他們所處理毒品或其他問題，因此本質上課程都是一模一樣的。然而，不同團體的文化可以有很大的差異，甚至在面對相同毒品問題的團體內也是如此。

　　所以，為何一名來自曼哈頓的猶太女孩一開始擁抱著，後來質疑這個我現在視為一種基督教式的復原計畫？以及我為什麼現在不再替十二步驟說話，雖然它在我復原期最開始的關鍵五年間顯然有效？嗯，就像成癮中所有的問題一樣，事情是很複雜的。

　　對我而言，一切是從在復健治療中心聽到約翰的講話開始的。當時的我浸潤在一個所有權威好像都為「這些步驟是我唯一的希望」這個說法背書的社會氛圍中。因為醫療專業人士——從醫院負責戒毒的醫師和護理人員、復健治療中心的醫師和諮商師到婦產科

裡述說自己戒酒無名故事的人——都接受把這個看似宗教信仰的事當成真的醫學，我就認為那背後一定有強有力的科學根據。既然這些顯然是專家的人都同時告訴我，成癮是一種醫學上的疾病，還有治療的方式就是聚會、懺悔和祈禱，我就不曾留意到現在看來很明顯的這種說法本身的矛盾。

相反的，能把成癮當成一種疾病，而且知道雖然我對自己的復原要負責，但是有毒癮的事實不代表我是一個壞人，這些都讓人大大的鬆了一口氣。在聚會中，我會聽到別人說他們過去如何痛恨和責怪自己，以及這些步驟是導正過去錯誤的關鍵。我知道我需要找到某種方法，來克服我在自己人生中做了很多災難性錯誤決定所造成的失敗感。自從離開了哥倫比亞，我就認為沒有毒品的人生是不可忍受的。

在這個課程中，我學到如果可以不要因為恨自己而恨自己，我就不會覺得那麼糟糕。雖然這些聚會沒有直接處理這個問題，但是我會聽到人們講到他們在誇飾和自我痛恨之間擺盪，通常是使用戒酒無名會那種粗鄙直接的語言來描述，像是「感覺像是宇宙中心的一坨屎」，或自己是「一個有自卑情結的自大狂」。我很清楚他們在講什麼，也覺得別人了解我。另一句有幫助的標語是「不要把自己的內在拿來和別人的外在做比較」，意思是大多數人會想把自己最好的部分呈現出來，但是你無法對自己隱藏內在負面的東西。這個概念尤其在社群網站的時代最有用。

如果只是痛恨自己，雖然不愉快，倒還可以忍受；如果再加上因為痛恨自己而更恨自己，就令人無法忍受了。而聽到朋友，這些我知道是很好又親切的人，描述他們的自我痛恨，有助於我看到人對自己的知覺是可以多麼不正確。這讓我可以對自己寬待一點，進

而減少了我想要逃走的需求。我開始學到「自我慈悲」（self-compassion）這個關鍵的復原技巧。

這個課程給我的，有一部分是希望——戒酒無名會稱之為「事例的力量」（power of example）。看到和我類似的人變好起來真的有影響，而我仍然認為這常常是復原的一個決定性成分。雖然研究顯示一位**諮商師**本身過去有成癮的歷史並不會影響諮商的結果，但是**接觸**曾經走過相同的路而復原的人，常常是有差別的。

事實上，研究結果表明，在十二步驟課程有作用時，最主要的有效成分是它所提供的支持社群。資料清楚地顯示社會支持有助於心理和生理健康，而且有越多人的支持就越有可能復原。在緩解足以引起成癮的嚴重壓力和創傷方面，社會支持是單一的最重要因素。愛不是萬靈丹——但是沒有愛，要從心理或學習障礙中治癒幾乎是不可能的。當我們覺得安全，有好奇心，想和別人連結，要贏得老師的看重，這些就是我們學得最好的時候。

我也發現，十二步驟課程的結構和文獻中的某些特定成分，比它大型的、熱情的社群對我更有幫助的。舉個例子，當你每天都參加聚會，你聽到了上千個故事和意見。很少有機會讓我們聽到人們討論自己面對的挑戰，還有腦中那些干擾他們的凡夫俗子的想法。面對朋友、夥伴和家人，這些通常是我們會想藏起來的部分，因為我們不想讓他們難受或覺得無聊——或者，有時候，是因為我們不想展現出自己的弱點，或給那些可能傷害我們的人更多的武器。

但在一個都是陌生人或半生不熟的人的聚會中，需要正向呈現自我的壓力比較小。對我而言，聽著一位名模討論她認為自己多醜，或是聽到一名大牌記者討論他如何認為自己是個活生生的失敗的例子，同時也提供一個希望，表示我對自己的負面觀感也可能同

樣是個錯覺。而且單只聽到別人承認他們的焦慮、害怕以及希望，就一定能幫助你找到自己的立足點。

　　類似的是，那些讓我難以消受的陳腔濫調，有時候裡面也會有一些真實性。例如，「心懷感恩」（put gratitude in your attitude）這句韻文令我非常惱火；然而我也了解到自己的確有很多事情可以心存感謝，而專注在這件事上，一部分單純是因為它會用掉我的心理能量，可以把負面的想法推出去，而讓我覺得好一些。同樣的，那個寫著「HALT」的庸俗的標誌，是要我們「不要太餓、太生氣、太寂寞、太累」（Don't get too Hungry, Angry, Lonely, or Tired），讓我好像在突然想吸毒時，被提醒哪些生理和情緒的需求是要被照顧的。很確定的，我常常發現「對毒品的渴求」實際上是源於飢餓、感到惱怒或是需要睡眠或社會的接觸，而這些是我不用依靠海洛因就可以處理的。

　　我後來發現十二步驟的口號，基本上是各個團體用來應付壓力、焦慮和其他有可能導致復發的問題的集體智慧。事實上，在這些老套、順口說說的話語中，我們可以找到很多相同的想法，而這正是成癮的認知行為治療（cognitive behavioral therapy, CBT）的支柱。這類的認知行為治療，著重成癮和復原的學習向度，而且是目前可行的方法中最有效的，雖然很悲傷的，並沒有很多復健治療中心或治療者實際上根據原本的設計來進行。認知行為治療遠比一般在聚會中隨機可以聽到的口號更系統化，也沒有因為把道德牽扯進來而讓事情變複雜。但無論如何，如果你參加的聚會夠多，也找到了一位支持者，你終究是還會學到很多認知行為治療會建議的做法。

　　然而諷刺的是，我也發現這個課程中，明確和道德和精神有關

的那部分也有幫助——而且是的，就是我仍然用力的反對被當成醫療處方的那些部分。但是特別在我復原的前幾個月和前幾年，我發現有更高的力量存在的這個念頭對我有幫助。

進入復健治療中心時，我是屬於一個很大、分歧的、說自己是「精神的但不是宗教的」美國人團體。文化上，我認同自己是猶太人：我至少上了五年的希伯來學校，13 歲時行成年禮，而且重視教育、智性的成就、社會正義，以及認為論證是我們傳統中的關鍵，我對此感到很驕傲。我也極度想要相信來生，既然我還是那麼害怕死亡。把我使用致幻劑的經驗和佛教的閱讀結合起來，產生了一套精神層次的想法，可以總結如下：我們都是某種更大的意識的一部分；我們是來此學習和幫助別人的；而死亡時，我們就可以用某種方式和這種生命力再次結合。

因此，我並不嫌惡「更高力量」的想法。只是，我認為把它跟醫療關聯起來很怪異。然而我沒有其他的選擇，所以就試著做做看了。步驟一「承認我們對『酒精／毒品』是無能為力的——而我們的人生也因此變得無法應付」對我而言，這一點是很明顯的。我不能控制自己的藥品使用；這正在毀滅我的生活。如果我繼續試著去「應付」它而不是戒掉它，我並不會變好。很清楚的，我需要完全戒絕，而不可能是我本來比較喜歡的「只要在週末時用一次古柯鹼就好」。雖然我沒有完全相信某些十二步驟者所推銷的全然無力感的想法，我倒也看得清楚，任何再想要使用一點海洛因或古柯鹼的想法都是不智的。

步驟二「相信一個高於我們本身的力量可以讓我們重新神智清明」就比較難以下嚥了。很明顯的，太多有心理疾病的人，雖然虔誠的祈禱，也都無法被治癒。然而，我一向就想相信，有某些神明

或好的力量是在乎這個世界的——所以我暫時的接受它。這樣做了之後，步驟三「了解神之後，做一個決定，把我們的意志和人生交給神的手中」就不怎麼困難了。我知道我需要協助和支持，所以決定試著禱告。

很快的，我認為是神存在的證據開始在我的人生中起作用了。舉個例子，我生理上有了徹底的改變：復健治療結束時，我看起來不再逐漸消瘦，這看起來像是一種福賜。幾個月過去了，我試著禱告和冥想，我對藥物的渴求降下來了；而這，也看起像是神力的介入。在我和復健治療中心的天主教室友一起說了「聖猶大禱告詞」（St. Jude Prayer）[3] 之後，我的禱告好像真的得到神的回應，因為我前男友麥特也開始接受治療了。

所以，當地鐵準時到站，我就開始把這當成是神的愛的證據；當地鐵遲了，那就是要我們學習有耐心。當人們很和善，我可以感受到神的存在；當他們不是，那就是一個要繼續往前行的訊號。這個課程鼓勵我們，把這個世界當成神所塑造的，而神想要我們復原。我既然那麼急於變好，我就接受了這個說法。我避免去想可能損壞這個觀點的「唯我論」。我把自然神學（theodicy）[4] 的問題刷到一邊去，而作為一名大屠殺倖存者的孩子，那一直是我執著不放的問題。

而很明顯的，從一天要打四十針、想說沒有毒品我就無法活著到能夠過著完全清醒的生活，常常會讓你覺得這是個奇蹟。這就像

3　聖猶大禱告詞主要是協助陷入絕望中的人，讓他們相信，在神的照顧之下，沒有什麼是不可能的。

4　自然神學主要討論「既然這個世界上有邪惡，那神如何可能存在呢」。

從黑白的堪薩斯州飛到豔麗多彩的奧茲國，從一個沉悶、潮濕、灰色的地獄來到繽紛的天堂，從青蛙變成公主。在日常的聚會中我聽過上百人的故事，還有他們的關心和接受給我的支持，在這樣的情境下，我真的很難有其他的解釋。

更進一步說，我知道我的吸毒和我的世界觀是有關聯的。當我認為宇宙是友善的，而痛苦可以引出某些洞察力，或至少有時候是有某些意義的，忍受痛苦才有意義。但是，如果我相信「人生爛透了而最後就是你死了」，那我就需要麻醉，而且覺得尋找麻醉也沒什麼不對。如同尼采（Nietzsche）這樣說：「一個知道自己為什麼活著的人，就可以忍受幾乎所有的世界如何運作的問題。」我受苦可以，但是需要有個理由；要不然，為什麼不嗨起來就好？在海洛因裡面，我找到可以保護我不受生活中起起伏伏影響的東西——要戒掉，我需要一個讓我能夠忍受這些的好理由。這個課程看起來提供了我一直在尋找的東西：一種能給我一個歸屬，一個認同，一個讓我能理解這個嘈雜世界的方式。

當時戒酒無名會在流行文化中的無所不在，也有助於幫我掩蓋住其中的矛盾。1995 年，《紐約雜誌》（*New York Magazine*）做了一個封面故事，建議說那是一個找到約會伴侶的好地方；而 1992 年的熱門電影《超級大玩家》（*The Player*）演的就是一位沒有酒癮的好萊塢製作人參加戒酒無名的聚會，只因為這裡是可以談成生意的地方。在 1980 年代晚期和 90 年代早期，「復原運動」正流行。名人像是嘉莉·費雪（Carrie Fisher）、羅賓·威廉斯、艾瑞克·克萊普頓（Eric Clapton）和其他數十名一線的明星，公開的發表他們透過「支持團體」而復原，而所有人都知道所謂的「支持團體」就是戒酒無名會的代號。還有一個主要電視網的節目，以喜

劇演員約翰・拉洛克特（John Laroquette）為主角，從 1993 播到 1996 年。

而且，也很少見到某位成癮的專家在媒體上支持任何另一種做法。的確，任何人敢有別的意見，通常會引起惡毒的強烈反應——就像當我開始寫下衝突的訊息時很快就發現到的。但是在我讀到相關研究之前，完全不知道媒體上對十二步驟課程的正面描繪和科學家蒐集的資料是如何的天差地遠。

然而，一旦完成了前三個步驟，我就發現剩下的也有幫助。步驟四，在整個序列中繼續要求我們要「做一次徹底和無懼的自我品格檢討」。實務上，我們所做的事，就是列出一份認為自己嚴重傷害過的人的清單，包括你痛恨和生氣的人。步驟五就只要把這份清單向另一個人透露[5]。

而我，選擇了一位我佩服的人來告解。潔若汀已經戒除五年了，是個冷靜、睿智、快樂而且善良的人。她有著美麗的紅褐色短髮和榛色的眼睛。她住在東村一個有陽光、佈置優雅的樓中樓，房子裡有一道螺旋梯。當我到達時，她給我一杯花草茶。

因為我一板一眼的個性，我打好了一份二十二頁單行行距的清單。裡面包括對每個事件、人、罪行的簡短說明；上面有我的家人、朋友、前男友、還有毒品的顧客。我沒有把用點陣印表機印出來的紙張分開，整份長長的捲軸放在她大理石的桌上，然後開始閱讀。她對顯然看起來會是一場冗長的會面沒有顯示出任何不安。相反的，她聽我講著，帶著讓我覺得無止盡的同理心和耐心，而沒有過度的反應、驚嚇或是覺得無聊。事實上，她承認她也做過很多那

5　步驟五原文是要「向上帝、向自己、向他人承認自己過錯的本質」。

些讓我覺得很丟臉的事。

我走進潔若汀的公寓時，心中充滿自我痛恨和道德上的嫌惡。但是離開時，我覺得被接受，而且自己是可以被別人接受的，心裡感覺輕盈而輕鬆。透過分享我的罪惡和缺點，我了解到我以前總是覺得自己很不夠格做一個人，是因為我為自己設定了超人才做得到的標準，結果只是讓我恨自己，而因此創造出的沮喪情緒正是驅使我成癮的關鍵因素。讓整件事更糟的是，我因為對自己太嚴厲這一點而嚴厲的自我批評，製造出一個讓自己超級難受的循環，這讓整個問題更加惡化了。現在，我就是一個人——不特別差也不特別好——而這樣很好。我不需要非常厲害才能好好的。步驟四和步驟五教了我這重要的一課。

我的「品格檢討清單」並不是「自我貶值」的實作練習，我知道對有些人是如此，那正是我害怕的。它不是羞辱不是創傷——當它是強迫性的時候就會是這樣，復健治療中心就常常如此。它也不會被用來攻擊我，像是在衝突團體中當你公開說明你的缺點時諮商師常常會做的。我不但沒有感覺羞愧，還覺得得到解放。本質上，這個儀式幫助我將過去留在過去——而稍後還繼續試著看看還有什麼問題可以修補改正，透過後續的步驟。

這讓我有一種往前進步的感覺，讓我得以脫出不斷自責，讓我可以看到自己的行為和性格是可改變而不是注定的；是可塑的，而不是一成不變的。人家告訴我，要有自尊，你就要做值得敬重的行動。透過改變我的行為，我學到我可以改變自己：我可以看到自從停止吸毒之後，我的人生改善了多少。結果是，當你把很多可以自由支配的時間拿來試著幫助別人時，就很難把自己當作一個很差勁的人。透過參與這個十二步驟的歷程，我學到一個新的、適應得更

好的方式，來看待我自己和這個世界。

而雖然聽別人說他的步驟四可能看似很枯燥——特別是要坐在那裡讀整整二十二頁的資料——當我以後幫別人做這件事時，那的確感覺像是一種特權。我發現自己享受協助新來的人，主持聚會，以及其他形式的「服務」。本來看似瑣碎的事變成令人快樂的事。

＊　　　　＊　　　　＊

所以我們如何調和道德與醫學？成癮就像「光」，與生俱來有雙重本質——是一種波或粒子，還是一種罪惡或一種障礙，取決於情境？它是不是一種特殊的情況，不像其他的精神、神經或是醫學的問題，這種情況的確與生俱來就需要一個既是道德又是精神方面的解決之道？還是說，我們現在處理這個問題的方式是一種歷史的遺緒，有一天我們會認為它是無用的、原始的而且有潛在傷害性的，就像我們現在看待冰浴、胰島素休克治療法和額葉切除術一樣？

就我在以十二步驟為本的治療法中所看到的問題，我認為靈性和醫學需要分開，而現行的成癮治療系統需要徹底的改造。但是我同時也相信十二步驟課程並非一無是處，它們只是被誤用了，而且被要求要在專業照顧中扮演一個它根本不應該扮演的角色。

雖然成癮者既非與眾不同的有更多靈性上的需求，也不特別在意罪惡，但是社會支持、人生的意義和目的對復原當然重要。而且，我們可以不用正式的將成癮污名化為「特例」，說那是主流醫療照顧中唯一要祈禱和懺悔的情況，就可以調和道德和醫學的衝突。技巧就在要把自助和專業治療脫鉤，同時認識到兩者都各自有

它的強項和弱項。在克服成癮之類的學習障礙和第二型糖尿病這類需要被教導和給予支持的新型態行為方面，我們的保健系統並沒有設計得很好。在這些案例中，自助可以是解決方式的一部分，但重要的是，不要把這部分當成醫療手段來推銷，也不要把業餘當專業，或是鼓吹任何團體或想法是復原的最佳或唯一的道路。

以我個人來說，要知道參加十二步驟團體是不是我復原的關鍵原因——或另一種方法也一樣有效——是不可能的。事實上，當某人跟我說十二步驟或任何其他治療方式是「唯一有用的」，我有時候會問，說話的人是否有個同卵雙胞胎的成癮者，試過所有其他的方式並且都失敗了，以此為提供反證的控制組呢。缺乏這類的證據——很顯然缺乏的不只是一個個案而是大量的證據——正是問題所在。

的確，真實情況是，單只靠某些軼聞並不足以作為效能不錯的證明。根據資料講話，像是隨機的控制組研究，正是現代醫學比教士和巫師占優勢的地方。我們現在能夠防止或控制小兒麻痺症或愛滋病這類致命的疾病的原因，是科學的方法讓研究者可以決定是哪些因素造成這些疾病，然後進行檢驗並快速的拋棄沒有效果的做法。相反的，軼聞能讓江湖郎中的治療看似有效，而因此阻撓了真正治療的進展達到數年、甚至好幾個世紀。相較於一般醫學，成癮治療的狀況之所以這麼糟，關鍵的原因是它沒有被要求需要科學的證明，甚至連「希波克拉底誓詞」中，第一個也最重要的，要確保不造成傷害這一點都沒做到。

當這些標準應用到十二步驟治療之後，可以清楚的看到，我在復健治療中心或是那些聚會中被告知的是不正確的。戒酒無名會不是唯一的方式，也不是如宣傳上所說的，是「監獄、療養機構或是

死亡」的唯一替代方案。戒酒無名會和類似「十二步驟機構」這類的治療也不是唯一有效的做法。直接做比較的話，它們甚至不比任何其他治療來得高明。2006 年的「考科藍文獻回顧」（Cochrane Review）[6] ——這個最高階的醫學證據常常被很多國家拿來作為決定哪些治療應該包括在國家健保計畫內的參考——明明白白的統整了資料：「沒有實驗證據無疑慮的展現戒酒無名或『十二階段機構』的效果」，作者們下了這樣的結論。

更進一步的，顯現戒酒無名課程真的有效的研究，卻又因為「選擇偏誤」（selection bias）使結果極度有問題。基本上，這表示結果之所以比原來的好看，是因為會留下來的和半途而廢的是不同的人。事實上，根據某項回顧研究，相較於有其他替代方案可以選或是什麼都不選，當你強迫別人進入戒酒無名會時，他們並沒有變好——有時候甚至變得更糟。例如，一項研究針對兩百多名老闆強迫要求他們尋求協助的工人，將他們隨機分配到無名戒酒、醫院為主的治療，或是可以自己選擇治療方式。被強迫到無名戒酒這組表現最差，其中有 63％的人後來需要額外的治療，而自由選擇組和醫院組，則分別只有 38％和 23％。

然而，這並不是說戒酒無名會一無是處。當你看到自願繼續參加的人，就像我當初，他們的表現**的確**有顯著改善。問題在於，以結果來看，很難說這些人能夠維持清醒是因為他們參加了戒酒無名會，還是因為他們原本就很有動機參加並留下來，所以無論如何本

6　考科藍是一群對健康議題有興趣的研究者、專業人員、病患、照顧者及社會大眾組成的國際性且公正獨立的網絡。這個組織主要是要提出可信、方便取得的健康資訊，免於商業化贊助及其他利益衝突的干擾。

來就比較容易成功。選擇偏誤是一個花俏的名詞，用來形容當你比較本質上大不相同的團體的治療效果——然後錯誤的下結論說，是這個治療造成影響而不是本就存在的群組間差異。

例如，有項研究追蹤了 628 名酒精中毒者十六年：一半是女性，年齡大多三十來歲，大多是失業和白人。研究進行之前，他們沒有接受過戒酒無名會的治療，要嘛是已經在勒戒了，要嘛就是在某個可以幫他們轉介而得到治療的中心加入這項研究。要對這個樣本的酒精中毒嚴重程度有點概念，可以看看這個數字：十六年間，這些相對來說是年輕的人中，有 19％死亡了。

然而，在研究結束時，在第一年參加過 27 週或更多戒酒無名聚會的人中，67％戒掉了。在第四到第八年間參加超過 52 週聚會的人，維持清醒的比例是沒來那麼多次的人的兩倍——常來的人有 71％可以維持清醒，其他人則是 39％。這看起來像是相當好的成功率，直到你開始計算其中的死亡人數，以及考慮到從一開始整個團體中只有 28％的人參加超過 27 週的聚會。還有很多其他的研究也大致支持同樣令人失望的結果。平均來說，70％轉介到戒酒無名會的人，在六個月之內就退出，這是史考特・湯尼根（Scott Tonigan）這位花了數十年來研究十二步驟計畫的新墨哥大學研究者的發現。

然而，團體中占少數但是容易接受這種課程的人，的確比較有可能復原。更積極參與所建議的活動，像是幫助他人或是找一位支持者，也會有較好的結果。這是說，我們還是很難說清楚，對這些人來說，如果沒有參與這些活動，那課程是否還是同樣有效。但是既然十二步驟課程的確有提供社會支持，也的確會增強其他已知和復原有關的心理因素，那麼這些課程很可能對某些人確實會造成正

面的結果。進一步說，免費以及幾乎在全世界都是一天二十四小時提供服務的這個事實，讓這些課程變成保健系統中資金不足又被污名化的領域中的一種資源，而在可預見的未來，它的重要性也應該不會稍減。

先說了上面這些，再來說，同樣清楚的是，試著把十二步驟的道德觀強加在醫療或司法系統中，也的確造成很大的傷害。其中有些概念，像是在十四章討論過的墜到谷底的想法，被用來支持對用毒品採取嚴厲的犯罪化手段，和用懲罰的方式來做治療——而兩者都是沒有效果且往往是有害的。其他像是無力感的想法還有宣稱採取這些步驟是唯一的方式如果被當真，是會主動干擾復原過程的。機構化的十二步驟和不受限制的介入病患的生活混合起來，已經導致毀滅性的邪教組織以治療提供者之姿出現在美國的治療史上。這產生了大型的組織，像是「辛納能」、「直截了當」、「一體化」和「全球特殊課程與學校組織」（the World Wide Association of Specialty Programs and Schools, WWASP），他們使成千上萬的人——往往是十幾歲的孩子——因此承受創傷的壓力。

毫無疑問的，我們對待成癮的方式裡特殊的道德本質，是既令人不舒服又是犯罪的，同時它也增強了污名化。這是為什麼調查研究發現，舉例來說，有三分之二的美國人支持在職場上對成癮的人採取歧視的做法；相對的，對其他心理疾病者只有四分之一的人認為歧視他們是可以接受的。這也是為什麼把成癮當成一種健康問題會有這麼大的阻力。主張成癮是一種疾病，而治療的方式是監禁、祈禱和懺悔，無法對它並不是一種罪惡提供充分的理由；它反而支持了相反的說法。當美國成癮醫學會在他們的文獻中定義成癮是一種有「生理—心理—社會—精神表現」的疾病時，就削弱了這其實

就是一種醫學上的障礙，而不是任何相反的概念的立場。沒有任何其他的主流醫學組曾經用過這樣的詞彙。

更進一步說，十二步驟裡，無力感的想法更讓人沒有信心。研究顯示，一個人越相信成癮是一種疾病又對它束手無策時，這個人的復發情況就更糟也更頻繁。即使某些人可以把「無力感」做良性的詮釋，其他人卻認定這就代表他們不但對藥物沒有控制力，也對他們人生的多重面向是無計可施的，包括政治的行動。這對女性和少數族裔團體的成員特別有害，這些人本來就已經面對太多的無力感，從來也不像提出這些主張的白人男性擁有那種理所當然的傲慢感。

教導女性，說她們唯一的希望就是十二步驟團體，也可能讓她們面對性的掠奪者時變得脆弱。很不幸的，一方面因為在成癮者中反社會性格違常的盛行率增加了，另一方面也因為性侵者常常在法庭是被強制要參加，使得掠奪者在這些課程中人數都過多。有項研究顯示，戒酒無名會的女性中，有 50% 曾經有常常委婉被稱為「第十三步驟」的經驗，也就是男性會試著引誘或強迫新加入的女性。我個人很勉強的，成功的避免被一名長期的戒酒無名會成員強暴；我信賴他，有一部分是因為這些課程隱約的教導大家，能長期持續復健的人士是值得佩服的。就我所知，至少有兩名女性不像我那麼幸運。

被迫參加的年輕人也有可能被設定成目標而變成受害者。吸食大麻和喝酒的年輕人也有可能暴露在其他藥物使用者之前，他們不但會說吸食古柯鹼、海洛因、甲基安非他命是多麼美好的故事，同時也知道哪裡可以拿到這些東西。在治療成癮上，「做些什麼事」並不總是比「什麼都不做」來得好：壞的或是不適當的治療，絕對

可以讓情況更惡化。因為這些風險，十二步驟團體絕對不應該強制十幾歲的孩子參加——如果要建議把這個課程作為治療的附帶活動，也應該加上清楚的警告，而且只有在情況已經很嚴重時才能這樣做。

幸運的是，要保留十二部步驟課程可能的好處又要降低其風險是有可能的。把成癮放在其他類型障礙的脈絡之下，把它當成正常的人類行為，就可以做到這一點。首先，特定的經驗，像是食物、關係、毒品和愛情，會影響大腦如何決定動機的高低這件事，成癮一點都沒有什麼與眾不同的地方。這些不道德的行為並不僅限於成癮，所有人都有行為不檢的能力——而且很多醫學或精神上的障礙可以讓情況惡化。任何曾經在減肥時吃了不該吃的東西又「假裝沒事」的人，就知道要改變一個習慣的因應行為（coping）是多麼不容易——而成癮會影響大腦的評估系統，就像令人難抑抗拒的飢或渴那樣。這讓拒絕誘惑變得難上加難。

神經發展障礙，像是憂鬱症，也可以改變大腦如何設定價值，它吸乾生命中所有的樂趣以阻礙它的正常發展，讓任何東西看起來都不值得。思覺失調症也是，常常包括有害的失樂症狀，讓動機扭曲變形。自閉症能讓社會經驗變得比較不吸引人，比較不有趣；恐懼和焦慮也一定可以引起有害的行為。反社會性格障礙，不令人意外的，嚴重地影響價值，而且走到極端時，它和歷史上某些最殘忍的犯罪有關聯。

的確，幾乎所有對行為會造成影響的醫學、神經或精神的狀況，都會影響大腦的評價系統，因此也影響了道德觀：例如，肥胖明顯的提高了飲食的優先次序，而儲物症（hoarding disorder）可以把保有整堆無用之物看得比人還重要。甚至一次單純的流行感冒

都可以，至少暫時可以，改變人內在的驅力和野心，因為免疫的細胞質分裂（cytokines）讓人疲憊又虛弱無力，讓上床休息變成唯一可以做的事情。我們的大腦是具體化的（embodies）——有關成癮和精神疾病之間的爭論，整體來說就是拒絕接受具體化的觀念，而持續需要將「生理」「神經」和「心理」截然區分開來。

　　儘管如此，我們並不會透過要病患參與懺悔或補償，來強調任何其他醫學的、精神的或學習障礙的道德後果。沒有精神科醫院會夢想要強迫憂鬱症的病患寫下自己的「道德清單」——然而很多復健課程有這樣的要求。沒有主流的治療方式會要躁鬱症或強迫症的人臣服於某個更高的力量之下，對思覺失調症也不會做這樣的建議——對流行感冒、中風或失智的照顧更不用說了。結合了很多醫學和精神方面的狀況，人們會變得暴躁易怒、不替人著想、自私、不誠實、甚至暴力，但是治療並沒有包括懺悔、禱告或是賠罪。事實上，如果一名醫療專業人員提出這樣的要求，會被認為是徹底的冒犯和侮辱——就算還不到怠忽職守的程度。

　　十二步驟課程和醫療系統很糟糕被混為一談了。這些團體不是也從來沒有要進行醫學的治療。他們是設計為互助組織的，而不是要進行專業的治療。就像以信仰為根據的團體幫助為離婚所苦的人，就像宗教的信眾組成團體拜訪病患，就像性靈的支持團體來支持癌症病患一樣，十二步驟計畫是要組成某些團體，讓飽受折磨的人們互相幫助。就像沒有人會信賴一位只受過如何將腫瘤移除的腦神經外科醫師一樣，我們不會認為，一個只會讓人從成癮中復原的人會是專家。

　　以結果論，灌輸十二步驟的意識形態不應該是復健的核心成分——這根本就不應該是專業照顧的一部分。它不應該由法庭強制

處分，或是在任何情況下強迫進行，尤其是對女性、未成年或是年輕人。這不是說社會支持無關緊要，但是很多意見也需要能被看到。真的想要有幫助，這些支持需要能被每個個人自由的選擇——或拒絕。

進一步說，且不論更高的力量是否可以讓某些無神論者接受的這個事實，在這個問題上，每個美國法庭的裁決，都發現強制接受戒酒無名會違反了政教分離。是的，要把十二步驟或是一個門把當成更高的力量是可能的——而猶太人、穆斯林和佛教徒可以找他們的更高的力量——但是這並不表示這些課程內在沒有基督教的神學觀。雖然戒酒無名會也可以被視為「靈性但是非宗教」的，但是要求人們在這個架構下找到某種信念的形式，然後來進行道德教育，作為醫療的一部分，這樣實在說不通。允許課程提供者使用懲罰、羞辱和情緒攻擊，以此嘗試著創造出一種無力感或是強迫人們墜到谷底這種做法的風險實在太大。機構裡虐待的情況太普遍了，而且很難約束，即使懲罰性的做法已經被禁止。當工作人員被指示把病患當成說謊者和騙子、而且被告知要明確的嘗試讓他覺得無助時，這實在是無法避免的。

雪上加霜的是，戒酒無名會本身的指導原則說到，其成員永遠都不應該因為將課程介紹給別人這樣「傳遞訊息」而獲得酬勞。這很清楚的違反了第八個傳統，這裡說的是戒酒無名會應該「永遠非專業」而且人們不應該因為「我們一般的十二步驟工作」而獲得報酬。要改變別人的想法，應該要是自願的服務，而且如果有金錢牽涉其中，他就無法達到它性靈上的目的。但是因為各州的標準很弱，又沒有全國的標準，上千名只專注在十二步驟模式的諮商師，每天都接受酬勞進行這樣的工作。

在這個脈絡之下，尤其瘋狂的是——在資源極其有限的情況下——政府和保險公司對大部分在教堂地下室免費就可以做到的工作付出非常高的價錢。復健中心常常一天收費超過一千美元，而且建議療程至少要三十天，而這些費用昂貴的每一天中都有很多小時是花在十二步驟聚會或課程上。其他的治療也顯現有效果，有時甚至效果更好，像是動機增益治療法（motivational enhancement therapy）、藥物治療還有認知行為治療，這些都需要受過訓練的治療者和醫師。為什麼不把所有的治療時間都用來做這些不是可以免費獲得的治療？在復健治療中心教導如何向上帝臣服和記錄道德清單，這不但浪費時間和金錢，還同時增強了污名化，也削弱了把成癮當成醫療問題——尤其是一種發展障礙——的想法。

十二步驟計畫和治療之間的關係應該是這樣的：這些課程可以被建議，甚至在治療期間在現場也可以提供，但是從來都不應該被強迫或是變成正式復健治療課程的一部分。世俗的替代方案像是「明智復原計畫」（SMART Recovery）、「生命環非宗教復原計畫」（LifeRing Secular Recovery）、「女性清醒計畫」（Women for Sobriety），還有專為尋求能夠調節本身飲酒情況的「調節管理」（Moderation Management），這些都應該獲得相同的重視。如果優先建議人們接受十二步驟團體，那就應該清楚的說明，這些組織線很大程度上在全世界都是最容易有接觸管道，而且都是免費的。如果從成癮復原的人應該受到歡迎，獲得接受教育的機會，而且在這個領域優先被雇用，這只有當他們的資格不僅是來自個人的經驗，而且要能了解不同的人需要不同的治療，才行得通。

進一步來看，如果十二步驟是由醫療或司法權威機構建議的，那計畫的優點和缺點都應該清楚的被討論。女性和年輕人必須受到

警告，並不是和課程有關的所有人都是好意的；無論這個人在課程中多久了，仍然有可能是一名掠奪者。事實上，如果課程就代表成癮者的常態組合，那大約每五人中有一個會有操弄他人和不誠實行為這類的性格缺陷。「墜到谷底」和「無力感」的問題，也需要加以說明。

對我而言，戒酒無名會最重要的口號是「喜歡的帶走，其餘的留下」（Take what you like and leave the rest）──而這個訊息應該強烈的昭告所有被轉介過來的人。我個人的確發現十二步驟課程中的道德和性靈方面很有幫助──但是我同時也知道，對很多人來說情形剛好是相反的，而且我不確定對我有用的那部分是不是針對成癮。

還有，成癮的人並不是唯一會因為自己的行為而損害他們社會關係的人。學習如何修補關係，人性的對待自己和別人，漸漸了解自願和服務有多大的復原力，參與像是靜坐或祈禱的這類訓練，讓注意力專注在心靈上而不要只注意自己，這些都對很多人有幫助，無論他們是否成癮。十二步驟只是達到這種目的一套系統──而不是唯一真理。

我們這個治療系統所犯的錯，就是假裝這些教導是治療手段，是唯一能處理已經在道德上被污名化的成癮的障礙。

第 17 章

減害

> 減害（harm reduction）計畫重視生命、選擇、尊重，還有我們認為同情重於價值判斷、污名化、歧視和懲罰。
>
> ——減害計畫海報

我的日子到了，我步伐穩定的走到史奈德法官狹窄的法庭前。法官對我閃過一個短暫的微笑，看起來不尋常的溫暖，然後她簡潔的要我的律師唐和被指派的助理區檢察官走到前方。我試著偷聽，但是聽不出他們在說什麼。不過有個時間點，我聽到迸發的真心笑聲，這在通常充滿緊張和眼淚的法庭裡是非常不尋常的。

我 1988 年 9 月 9 日的出現，和不過四個月之前那次現身的情況截然相反。不再因為戒斷症狀而虛弱，我沒有病懨懨，不再令人心痛的瘦弱，我覺得自己很肥；我應該增加了有 40 磅，這讓我的體重進入健康的範圍中。我的皮膚不再蒼白，且因為曬太陽而變深色。在 30 天的復健治療之後，我在亞利桑那州鳳凰城郊區的一所中途之家待了三個月，在我從那裡走去萬怡酒店（Marriott

Courtyard Hotel）做女侍工作的數哩長路上，我來回走動，曬到足夠的陽光。在某些週末，我會在被峽谷和仙人掌環抱的薩瓜羅湖（Saguaro Lake）中游好上幾哩。

現在，我不再因為成癮或是戒斷症狀而有歪斜的瞳孔了。我的頭髮還是因為染色而褪成可怕的蒼白金色，但至少不再從粗短亂捲的髮叢中突出。我的雙親陪著我，有點不確定的，以我能做到這樣而感到驕傲。我本來沒發現，但是我的外表見證了我的復原，至少就如同語言可以表達的那麼清晰。法官看到的，是不需要手術的確可能完成這樣的生理轉變。但雖然不再因為戒斷症狀而發抖，我仍然害怕有被判十五年強制入監服刑的可能性。

在史奈德法官宣布了我下次出庭的日期後，唐帶我走到走廊上。「她要給妳一次機會，」他用他的布魯克林腔這樣說：「如果妳能遠離毒品，她會想辦法讓妳不用坐牢。」他很謹慎地說，法律上這終究或許不可能，但無論如何這都是大好消息。然後，他告訴我他們剛剛為什麼笑。

史奈德法官對我外表的改善大感吃驚。但是她倒是要稱讚我一件事。「那個髮色啊，」她對唐說：「叫她處理一下頭髮。」我笑了，但是我至少還要一年的時間才了解到她是對的，而改染成自然多了的顏色。

＊ ＊ ＊

還要再過四年我的案子才會完全結束，這段期間我完成了大學教育，在《村聲》（*Village Voice*）[1] 和《旋轉雜誌》（*Spin*）[2] 擔任自由撰稿，而且開始在公共電視（PBS）的查理·羅斯（Charlie

Rose）脫口秀中擔任副製作人（怪異的是，我拿到查理·羅斯的工作，是在我回覆了一則《村聲》上的廣告；我也講到自己曾經是個靜脈注射的毒品使用者作為我文章的例子之一）。在那段期間，我每天參加十二步驟聚會，每個月或至少每兩個月出庭一次，向法官更新我的生活狀態。

面對聯邦重罪的起訴是一個重大的生活壓力，大到可以拿來跟失去密友或面對有性命威脅的疾病相比。我確定可以為此作證。時常，我會覺得自己像是任由一部持續、強烈又思慮不周的殘忍機器擺佈，就像在拖拉機面前的一隻螞蟻。說到無力感：在法庭上，感覺就像我在外國，幾乎不會說當地的語言，什麼都不能做，只能眼睜睜的看著我的整個未來正被用一種我無法了解也無力影響的方式討論著。

但是實際上，我的情況還算好的。我的家庭有能力聘請一位好律師。我們有健康保險。我是白人，我無法知道族裔和階級上的特權有多大程度的影響，讓我可以得到很不錯的成癮治療、回到大學，而且讓我的律師得以向法庭顯示我很快就有能力成為一個受尊重的納稅人。然而，這些確實是有影響的。

我選擇不到哥倫比亞復學，一方面是因為開銷，另一方面是因為我擔心那個環境也許對我的復原會有某種風險。相反的，我去了

1　《村聲》是一份新聞和文化的報紙，是美國最早的非傳統週報。1955 年發行，本來是作為紐約市一個創作社群的平台。《村聲》曾獲得普立茲獎，國家媒體基金獎，喬治·坡克獎（George Polk Award）。在出版最後一期以巴伯·狄倫作為封面的實體版（2017 年 9 月 21 日）之後，《村聲》現在轉型成電子版。

2　《旋轉雜誌》是 1985 年開始出版的美國音樂雜誌。2012 年之後不再出版實體雜誌，改用網站的方式繼續經營。

布魯克林學院，在那裡我再次成為成績優異的學生。要支付自己的開銷，我找到一個接待員的工作，很容易的就讓法庭看到我有在進步，這對沒有我過去的優勢的人來說就困難得多了。事實上，當我需要有某封表示支持的信件寄去法庭時，我很棒的統計學和心理學教授，已故的巴特‧邁爾斯（Bart Myers）在他的信中開玩笑的下結論說，如果法官手上還有任何像我這樣的人，她應該把他們都送到他班上來。

單單是我的族裔，就讓我在法庭上與眾不同。在超過三十幾次的出庭中，大多數情況我都是唯一的白人被告。證據是很明顯而毫無修飾的：法官和大多數律師是白人，而被告主要有色人種。雖然研究顯示，白人使用藥物和非裔美籍人士的比例一樣多，而在販賣方面白人還更高──1980 年代我在常春藤聯校確定看到很高比率的藥用和販賣藥品──只是像我這樣的人，不是一般會被逮捕和起訴的類型。

我多次出庭，主要只是配合所謂的「月曆日期」（calendar date），在這些日期我必須出庭證明我仍然沒有用毒，讓法官和律師可以討論這個案件接下來要如何處理。在這些日子，法官也接受各個案件的申訴和判刑。這些基本上是僵化的官僚式例行公事，偶爾點綴一下儀式化的戲劇效果。律師，大多數是白人，會向法官報告。一個接一個，他們的黑人或西班牙裔案主會帶著手銬被帶走。我會看著那些被判刑的人和配偶、伴侶或孩子吻別，我會看著媽媽們試著讓尖叫的嬰兒安靜下來，還有無聲的哭泣，一邊同情他們一邊擔心我看到的正是自己的未來。

即使現在，這些差異性都還是一種全國性的恥辱。當今，在美國，黑人男性一生中會有三分之一的機率入獄，這個自從尼克森在

1970 年代對毒品宣戰之後就倍增的數值比白人男性高五倍，而白人的 6% 也仍然是高得驚人。種族的不平等明顯受到查禁毒品的做法的影響。1980～2011 年間，黑人因為毒品而被捕的年度數字提高了 164%，而和財物有關犯罪和暴力犯罪都下降了：兇殺案的逮捕率下降了 46%，搶劫逮捕率下降 27%，而竊盜下降了 42%。

進一步看，種族的不平等，幾乎在犯罪司法系統中的任何一個環節都在發生。一份 2003 年的分析，發現黑人因為毒品相關的犯罪而被逮捕的機率比白人高出十倍。根據一份 2009 年的研究，非裔美籍人士因為這類的罪行也有十倍入監的機率。定罪率一樣比較高。在聯邦監獄裡，平均來說，黑人因為毒品相關的犯罪而服刑的刑期幾乎與白人的暴力犯罪一樣長，分別是 4.89 和 5.14 年。而因快克古柯鹼被判嚴屬的「聯邦強制最低刑期」（federal mandatory minimums）的人中，82% 是黑人。

這些都不應該令人吃驚，因為藥品法律的種族主義源頭，以上種種，如我們所見，都是透過激起恐懼和明目張膽的使用種族主義意象的煽動性語言來傳遞的。之所以如此，是透過讓成癮維持是一個道德的而非醫療的概念，這些想法正是源自藥品禁令時的種族主義。

我出現在法庭時，是在 1980 年代晚期，90 年代早期，正是紐約嚴屬的洛克斐勒法條的巔峰時期。這道 1973 年通過的法令，讓尼爾森・洛克斐勒州長可以對打擊犯罪——隱而不明言的，是對黑人——看起來很強硬，作為他參選總統計畫的一部分。這個法條對持有 4 盎司以上或販賣 2 盎司以上的毒品，可以強制的判處十五年到無期徒刑，即使是初犯。這讓我的起訴罪行是擁有及意圖販售

4 盎司以上的毒品，一個 A-1 級的聯邦重罪（felony）[3]。

那是等同於二級謀殺的判決，比強暴更嚴重——因為那些暴力犯罪並未達到判刑的要求，結果就是，在紐約州和很多其他跟著做的州，第一次的非暴力毒品犯常常比強暴犯和殺人犯服更長的刑期。某位法官在對一名他相信不應該長期服刑的被告下判決時說：「他只是持有 4 盎司的這種管制物質，在紐約州會被認為就和奪人性命一樣嚴重。這對我，是絕對的殘暴……然而，我必須執行法律，無論它是多麼愚蠢、無理性和野蠻。」紐約人因為毒品相關的犯罪入州立監獄的比例，1973～94 年間，因為洛克斐勒法而增加到不只三倍。這些判決有 80% 以上——必須入監很多年且不得假釋——當事人並沒有暴力的歷史。

真的講，同樣嚴厲的法規一開始適用在大麻身上——而不只是對古柯鹼和海洛因。從 1973 年開始，紐約人如果不幸被逮到持有或販賣兩盎司以上的大麻，就會面對十五年的牢獄之災。既然這樣法律非常輕易的可以讓白人小孩捲入其中，大麻因此並沒有涉入太久。一旦白人中產階級大學生開始因為抽大麻而要被判十五年，州長和州議員就開始受到政治的壓力。到了 1979 年，大麻製品不再引起嚴酷的判決，再一次的顯示我們對待毒品相關的犯罪，會因為我們認為誰是「典型的藥物成癮者」或藥頭而有不同的做法。2008 年，紐約州因為毒品而坐牢的人**超過** 90% 是少數族裔（直到 2009 年才採取顯著的改進措施：立法者移除了大部分的強制罪低

---

3 美國聯邦重罪有 A 到 E 級。A-1 包括：一級縱火罪、一級陰謀罪、一級非法持有管制物質、一級非法提供管制物質、一級綁架罪、一即謀殺罪、二級謀殺罪七項。

刑期，A-1 等級的聯邦重罪還有最低刑期但也降低了）。

然而，即使回到 80 年代，毒品戰爭很顯然是失敗的，而法庭則對透過這些法令入監的人數之多大感震驚。光是 1985～92 年間，紐約市居民每年因為毒品犯罪而入監的人數就增高到五倍，從 2,000 人升高到 10,000 人。全國的情況也類似：美國人入監率上升了 400%，州立和聯邦監獄的受刑人數，從 1973 年的 20 萬升高到 2013 年的 157 萬 4 千人。如果再算進州和郡立看守所的人口，入監人口就是 270 萬；如果再加上緩刑和假釋的人口，那全部的矯正人口就接近 700 萬或全美人口的 3%。我們現在是全世界最大的獄卒，人口占全世界的 5%。但是受刑人占全世界的 25%。

法庭、法官、監獄、看守所、警察、假釋官，以及這個系統裡所有其他面向，都無法抵擋這場大海嘯，裡面過度擁擠、人手不足、還有文書處理以及其他問題，導致常態性的延遲和錯誤。但是數十年以來，政治上也讓那些其實有能力做出改變的人對這些事實難以啟齒。任何反對這種制裁的人都會被當成「對毒品心軟」，也因此，對民主黨和共和黨來說都是政治毒藥，所以雙方都必須確定他們能證明自己在絕對的毒品戰爭上比另一方更忠心耿耿。

的確，毒品戰爭中最極端的一個反諷是，到了 1986 年我被逮時，紐約市已經變成全國的毒品之都了。當毒品開始散佈時，很多交易，尤其是在東岸，都經由這座城市。我當時正從事古柯鹼事業，眼看著很多用加熱的方式吸食古柯鹼的人，從需要去買粉末狀的毒品來製作可吸入的快克古柯鹼，到光是在曼哈頓就能在數十個街頭角落買到現成的古柯鹼製品。

在我成癮最糟糕的時候，市場成指數的增加，當快克古柯鹼流行起來時，我們已經在洛克斐勒法條影響下差不多十年了。即使遠

不如我所面臨的 A-1 重罪，這些法律也是很嚴重的。如果嚴厲、強制性的判決的確能阻止販毒和用毒，紐約應該是最不會發展出快克古柯鹼問題的地方了。藉由率先採取嚴厲的判決，我們應該不會有快克古柯鹼的流行，或至少受到的衝擊應該比較小。

事實恰恰相反──而國會在這一切都很清楚的情況下繼續在1986～88 年間通過基本上就是聚焦在快克古柯鹼相關法律的聯邦版──這正是一個慘淡無望的例證，讓我們看到藥品政策其實不是真的要防止或管理毒品問題。至於所有類型的媒體中，更不乏有關快克古柯鹼要徹底毀壞中產階級的威脅，例如，光是 1988 年 10月到 89 年 10 月這十二個月期間，《華盛頓郵報》就刊登超過1,500 則和毒品有關的故事，而光在 1986 年的一個月裡，晚間新聞就有 37 則和這有關──被上手銬帶走的人幾乎不曾有住在近郊住宅區的白人。事實上，快克古柯鹼對郊區，從來都沒有像對窮人區造成那樣大的衝擊。

然而，當大家開始得知白人小孩被逮捕和關起來時，毒品問題的解決之道就變得很不同了──就像當初在洛克斐勒法條下如何處理大麻，以及現在我們所見到的，當海洛因和處方鴉片製劑成癮問題變嚴重時社會如何反應。把海洛因當成一個白人的問題，政治人物就呼籲要擴大「減害計畫」──像是針頭交換 4 還有要有獲得毒品過量的解毒劑那若松（naloxone）的管道──而不是要制裁或是把更多吸毒者或低階藥頭關起來，關更久。行動主義者推動的是更

4　針頭交換計畫是一種讓使用注射方式吸食毒品的人可以得到安全乾淨針頭的社會服務。這個做法來自減害運動。吸毒者只要拿用過的針頭，就可以免費或用很少錢換得同等數量的新針頭，藉此避免愛滋病和肝炎的傳染和擴散。

多的治療而不是更多的懲罰。

儘管媒體現在首次宣稱吸食海洛因是白人的事了，實際上，從1970年代開始，海洛因的主要使用者向來就是白人；而從2010年開始，黑人實際上被低估了。進一步說，如果你看的是資料而不是新聞標題，現在受影響最大的群體並不是上層的中產階級——相反的，是下層的中產階級、貧窮的勞工階級白人，他們是停滯不增的薪水、債務、失業、失去抵押品贖回權，以及財務沒保障的受害者。年收入少於2萬美元的人，海洛因成癮率是年收入高於5萬美元的人的三倍。當白人越來越需要面對1980年代快克古柯鹼在少數族裔中流行起來之前他們所面對的相同經濟困境時，他們對烈性而容易上癮的藥品越來越脆弱是不令人意外的。成癮對已經倒下的人會毫不留情地落井下石。

*　　　　*　　　　*

在法官說她會試著避免把我關起來之後，我對自己的未來變得比較不害怕。然而，法律上我的命運仍然不明確。法官和檢察官雙方都可以看到在他們面前的族裔差異性，他們不想讓情況變得更糟。他們當然不想要少數被起訴的白人就此脫身。

結果是，檢方拒絕妥協：他們想要嚴厲的刑期。然而，法官想給我緩刑。既然我有工作，也在復原中，還幫助別人戒毒，她看不出有什麼理由要讓我坐牢。區助理檢察官爭論說，我是因為身為白人才獲得優待；史奈德法官指出她也給某些能夠放棄毒品的黑人和拉丁裔被告相同的機會。經歷好幾次的延宕，幾年就這麼過去了。

我和洛克斐勒法條的交手正式劃下句點，很感謝的，是如此的

官僚式又虎頭蛇尾得讓我幾乎不記得發生什麼事。根據現在密封起來的紀錄，那是發生在 1992 年 7 月 17 日，將近我被捕之後六年了。那一天，法官史奈德同意由我的律師提出的一項動議，在「正義的考慮下」，這個案件被駁回了。

我已經四年沒有碰毒品了，以第三級優等成績的榮譽（cum laude）畢業，在公共電視和自由作家的生涯也剛嶄露頭角。對史奈德法官來說，僵局已經持續夠久了。既然檢方不允許我認一個不用入監服刑的罪，她就當場駁回我的案子。這不但讓我不用入監，更表示我沒有前科。判決中她這樣下結論：「很清楚的，被告在她的復健上已經有了驚人的進展。最重要的是，憑藉著她在成癮後的成功，她已經成為有毒品問題者的一個『楷模』，而且她還繼續作為受毒品和酒精成癮之害者的一個範例。在此時，入監服刑的判決會讓這些成就化為烏有，而社會也不再能從她的努力受益。」

我是極度的、非比尋常的超乎常理的幸運。結果是，我覺得有義務盡己所能讓其他人能夠和獲得相同寬容的對待。如果能不再把成癮本身當成一種原罪，而且超越一個仍然根植於道德和種族主義的醫療模式，我們就可以花更少的錢為更多的人做更多的事。

＊　　　　＊　　　　＊

正當我的案件在司法系統中緩慢迂迴前進時，另一條稱為「減害」的毒品戰線也正開始成形。從 1980 年代開始，這個藥物政策的基本想法，從一個小小的、激進的運動變成主流，到已經對世界的藥物禁令的基礎造成威脅。不像現行的政策，減害了解成癮中學習所扮演的關鍵角色，以及在解決毒品問題上懲罰的失敗。它同時

也根據一個想法：即使在活躍的成癮時期，人們仍然有能力學習和改變。這個洞見很可能救了我一命——而且如果我們更廣泛的接受這個基本原則，還可以救更多人。

1986 年我第一次共用針頭後兩個月，一位從舊金山來訪的減害工作者教我如何保護自己免於感染愛滋病毒。當時，紐約靜脈注射的毒品使用者已有一半呈愛滋病毒陽性反應，但是沒什麼人試著跟我們聯絡。我們被認定除非戒毒否則是毫無希望的，如果沒有正在接受復健治療，那我們就不能學習也無法改變。結果是，當時雖然一天讀兩份報紙，我根本不知道成癮有得到愛滋病的風險。當時對這個疾病的報導幾乎全部著重在男同性戀者，即使有講到成癮也只是事後順帶一提。

在東村我朋友大衛的公寓廚房裡，我正要注射一針時，愛麗絲——他一位來自灣區、在一個靜脈毒品使用者對抗愛滋病的團體中工作的朋友——阻止了我，並且告訴我其中的危險。當她教我如何清理針頭時，我非常認真地看著。愛麗絲強調最好不要共用，但如果真的沒有其他辦法，把漂白劑灌滿針頭至少排出兩次，然後把整支針筒用清水沖洗，這樣可以減少感染的機率。在她示範之後，我就強迫性的清理我的用品，就像我無法避免的使用它們一樣偏執。事實上，我從此每次使用都很謹慎。後來，我知道大衛是愛滋病毒陽性帶原者，還有其他幾個我很容易就共用針筒的人也都感染了。我對自己那麼不明智的冒著這樣大的風險，而且沒有人在乎要救那些我認識而且愛著的人的性命，感到十分憤怒。

在自我教育之後，我也教每個認識的注射毒品的人有關病毒還有使用上的安全注意事項。我到哪裡都帶著裝著漂白水的小藥瓶。我在東村靜脈注射用毒者常去的簡餐廳和正式餐廳的洗手間牆上塗

鴉，說明如何清潔針頭。我嘗試著向其他毒品使用者顯示不是我有多特別，而且只要有機會，注射用毒的人即使不想或不能戒毒也能改變共用針頭的習慣。完成復健治療之後，我開始關心愛滋病和成癮的議題，試著要確保沒有人會因為無知而死亡。

保護我不受愛滋病毒之害的減害運動源自英格蘭的利物浦，而其中很多先驅現在或過去都有使用毒品。這個名詞引自 1987 年羅素·紐康（Russell Newcombe）在英國報紙上發表的一篇文章〈減害莫遲疑〉。文中紐康主張政策制定者必須接受使用毒品是無法根除的，因此反而要專注在讓相關的傷害降到最低。本質上，減害的概念是：毒品政策的目標應該是將負面效果降到最低，而不是用藥與否。到 1987 年，已經清楚知道和非法藥物有關的最大危險正是愛滋病毒。

要對抗愛滋，減害者主張使用兩個關鍵的武器：針頭交換計畫和擴大美沙酮維持療法。1984 年，一個來自荷蘭的靜脈注射毒品使用團體「毒蟲幫」（Junkiebond），透過和當地健康部門合作，分送乾淨的針筒和教大家如何更安全的用藥，來對抗 B 型肝炎的擴散——表示這個想法已有先例。至於美沙酮，即使早在 1980 年代，它都是已知唯一能夠降低注射毒品，長期來講也能顯著降低相關死亡率的治療方法。很不幸的，在當時，美國和英國都有會加速愛滋擴散的政策：有些法律讓乾淨的針頭很難取得，而美沙酮計畫也有限制，讓人無法獲得或留在這個治療計畫裡。在美國，強制戒除和十二步驟滔滔雄辯，開始復原之前必須先墜到谷底，而宣稱成癮者不是無法學習改變使用針頭的習慣就是根本不在乎——這樣的說法充斥在媒體和政治的對話中。

然而，到了 1988 年，英國的減害者說服了保守的柴契爾政府

了解他們的邏輯。那一年，英國政府的藥物濫用諮詢委員會發佈一份報告為獲得美沙酮和乾淨的針頭背書，其中說到：「愛滋病毒的散佈比藥物濫用本身對個人和大眾健康造成更大的危險。因此，所有可能讓愛滋病毒風險行為降到最低的服務都應該優先進行。」這正是減害的核心見解：毒品的使用甚至成癮，不是會發生的事中最嚴重的。

減害的根本原則是：停止嘗試打擊毒品的使用，這些大部分都不會造成傷害；不要專注於變得很嗨在道德上或社會上能否接受；了解到總是會有人使用毒品，而這並不會讓他們變得非理性或比較「非人」。代之以努力找到實際的方法降低或極小化傷害——同時了解每個人都可以學習，只是可能用不同的方式。

例如，注射毒品不必然會散佈愛滋病毒或是其他病毒，但是共用針筒會——所以要提供乾淨的針頭。鴉片製劑使用過量的風險是和本來就會高低起伏的耐藥性連結在一起的——所以要提供維持性的藥物並和那些有更密集需求的人保持聯繫。大部分用藥與成癮或重大的健康後果無關——所以這方面不用擔心。相反的，要找到哪些問題對那些用藥者最有害、有風險或帶來混亂，並且教他們和讓他們有能力為改善自己的生活做一些改變。

從減害的觀點來看，使用毒品甚至成癮都不必然是不理性的；那是對環境的反應，而人們可以學習且做出更好的選擇。然而，這些決定取決於他們自身的價值，這可能和政府或健康照顧工作者不一樣。減害的本質是尊重毒品使用者的尊嚴，了解到無論他們是否想要停止用毒以及用毒是否出於完全自由的選擇，如果有機會，他們可以也的確常常做出一些足以改善自己生活和健康的決定。這把使用者放在決策的中心、把身心障礙倡權運動的「沒有我們的參與

就不要替我們做決定」（nothing about us without us）的口號具體化了。減害明白的欣然接受所有用藥者，包括目前還成癮的人，如果有被教導並提供適當的支持是可以學習的這個想法。它強調有管道獲得這樣的教育和照顧，是毒品問題的主要應對方式。

在酒精政策上，減害（雖然不用這個稱號）早就是成功且相對沒有爭議的。「指定駕駛」就是一個減害的做法：它接受人會喝酒過量，所以想辦法減少酒駕而不是喝酒本身。媒體就是基於這樣的道理發動對抗酒駕的運動。單就針頭使用這件事來說，針頭交換本身是中性的，而把酒駕當成是犯罪或讓他背負惡名的同時，並不會倡議喝酒本身是錯誤的。他們的目標是失能的駕駛。

加在一起，媒體的反對酒駕，還有嚴罰和指定駕駛，對大眾行為健康產生了最大的成功。自從 1980 年代早期大眾開始關心以來，酒駕相關的死亡率已經從 1982 年的 53％降到 2013 年的 31％。在美國的酒駕死亡總數也減半了，從 1980 年代早期超過 21,000 人到 2013 年只稍稍超過 1 萬人（同時也受益於主要是安全帶相關法律的汽車安全的提升）。

但是不同於英國，美國的減害竭盡全力對抗的是毒品而不是酒精。遲至 2008 年，亞倫・萊希納（Alan Leshner）這位國家藥物濫用研究院的前任主管，還在科學期刊上發表一篇文章，呼籲研究者避免使用這個名詞，因為它的合法性是有爭議性的，這對他而言是無法想像的。多年以來，美國政府的代表甚至在國際會議上遊說其他國家也要放棄減害政策，如果做不到，至少要避免這個用詞。當愛滋病是一個迅速的死刑宣告的時代，戒絕式的和十二步驟的治療提供者基本想法上是反對減害的，忽視資料以及他們本該服務的人逐漸死去的事實。宗教領袖和政治人物——無論左派或右派——

都公開反對它。1991 年，行動主義者如前成癮者瓊・帕克（Jon Parker）和愛滋病行動主義團體如「愛滋病解放力量聯盟」（ACT UP）的成員，必須讓自己被捕，在某位法官裁決了愛滋病對健康的威脅比立法反對針頭對大眾健康來說更重要，才能讓針頭交換在紐約合法化。即使現在，由保守派參議員傑西・漢姆斯（Jesse Helms）所支持的，不許使用聯邦經費來做針頭交換計畫的禁止令也都還在，完全不管證據是如此明確的事實。

舉個例子來比較在美國和英國愛滋病的散佈好了。英國很早就採取行動，用減害來對抗這個病毒，這防止了愛滋病在靜脈注射毒品使用者中的流行。的確，擴大美沙酮的獲取管道和乾淨的針頭，使得英國針頭使用者中愛滋病的傳染率從來沒有高過 1%。由於沒有某個受感染的毒品使用者群體來散佈這種疾病，所以在異性戀裡也沒有造成流行，也沒有在懷孕或生產過程中受到傳染的嬰兒。

相反的，在紐約，因為行動晚了，在某些區域，成癮者中愛滋病毒陽性反應的盛行率超過 60%，而一般大眾是 1%。1990 年代，光是在紐約，每年就有 1,000 名嬰兒出生時病毒呈陽性反應，其中三分之二的父母是成癮者。但是在紐約減害計畫快速啟動，有合法管道獲得針筒之後，這個比率就驟然下降了。1992 年，靜脈注射毒品使用者占所有愛滋病個案的 52%。到了 2012 年，數字變成 3%。紐約州現在稱針筒交換「是一種介入手段，可以被描述成愛滋病毒防治的黃金標準」（原文強調）。因為針頭交換和抗病毒的藥品兩者合起來，紐約市不再有「愛滋嬰兒」了。

然而，減害的威力遠遠不止在針頭的散發。在減害計畫中所產生的人際互動，顯示出它更深藏不露的優勢，可以教導人們學會如何改變。減害了解人們覺得自己受到歡迎、尊重和安全時，學習的

效果最好，所以他們就向被認為沒救了也沒希望的人伸出雙手。關於這件事，儘管已經寫了很多年，到現在我仍然覺得減害採取行動的經驗可以深深的感動人。

例如，當我和減害還沒有合法化就參與其中的早期針頭交換者走在街頭時，感覺就像和「花衣吹笛人」（Pied Piper）[5] 在一起。不知道從哪裡冒出來的，這個行動主義者很快被不同族裔、性別、性傾向、社會階層（唯一少於應有比例的是年輕人，這很可能是因為有關針頭交換的訊息會現在較有經驗的使用中傳遞）的靜脈注射吸毒者包圍。很多人看起來很合拍：有明顯可見的痕跡，或是由於重度成癮而造成的病容。然而，不是這樣的也不少：有穿著西裝的男性、拿著拐杖或坐輪椅的老人、推著嬰兒車的女人、你可能期待終會在電影院看到相依偎的夫妻，沒有牽著手，等待著針頭。

然而最令人覺得神奇的，是那種情緒的氛圍。群眾感覺是很良性的，沒有威脅感。他們互動的方式沒有非法藥物交易的緊張感，整體而言也沒有我在美沙酮計畫中經歷到的乏味、沮喪或絕望。相反的，參與者都很感恩，而且不聲張地受到保護。很多人很顯然因為居然有人在乎而大受感動——更不要說冒著被逮捕的危險來幫助他們。那就好像他們不能相信自己的雙眼，而且至少有一剎那，他們憂慮和痛苦的面具可以稍稍掀起來。

第一次來做針頭交換的人，大部分經過多年的成癮和污名化都

5　花衣吹笛人來自德國中世紀傳說〈漢姆林的花衣吹笛人〉（Rattenfänger von Hameln）。漢姆林鎮有鼠患，一個穿了花衣的人來到鎮上，說可以用他的魔笛把老鼠趕走。任務完成後，鎮民卻反悔了，不付答應的酬勞。他要報復，就用魔笛帶走鎮上所有的孩子。很多作家改寫過這個故事，不同版本也有一些不同的結果。

已積習難改。他們主要都是「體面的」人會刻意走在街道的另一側來避開的對象，有人免費、不求回報、沒有官僚的規則要他們遵守或是道德評價的給他們任何東西，對他們來說幾乎是完全陌生的經驗。

他們和主流文化的任何其他接觸──醫師、美沙酮或其他藥物的諮商師、慈善機構、政府人員、甚至是商店──幾乎都會附加一種高劑量的羞辱，像是一個教誨、宗教的推銷、驗尿，或其他方式強而有力的提醒他們的低下地位。幾乎任何一種社會接觸本身，都帶來挫敗、無助或需求。

但針頭交換計畫不是這樣。雖然稱為「交換」，沒有帶著用過的針頭來的人同樣會獲得免費的針頭。雖然強烈建議回收，才能讓這些有潛在傳染性的廢棄物安全地銷毀，但是一般而言並沒有什麼正式的要求。人們就是做原來的自己：一名靜脈注射的吸毒者。結果是，這種原本預期之外的親切幫忙本身就變成一個強而有力的心理介入。更有力的是，有人認為你對自己的健康有能力負責、你值得一個活下去的機會的這種想法，以令人吃驚的方式打開了希望之門。

舉例來說，每次負責針頭交換，我就會發現類似我在 1991 年告訴《旋轉雜誌》的艾倫的故事。第一次見到她，讓我想起自己以前的模樣：令人不快的瘦弱、依賴古柯鹼、蒼白，而且凌亂不堪。她整晚沒睡，等著交換者到來，因為「這是我生命中唯一的好事。他們會聽我說，而且他們把事情做得最好。」但是再一次見到她時，我真的認不出她來。她已經 74 天沒有碰毒品；一個在針頭交換工作的女人協助她進入復健。在此期間，她增重了 25 磅。現在，她的眼睛充滿活力。她微笑著。「終於，」她說：「我想要來

做針頭交換的工作。」

即使正向的結果沒那麼明顯時，他們還是清晰可見的。丹‧畢格（Dan Bigg），一位減害的先驅，透過他的「芝加哥康復同盟」（Chicago Recovery Alliance）率先冒著風險開始分送用藥過量反轉劑那若松的人，他定義所謂的康復，就是「任何正向的改變」。在這個觀點之下，在大多數接觸減害的人身上，它的微光都是可見的。你可以清楚地在工作人員和用藥者之間互動上看到，那是尊重的、支持的；你可以在參與者的眼睛裡看到，當被有尊嚴地對待時，就會顯示出生命；你也可以在用藥者試著彼此照顧上看到，把乾淨的針頭帶去給無法親自來做交換的人。

批評這種計畫「送出錯誤訊息」的人，錯得再離譜也不過了。針頭交換和減害並沒有說：繼續吧，用毒品害死自己，沒有人在乎。他們告訴人們——用藥者和非用藥者——的是，每個人都值得活著和有尊嚴，而成癮不應該變成一個死刑判決，或是被從人性中驅逐出境。對某些最受欺壓最無力的人，這些計畫說的是：我相信你有能力保護自己和別人。我相信你可以做出一些有意義的事。你不需要被迫做出好的選擇。這是非常有價值的一課。

當人們開始受到別人的重視，他們會開始重視自己。即使還繼續用藥，減害也幾乎總讓這些最受創傷、最邊緣化的人感受到溫暖的、社會的接觸。這是面對創傷的關鍵，它提供了繼續成長的基礎。減害和「嚴厲的愛」相反——它是無條件的對人親切，以無與倫比的美所形成的令人震驚的時刻充滿局外人眼中看似無藥可救的醜陋。

*　　　　*　　　　*

我個人和十二步驟的分道揚鑣，始於我知道了減害，以及科學在成癮上的發現。但是我並沒有採取行動，直到復健過程的第七年有了嚴重的憂鬱症。我從來就不是十二步驟的教條信念者，他們相信在用精神藥物就不算「真正的康復」──這是 1980 年代和 90 年代的聚會中非常具有主導性的態度。事實上，我鼓勵很多參與十二步驟計畫的朋友在沮喪時要去看精神科醫師，而且要遵循醫囑，不要理會普遍的反對意見和嘲諷。我認為忽略醫療上的勸告是危險的，而戒酒無名會的官方立場是成員不應該「自己當醫生」。但我自己還是抗拒吃藥。某種程度上，我接受了計畫中的想法，認為「痛苦是所有心靈進步的試金石」，而且使用藥物從任何情緒上的痛苦中「逃脫」只會是危險且適得其反的。

　　那時候我還沒有了解到，太過受苦本身可能比成癮更束縛生命：陷入情緒或身體的痛苦，只能躺在床上什麼也不能做，可以跟陷在房間裡注射毒品一樣糟糕，甚至更糟。我也還不了解自己的偏見，這讓我私下感到自己在道德上比那些需要依賴維持性治療像是美沙酮，或精神藥物像是抗憂鬱藥的人更高一等。

　　然而，1995 年，我走進一條死巷。我開始對所有事和所有人感到擔心害怕。什麼都不能讓我覺得好，甚至只是還過得去。我康復過程的大部分時間，即使在最糟時，我都很有工作動機──但是現在，連這個都讓我覺得慘澹無望和沒意義。工作時我無法停止哭泣，我強拉自己去看一位精神科醫師，她開給我一種加強血清素的抗憂鬱藥。

　　讓我吃驚的是，服用「樂復得」（Zoloft）的第一天，就讓我回想起自己最早的使用麻醉藥品──用致幻劑──的經驗。我吞下第一片藥片後不久，就有一種當初使用迷幻藥時的感官感受，裡面

有種感覺好像事情要開始變得怪異了（這很可能是因為兩種藥物都影響血清素的受器，怪的是這些感受都是在腹部而不是大腦）。的確，很快的我也有了輕微的幻覺。每當閉上眼睛，我就會看到色彩鮮豔的複雜幾何圖形，就像之前使用致幻劑時所看到的；有時候即使張開了眼睛，這些圖像還會流連不去，尤其是看著一片空白的牆面時。我打電話給我的精神科醫師，她叫我把劑量減半，說幻覺會過去。我很懷疑，但是接受了她的指示。

然後，兩天之後，幻覺圖像的確消失了，但憂鬱和毫無樂趣的感覺卻一點也沒有減少。我甚至發現自己懷念起致幻劑所引起的迷幻感受。直在那個時間點，我才了解到為什麼當初古柯鹼早就不再令我感到享受之後我還繼續使用。雖然，我的確有感覺到像是神經化學上的某些驅力要我去打一針古柯鹼，但是我的心思被引到對某種事物有所感受，即使只是微乎其微的感受，也比失樂症好。

我的抗憂鬱漫漫回鄉路過了十天，終於感覺到第一個治療效果。我注意到我想要寫作。在這件事再加上一個圓滿的句點，是當我完成一篇「社論對頁版」（opposite the editorial page, op-ed）[6] 的文章時，我真的有覺得比較好。這種愉悅感和驅力上的小小提升，讓我覺得有點樂觀，足以降低讓我不願意做任何事或見任何人的擔憂感。這導致一個令人大吃一驚的結論：我現在可以看到我的憂鬱症的關鍵，是無論如何都沒有能力有「好」的感覺。沒有了這個能力，我根本沒辦法做出任何改變，就像之前成癮讓我完全的麻木和不知所措。這種痛苦不會帶來成長——而是完全的停滯。

6　「社論對頁版」是在歐美的報紙或雜誌上，刊登在正式社論對頁的文章，通常由編輯部的成員以不署名的方式，或由外人所撰寫的評述性文章。

當然，憂鬱本身毫無樂趣可言的這個事實並不特別令人震驚。但是之前居然沒有注意到，失去的是那麼多種的愉悅和安慰感，這的確讓我覺得很特別。我知道它們重新出現時，心裡大大的鬆了一口氣，同時也在想，直到它們回復之前，我根本沒有注意到它們的消失。因為我過去沒有能力體驗愉悅感，看起來，我好像也沒有辦法回想以前的感受或想像在未來可能有的感受。這，當然也讓我更產生難以抵擋的憂慮。如果連要記得過去好的經驗都不知道如何做到，你就無法認為未來會是友善的。

　　當藥完全開始作用時，我感覺到自己的轉變——事實上跟我第一次發現海洛因的感覺很類似。但不是狂喜或飄飄欲仙，相反的，樂復得提供一種整體的舒適感和安全感，一種降低我過度敏感的感官的緩衝器。這，遠遠勝過狂喜的感覺——真正讓我無法離開海洛因的東西。我並不想持續的狂喜；我想要的，並不是時時刻刻覺得充滿各種強烈的感覺和情緒。事實上，在歷史上，鴉片製劑是最早的抗憂鬱劑之一，而現在有研究建議，如果其他治療沒有效果，維持鴉片效果的藥品舒倍生（Suboxone）可以用來幫助憂鬱症。

　　對我而言，服用抗憂鬱劑時，我並不是「比好還更好」，只是維持在一切還好的狀況。我心裡那種沒特定目的憂慮氣氛，現在被一種中性或稍微正向的情緒所取代。換句話說，我不再害怕碰到朋友或害怕電話。我會因為簡單的成就而感到愉快。如果某些可怕的事情發生了，我會適度的覺得不開心；不同的地方是，我現在看到電視廣告裡的家人團聚情節不再無法控制的哭泣。我覺得自己是有能力的，而且沒有那麼需要別人。我過去想從十二步驟聚會得到的安慰，不斷的打電話給贊助者和其他人想要重複的獲得確認，現在看起來不再那麼必需了。我覺得可以接受自己的現況。我可以少恨

自己一點，因為我自私的需求和擾人的擔憂，現在真的比較沒有那麼迫切了。

弔詭的是，藥物給我的，是對自己的想法和行為有更大的控制力，以及更多的自足。當我感到惱火時，仍然會選擇做出無法控制的動作，但我現在也更能選擇不這樣做。覺得寂寞時我也可以找朋友，但不再覺得寂寞是某種祕密的缺陷的結果，而這個缺陷代表的，要嘛是沒有人會真正的愛我，要嘛就是如果他們愛我我也感受不到或不相信。這重新架構了我復健的觀點，讓我再次地了解心理學如何影響人的心理。它降低了我情緒的強度，讓我能夠更有同理心。另一個弔詭是：樂復得能做到這一點，是透過讓我變得比較不敏感，這表示我能夠在別人痛苦時降低自己的憂慮，然後真的可以試著幫助他們，而不是因為整個情況太令人難受就逃開或退縮。

某些研究認為所有抗憂鬱症的作用都其實是安慰劑效應，這種「選擇性血清素再吸收抑制劑」（Selective serotonin reuptake inhibitor, SSRI）所造成的「遲鈍」效果一再的被複製。實際上，即使某些認為這些藥物主要只是安慰劑的精神醫學領域的批評者，還是會把這個情緒敏感度的降低視為一種真正的藥物效果。然而，有點不合邏輯的是，這些批評者中很多人把這當成一種可怕的副作用而加以譴責，忽略這些「安慰劑」的確是透過這種藥理機制，而對某些人產生真正作用的可能性。

然而，宣稱美沙酮和其他類別的維持性藥物會自動把人變成沒有情緒的活殭屍，這就不只是違反邏輯了。並不是每個人與生俱來有相同的硬體設定，也不是每個人都需要更敏感。有時候，越少就是越多。太多的情緒，就和太少情緒一樣會造成社會問題。對因為感官和情緒超載而導致成癮的人，這樣的放輕鬆是很關鍵的。的

確，使用正確劑量的維持性藥品——無論是抗憂鬱藥或是鴉片製劑——的人並不是「麻痺了」，他們有正確的敏感度，讓情緒能有最佳的功能。既然人們一開始在硬體上就不相同，每個人各自的起點就會影響他們需要什麼才能到達對的地方。如果你的基準線比正常高太多，相較於基準線遠低於你的人，你會需要一帖不同的藥方。

當然，對一個不夠敏感的人，降低情緒反應真的可能很糟糕，甚至會因此產生自殺的念頭或是病態的倦怠感。對一名反社會者，這甚至會讓同理心下降得更多，導致災難性的後果。對其他人，這確有可能是中性的；然而對我來說，這是正面的。藥物作用的方式不只取決於它的藥理，同時也受到個人的基準線的影響。如果你在某個面向上起點遠高於其他人——即使是看似好事，像敏感度——那麼讓它降下來可能是有幫助的。可能就是因為人們與生俱來就有不同的硬體，抗憂鬱劑可以引起的各種不同的反應，會讓同一種藥成為毒藥、萬靈藥或安慰劑，取決於劑量、時機和病患本身。

結果是，爭論說真正的復原之路只有一種，而需要抗憂鬱劑或鴉片類維持性藥物的人應該當成二等公民，或是說他們根本「沒有真正的康復」，就跟主張放射治療是癌症的唯一治療方法，說那些化療結果很好的人「不真的是」癌症倖存者一樣荒唐可笑。不同的神經迴路導致不同類型的成癮，不同的硬體和不同的需求會需要不同的治療。所以同樣的做法對不同的人有相反的效果並不令人吃驚，因為吸毒的人有各種不同的理由，也有著各自不同的成癮危險因子。只因為某些人的血液中有特定的化學成分就歧視他們——先不管這些成分實際上如何造成影響——就如同只根據身體的特性，像是族裔或性別，來歧視別人一樣不理性。重要的是什麼對不同的

Unbroken Brain

個人最有效；而什麼最有效，會由個人的生物特性和他過去學到了什麼這兩者的複雜互動來決定。

＊　　　　＊　　　　＊

　　所有這一切加起來，結果就是成癮是由學習驅動的，而不只是暴露在某個特定的物質之下，有某個特定的基因特性或經歷過創傷。成癮會根據物質、個人或經驗來運作，並不是它的本質——一種習得的強迫行為，讓個人即使受到懲罰也要繼續，這才是重點。要有效的討論成癮，我們需要了解成癮之所以如此多樣化，正因為它是在個人的成長而習得的，所以會造成各種不同的結果和需求。單一的治療不可能應付所有的情況。然而，因為學習有影響，所以所有能成功治療成癮的方式的確有一些共通點。

　　舉個例子，要幫助人們克服學習的問題，必須待之以同情和尊重。所有能在學校有好表現的學生都覺得受到歡迎和安全，事實上，相較於把孩子當成嫌疑犯對待、認為孩子需要用毒品檢測和金屬探測器之類的非人性方式監督的學校，能夠產生真正社區歸屬感的學校被發現有比較少的毒品問題。人們在可以和別人相連結的環境中學得最好——而不是充滿威脅和恐懼的地方。

　　減害了解成癮中的這些社會和學習成分。它「在人們所在之處相遇」[7]，並且教他們如何改善自己的人生，無論他們想不想戒

---

[7]　「在人們所在之處相遇」（meets people where they're at）的相反是「他們應該在哪裡」（where we think they should be）。這是助人專業的一種態度，表示助人者主動伸出援手，到需要協助的人會在的地方提供協助，而不是被動的等他們上門。

除。正如減害的先驅亞倫‧馬勒特（Alan Marlatt）所言「減害並不是要試著移除一個人應付問題的主要機制直到有其他方式能取代」，相反的，它允許人們學會新的技巧才離開毒品，而不是試著強迫他們反其道而行。在很多個案中──特別是創傷最重和被剝奪公民權的人──這可能是唯一的康復之道。現行的必須戒除的治療模式預後很差，可能正是因為他們不了解這一點，至少對某些個案是如此。

不論如何，一旦了解成癮是一種學習障礙，在防止和治療上，同理心所扮演的關鍵角色就很清楚了──就像強迫的或司法正義式的做法都不適當一樣清楚。無論是在什麼情境下，可以讓學習複雜材料變得比較輕鬆的那些相同的因素，也對成癮者有幫助。舉例來說，語言這種人類必須學會的最困難的智性挑戰之一，是在幾乎完全沒有懲罰的情況下學會的。嬰兒學會講話，不是因為如果他們做不到我們就會打他，也不是因為當他們犯錯時我們就把他們鎖在衣櫃中。相反的，孩子開始說話是因為那很好玩，會獲得鼓勵，而且可以和別人建立連結關係。

無論孩子或成人，都是覺得安全和想要學習時學得比較好；同樣的，成癮者是不是在平靜而不是威脅的，不把他們當壞人，而是把他們當成缺乏訊息或技巧而且教師可以和他們分享的情況下，對治療有比較好的反應。當學生的角色比當病患更有自主權，就像在復健完成時含糊其辭地稱為「畢業」一樣。但要真正的了解成癮中學習的角色，需要我們的系統在處理相關問題時做出遠大於此的徹底改變。減害的興起只是一個開端。

第 18 章

奇異島路線

做一種非法的藥品，然後再做一種，比較危險的那個
會留著。

——麥可・鮑爾（Mike Power），

《毒品 2.0：改變世界如何嗨起來的網路革命》

就在幾週之前，「宇宙角落」[1] 剛進了很多合法的麻醉藥。市
中心一頂條紋式、糖果色系的大帳篷裡，在一個明顯 1970
年代的氛圍下，這家連鎖店販賣一些影響精神作用的，取名像是
「心靈之旅」、「合成大麻臭鼬」、「見鬼了」、「星際奇兵」，
以及（我個人最愛的名字）「珠穆朗瑪之圖博短笛」之類的產品。
這些產品大多數都保證有某種類似抽大麻的經驗，有些宣稱效果與

1　「宇宙角落」是「陽光白日夢」（Sunshine Daydream）公司旗下的商
　　店。「陽光白日夢」本指 1972 年拍攝死之華樂團的一支音樂紀錄片，雖然
　　有在小型影展播放，也可以線上下載，但直到 2013 年才正式發行。「陽光
　　白日夢」公司在 1990 年成立，販賣紀念性的服飾、音樂、蠟燭、掛毯、紮
　　染、香等等商品。「宇宙角落」另外還販售電子菸和大麻吸食品等等。

海洛因類似，其他的則模仿狂喜的效果。它們全部都是含有新發明的、合法的合成藥物，上千的藥片包在通常是保險套大小的包裝中出售。

在大多數國家，像這種新合成的精神作用物質還處在一個灰色地帶，它們的內容物並沒有被明確的禁止，而且包裝上有標記「不可給人類食用」，因此至少在技術上這些交易並不違法（在全世界來說，販售新的且未經檢驗的化學製品當作食品或藥品當然基本上是違法的）。這些所謂合法的讓人嗨起來的東西發展得很快，常常在政府正式禁止某樣產品之後，後繼的產品立刻就出來了。不令人意外的是，在這些新的化學製品尚未進行動物實驗——更不要說人了——的前提下，其中有些和精神錯亂反應、癲癇發作和死亡有關聯。即便如此，在美國，很多便利商店、加油站和提供其他吸毒全套設備的麻醉藥品店，還有線上，都有販售。

2014 年 5 月底，我正在紐西蘭奧克蘭（Auckland）的「宇宙角落」外。從 2013 年 11 月 3 日到 14 年 5 月 8 日，數十種新的精神作用物質已經獲得政府官方認可，可以不用處方箋就販賣給人類使用。這些是真正合法的「合法致幻劑」（legal highs），「宇宙角落」有許可證為證。歐洲、美國和聯合國的專家都興奮的觀察著紐西蘭採取這個史無前例的藥品政策。奇異島 2 正嘗試在人類史上第一次制定一套理性的系統，用來檢驗、核准和管理迷幻藥。為了創立一套真的能夠減害並將人們學會成癮的機率降到最低的藥品政策，這種創新的思考方式是必須的。

2　奇異鳥（kiwi）又名鷸鴕，是紐西蘭國鳥。另外，紐西蘭也盛產奇異果（kiwifruit），所以這裡用奇異島來代表紐西蘭。

2013 年，聯合國負責毒品的單位在他們的《世界藥品報告》（*World Drug Report*）中承認「第一次，國際藥品控制系統面臨重大的困境，因為所謂『新精神作用物質』這個現象的快速發展而且變化無窮。」到 2012 年，美國高四學生中，有十分之一說自己在過去一年中試過這樣的物質——基本上是一種被市場定位為大麻代替品的東西。這讓合法致幻劑成為僅次於大麻本身第二受歡迎的東西，而幾乎很確定的，自從有統計數字以來，它是新迷幻藥類中竄起最快的一種。

我來到這個地球底部的小島國，以便更了解這些藥物所帶來的激進替代的走向。全世界第一個對藥物設定安全和效能標準的，是 1906 年設立的美國食品藥物管理局（American Food and Drug Administration, FDA），現在，幾乎所有的國家都有醫療管理單位來執行類似的工作。

然後，到了 2013 年，還沒有任何國家曾經嘗試建立一個系統，用來管理非醫療用途但是可以改變意識狀態的藥物，儘管它們實際上已經四處泛濫了。如我們所見，我們現行對規範——或就直接禁止——非醫療用途藥品的方式就不是來自任何科學或理性的過程。例如，沒有任何明智的政策制定者可以合理解釋，為什麼允許像香菸這種減少人類平均壽命十年的藥品做商業販售，卻以坐牢懲罰使用一點都不會增加死亡率的大麻的人。我們的政策並不是以理性、風險評估或邏輯為根據——只是根據歷史。

要產生真正可以降低成癮和因藥物造成的傷害的策略，我們需要做科學的評估。減害給我們的啟發之一，是評估時無法隔離藥物的風險。與某個特定物質有關的藥理上的風險，需要把和黑市有關的傷害，像是疾病、犯罪和貪污一起納入考慮——還有和執行毒品

相關法律時的傷害，像是入監；還有使用者可能因為無法取得而用其他替代物質所造成的傷害。這就是為什麼了解學習在成癮上到底扮演什麼角色特別的重要。藥理學、劑量還有文化上的信念，都會影響成癮的發展。這些都無法透過徹底的禁制來控制，卻都可以透過管理得當的市場來改變。

紐西蘭開始試著透過建立對合法致幻劑的規範，就是在做這件事。

＊　　　　＊　　　　＊

紐西蘭成為第一個嘗試以建立食品與藥物的管制單位來管理麻醉藥物的國家，有幾個重要的理由，其中兩個和他們的歷史和地理有特定的關係。第一是她和古柯鹼和海洛因之類的傳統非法藥物的交易路線是隔離開的。「載著古柯鹼的船不會在這裡停靠，」麥特·鮑登（Matt Bowden）這樣說，他是一名蒸氣龐克（steam-punk）吉他手和合法致幻劑的製造者，而他本身，很可能就是他的國家會率先決定採取行動的第二個主要理由。

在奧克蘭當地以「合法致幻劑教父」聞名的鮑登，43 歲，IBM 電腦系統工程師，一位鋼琴教師七個小孩中的老二，有著榛色的眼睛和一頭蓬鬆的亂髮，他一邊笑著一邊帶我參觀他乾淨明亮的白色和鉻色實驗室，也就是他的公司「星際奇兵國際公司」（Stargate International）的珍寶。在這裡，他希望能創造出符合精神活化物質管理局（Psychoactive Substances Regulatory Authority）——正是透過他本身的遊說而成立的——安全標準的新藥。

作為一名致幻藥物和銳舞（rave）派對的愛好者，當他無法用音樂維生時，鮑登成為一名「藥草興奮劑」的營銷商（產品像是紅牛飲料，或是過去在美國做為健康增補劑、現在已禁止的「天然」興奮劑麻黃）。非正式的，他在 1990 年代開始學習藥理學，要尋找不違法、可以當成安全的興奮劑來販售的物質。他的時機很完美：正要進入二十一世紀，網路和顧客隨選的製造業，正開始讓藥物的行家可以透過網路，從中國和印度的實驗室訂購新的物質而不被問任何問題。很快的，許多行內人開始在網路論壇裡比較彼此的心得。

自十九世紀這個讓購買古柯鹼、鴉片和大麻就像購買阿斯匹靈一樣容易的早期全球化風潮以來，藥典從來沒有如此的迅速發展又毫無規範。而且從所有的指標看來，未來的發展只會更加速。2014 年，史丹佛的研究者示範，用基因改造的烘焙酵母菌做出嗎啡之類的鴉片類藥物是可能的；2015 年，研究者又示範成功大量製造這種物質的過程。某些相關的科學家已經開始呼籲要嚴格的控制，以防止這種酵母菌流到毒品販子手中，但如果可以產生無限量藥物供應的這種自我繁殖有機體流入個人使用者的手中，那整個市場就會永遠的改變了。很快的，如果連傳統非法物質或違禁藥品的製造都可以變成高度分散的小村舍工廠，就會造成與 3D 列印武器對槍砲管制所造成的恐懼相同的管理上的挑戰。

在 1990 年代，當鮑登開始他的旅程時，紐西蘭的俱樂部很快的對甲基安非他命著迷，而當使用者從吸食變成注射時，就轉變成失業、妄想以及健康惡化的泥淖。這個浪潮掃過鮑登本人和他即將成婚的太太克莉絲蒂，一名「閣樓寵物」[3]。當他們相遇時，她是個脫衣舞女郎，而且已經開始注射毒品。當他給她下一道最後通

牒，說要嘛妳要停止，不然我就會開始注射時，她二話不說拿了一根針筒給他。「他無畏的跟我一起跳到最深處，」克莉絲蒂說。當他們成癮的情況變糟時，一間冰毒實驗室爆炸，殺死了他們的密友。另一位朋友在派對中撞穿一扇玻璃門，而且相信自己是打不倒的，用一把武士刀刺穿自己而一命嗚呼。鮑登知道，一定有比較安全的替代藥物。

在製藥的文獻中，他發現一份極具吸引力的資料，是有關一種叫作「芐基哌嗪」（benzylpiperazine，簡稱 BZP）的物質。在 1970 年代曾經被提出作為抗憂鬱劑，但從沒獲得核准，因為成癮性的測試發現興奮劑的使用者喜歡它。除此之外，BZP 看起來好像沒有重大的安全性問題——結果，它實際上並沒有高度成癮性。「它並不會獎賞無節制使用的行為，」鮑登說：「使用的隔一天，你會覺得自己有一段時間不會想用它。」最棒的是，BZP 不在紐西蘭的官方管制物質清單上，也不受國際藥物法規的禁制。

結果，鮑登想著 BZP 可能是冰毒的一個比較安全的替代品。像他這樣的俱樂部咖，會想要某種可以提供足夠的精力整晚跳舞跳不累東西。與其忽略這種顯然不會消退的需求，何不提供一種有相同的功能但不會引起無節制地使用或藥物過量的不同物質？鮑登說他一直把自己的工作當成是減害，雖然也承認自己有從中獲利。

2000 年，他開始有一些小量印度製造的 BZP。很快的，鮑登本人把這個藥轉成類似美沙酮對海洛因成癮的用途，一種自製的、取代性的治療。「我從生物層次上看待自己成癮的議題，」鮑登

3　「閣樓寵物」是美國版的《閣樓》雜誌，每個月（還有每年）會選出一名雜誌中的模特兒，被稱為「寵物」（Pet）。

說，談到他看到很多其他人用 BZP 來降低或排除自己的甲基安非他命的習慣。「它是有用的，」他說：「人們可以有自己的人生，可以做正常的工作，並且不再和組織犯罪有牽扯。我們認為這是很重要的。」

然後，鮑登開始大量行銷 BZP。他在麻醉藥品器材店和便利商店販售，希望直接和冰毒藥頭競爭。不久，他已經在販售上百萬的藥劑了。幾年之內，一項研究發現全紐西蘭成年人中，有 20% 用過「合法派對藥丸」──由 BZP 製成的產品就是以這個名字為人所知。同時，在自我報告曾經使用合法派對藥丸也用過非法派對藥物的人當中，將近一半說自己使用 BZP 來取代非法的毒品。

選擇這種藥販售，對鮑登和紐西蘭都極端的幸運。很多經過製藥工業更廣泛檢驗的物質，直到已經普遍販售後才發現有傷害性、甚至致命的副作用。現在已經停產的止痛劑偉克適錠（Vioxx）會造成心臟的問題，只是近期的一個例子。即使大型的臨床試驗，也常常會錯過少見但很危險的效果。

然而，很幸運的，BZP 看來並不會造成永久性傷害。「2400萬顆（BZP）藥丸，在超過八年半的時間裡，在 950 萬種不同的情況下被 40 萬消費者使用，沒有造成死亡或永久性傷害。」鮑登說，引用一份 2007 年他委託一名獨立研究者所進行的分析。紐西蘭政府的研究基本上也確認了他的說法。結果發現，沒有死亡是指跟 BZP 有關的，但有一兩個致命個案是與其他藥物一起使用（其中並不知道其他的藥物本身是否為致命的原因，所以也不確定 BZP 有沒有影響）。

隨著派對藥丸的擴散，媒體大表疑慮，你可以想像他們對一種在全年無休的街角商店販賣，孩子都唾手可得的新麻醉藥劑會有的

態度。很快的，有關 BZP 聳人聽聞的封面故事，取代了冰毒的流行。「紐西蘭官方人員，有沒有被逮到偷偷使用這個最新的時尚化學物質？」一篇典型的文章這樣問。但是鮑登百折不撓，也有運用媒體的能力。他做到幾乎在每個故事都現身說法，準備好數據說明為什麼 BZP 相對於非法藥物是「一個安全的替代方案」。他早就從長計議，主張這種新的精神活化物質應該受到規範而非禁止。以個人來說，他是想成為一名合法藥物的大咖。

然而，到 2004 年，不顧逐漸增長的公眾的關心，鮑登和 BZP 還是面臨了政府的調查。在此，鮑登正面迎擊仔細的審查。他直接面見衛生部長——往往穿搖滾風服飾、編著及腰的「玉米壟」金色髮辮——而且開始和可以向國會建言的「藥品專家委員會」（Expert Advisory Committee on Drugs）之類的團體會面。鮑登主張，星際奇兵對國內冰毒流行的回應和國家的減害藥物政策是一致的，而這是政府幾年前就正式欣然採納的。鮑登說，要減少傷害最好的方式，就是要找出比較安全、可以可靠販售的藥物。

紐西蘭是個有 450 萬居民的小國，有一個小政府，偶爾有能力做出令人驚豔的冷靜決定。當衛生部長對此喧囂的反應是下令成立一個專家委員會來研究 BZP 時，丹尼丁（Dunedin）奧塔戈大學（University of Otago）紐西蘭國家成癮中心（National Addiction Centre）的前主任道格・賽爾曼（Doug Sellman）博士是小組成員之一。賽爾曼看起來很有傑出研究者的樣子，短白髮、帶著眼鏡、有種和藹的權威者的感覺。既然審查 BZP 是他的工作，賽爾曼決定親身試試，作為他的研究的一個追加資料。

「我去到宇宙角落，」他說：「他們給我這個小包裝。我週五晚上回到家，服用了它，然後坐在電視前面，等著。」一開始什麼

也沒發生。「但不尋常的是，我到凌晨四點還坐在電視前面，我就是不需要去睡。」他說。第二天他有了自己所描述的世界最糟的宿醉。「我回到（委員會）然後說：『對這個藥你們不用擔心，真的。』」他說，舉證說並無狂喜感和後遺症。

2004 年 4 月，賽爾曼的委員會公佈報告，結論是 BZP 不符合危險藥物的定義，因此在法律上不應該禁止。然而，它也無法歸類到其他合法的類別，像是食物或藥品。報告建議政府可以考慮設立一個「新的分類，這樣可以涵蓋某些程度的控制和管理」。它就這樣悄悄的開始了。

在此同時，派對藥丸市場早已爆炸開來了。不用多久，它每年就可以賺取 1500 萬美元。鮑登現在有了無數的競爭者，其中很多根本不在乎減害。有些人販賣的 BZP 是完全瘋狂的高劑量。使用者也開始用來讓自己無限制地飲酒。到了 2006 年，紐西蘭 18～24 歲的男性中有 40％報告自己在前一年至少使用過一次派對藥丸。更令人擔憂的是，每 100 名使用者中有一人表示用藥的結果是進到急診室，有像是癲癇發作、發抖和混亂的症狀。2007 年，BZP 已經被視為全國性的威脅。雖然沒有造成死亡或永久性的傷害，翌年政治的鐘擺盪過來，BZP 就被禁止了。

*　　　　*　　　　*

如同很多其他國家發現的，在法律上禁制一種合法致幻劑並不能解決問題。奇異島 BZP 的禁制使用的是一種現在全球都很熟悉的模式的早期版本：合法致幻劑軍備競賽。一個物質可以被禁止，但是這只會讓它被另一個物質所取代，有時候新的比前一個更有

害。「我已經禁止了 33 種不同的物質，51 或 52 種不同的產品，而他們不斷的修改配方，不斷的再出現。」紐西蘭副衛生部長彼得・唐（Peter Dunne）告訴當地的報紙，一邊回顧 2013 年那段最糟的時期，當時紐西蘭有超過 4,000 間店在販售合法致幻劑。

再一次的，政治上的壓力要求有所作為。但是到底要做什麼？結果是，和禁止單一藥物大不相同，禁制所有可能的藥物造就的，正是快速供應鏈、去中心化的製造廠的興起，以及網路在全球的推波助瀾。國家無法禁制所有讓你興奮的東西；那等同於禁絕酒精、咖啡、香菸，也許還有辛香料、性和搖滾樂。他們也不能輕易的禁止毒品的「同功異質物」（analog），先發制人的禁止任何與大麻或古柯鹼等已知的藥物化學成分類似的東西。

美國試過了，但這樣的立法是很難執行的，因為某些分子看起來很像，卻有不同甚至相反的作用；有些藥物在化學上很不像，卻又有完全相同的作用。例如，某種物質化學結構上和大麻中作用成分相近，可能實際上卻可以阻隔大麻所產生的興奮效果；同時，一種有完全不同結構的藥物，可能可以提供完美的大麻吸食後的效果。這兩者，哪一種才算「大麻同功異質物」呢？

化學家可能會認為是第一種，藥理學家則可能覺得應該是第二種。專家無法對什麼是同功異質物有共識，讓舉發這些案件變得很複雜——而美國最高法院最近裁定，檢察官必須證明販賣者知道藥品是同功異質物才能定罪。我們對「健康增補劑」的寬鬆規範，允許很多「天然」的物質不受檢驗就可以販售，讓整件事更晦暗不明。檢驗這些健康商店的產品，常常會發現新的、有時被當成合法致幻劑來販售的精神活化物質。

讓事情更複雜的還有，全套式的禁制某個可以取代非法藥物的

化學成分，就會冒著不小心把阿茲海默症之類的解藥也禁掉的風險。一旦一種藥品變成管制成分，對它進行研究就受到限制，而且常常需要昂貴的執照費。很多公司會直接不用那個化學成分，即使它看起來很有前途。

越了解這些問題，用禁制的方式看起來就越行不通。而紐西蘭面臨合法致幻劑危機時最終脫穎而出的解決之道，正是鮑登一直以來捍衛的：讓藥品得以販售，但是只有最安全的那些。

＊　　　　　＊　　　　　＊

多年來，鮑登在遊說和藥物製造上都有專業水準，雖然他也賣過很多產品，從搖頭丸替代品到合成大麻。2004 年後半，他成立了一個商業團體「紐西蘭社會滋補劑協會」（Social Tonics Association of New Zealand）。特別選擇「滋補劑」這個詞，是因為他想避免和「藥品」連結在一起的道德污名；「滋補劑」也帶大家回到十九世紀，請大家注意當時醫療和麻醉藥並沒有真正的區分。

而作為遊說者，他也令人吃驚的成功。當情況很清楚，新的合法致幻劑市場讓舊的 BZP 市場相形見絀，贊成要建立規範的聯盟就越來越壯大了。鮑登聘請一家由前任首相領導的律師事務所陳帕瑪（Chen Palmer）進一步讓他的努力合法化且更穩固。他們一起協助起草了後來成為 2013 年〈精神活化物質法案〉的文字。

當大眾對採取行動的要求逐漸加溫，遊說者主張規範是唯一能夠讓孩子不要碰到藥物而且可以保護消費者的方法。很重要的是，倡導者們的說法並不是要求立法，而是當作一種制裁——一種可以

讓製造者對他們的產品安全負責的手段。如果其他國家想跟隨紐西蘭的腳步，要建立管理規範，這樣的措辭可能是很關鍵的。基本想法不是讓藥品更容易取得，而是試著用比較安全的擠掉比較危險的，而且了解管理規範是提供更多的控制而不是禁止。「我們在反轉舉證責任。如果他們不能證明產品是安全的，就別想靠近市場。」衛生部副部長唐在辯論過程中的一份新聞稿這樣說。「新法律代表，不斷『趕上』合法致幻劑工業的遊戲到此結束，一勞永逸。」

2013 年夏天，〈精神活化物質法案〉以 119：1 的票數通過。我們並不清楚投票贊成的政治人物是否完全了解他們創造出全世界第一個麻醉藥的規範系統，但那正是他們所做的事。這個法律要求合法的精神活化物質只能由成人在有合法執照的專賣店購買。要決定哪些物質是合法的，它要求製造者要進行臨床試驗，並且只販賣那些通過試驗的「低風險」產品。要主導這個新市場，法律也立了一個「精神活化物質管理局」——這個辦公室一點都不令人羨慕的首要工作，就是要釐清數以萬計的這些相關細節，了解在實際上這些可能代表著什麼意義。

例如：你如何定義一種低風險的麻醉藥？這個問題可能比第一眼看到時更腦筋急轉彎。這麼說吧，如果可接受的風險標準是香菸，實際上就是任何沒有絕對毒性的東西都合法化了；畢竟，重度吸菸者中有一半死於他們的習慣。如果你設定的標準是酒精，那無數的死亡和受傷都仍然是可接受的：喝酒造成 6% 的全球死亡率。

然而，如果風險標準是設在大麻，它不會增加死亡的風險——即使對重度使用者，而且比酒精和香菸的成癮率更低，那麼任何新藥中只有很少數能合法化。而且，很多形式的娛樂也無法合法。游

泳的死亡的機率是多少？約略五萬七千分之一。爬珠穆朗瑪峰呢？接近千分之十五，大約和某人注射一年海洛因的情況差不多。雖然大麻有可能偶爾讓人們冒愚蠢的風險，倒是沒有任何一起用藥劑量致死的報告。要理性的管理毒品的挑戰，需要用新的方式思考什麼是風險。

其他史無前例的任務，也籠罩在紐西蘭藥物管理者之上。他們需要決定如何規範製造、進口和販售。他們必須根據非醫療利益來巧妙構思出臨床試驗的規程。例如，你如何科學的對藥物所造成的超越感或狂喜感和反面的健康風險做出評量和加權？對這些難以形容的特性給予越高的評價，要平衡正反兩面的可接受風險層級就越高。的確，美國最近才賦予對香菸有控管權的食品藥物管理局，在2014年也遇到類似的麻煩。這個單位對電子菸管理進行了一個具爭議性的風險／益處分析，這是新法的要求，想要讓香菸的規範從商業上來說不要太麻煩。這個分析包括一個對戒菸者的「愉悅感喪失」評估。一旦在規範上必須同時權衡這個因素與健康益處，這樣的規範看起來花費更高且更沒用。

在成癮上，評估愉悅感很快就引起注意，而且變成是哲學問題。例如：到底一名成癮的吸煙者從香菸得到多少愉悅感——或其中多少單純只是透過這個習慣本身獲得緩解？的確有某些抽菸者至少還能享受香菸，但是大部分人回答說，大多數情況下並非如此。在此，你如何正確的量化愉悅感和失去愉悅感？就抽菸這個案例，在大眾的大聲疾呼後，食品藥物管理局被迫改變策略，也不再允許以權衡失去多少愉悅感為由抗拒抽菸規範。

但是這些議題，正是價值如何形塑科學以及麻醉藥規範中的挑戰之所在。通常，愉悅感和無與倫比的經驗，在討論麻醉藥法規時

甚至從來沒被當成值得考慮的因素；只有傷害才算數，而益處也被視為使用者的錯覺或者直接忽略。更普遍的，在西方世界，不勞而獲的愉悅感被貼上「有罪」的標籤——反之才是有價值的。要用誰的價值來決定多少風險是一種藥物可以接受的，特別是在有可能成癮，並因此讓部分的使用者套牢在一種違反道德的享樂狀態下，而降低了他們的生產力？何時可以認為愉悅感的價值高於健康？為什麼有潛在致命性的跳傘可以，但是不會導致成癮、心理疾病或過量致死的迷幻藥卻不行？更進一步說，如果某個藥物顯示可以增進生產力或是創造力，那這相對於風險又該如何權衡？在一個存在各種價值的多文化社會中，這些問題可以非常令人傷腦筋。

紐西蘭是第一個試著面對這些問題的國家，而她甚至還沒能找到適合該國家的暫行答案。的確，在能夠開始和臨床試驗角力之前，管理者最迫切的挑戰是要弄清楚如何轉型成一個受規範的市場——一項幾乎會讓整個過程出軌的任務。不用說，在法律通過前就已經在販售的將近 300 種產品，現在都要進行檢驗；大家幾乎都對它們一無所悉。然而，如果馬上禁止所有的東西，會將消費者一股腦的送進黑市的懷抱中。所以，冒著計算過的風險，法律允許已經販售且至少三個月沒有被報告出什麼問題的，算是合法藥物。

要找到問題，精神活化物質管理局設定一套線上追蹤系統，讓醫師和醫院可以報告和任何產品有關的有害事件。根據這些報告的資料，管理局開始非正式的評估市場上的每種產品，他們使用來自德國弗萊堡（Freiburg）毒品訊息中心（Poisons Information Center）巧妙設計的量表的改良版。

任何對身體系統有輕微風險的評為 1；中等風險是 2；嚴重的、永久的、威脅生命的風險則是 3。因為弗萊堡量表是設計來測

量急性中毒而非成癮的風險，所以紐西蘭管理者加入了對戒斷症狀的測量。比較輕微的效果也有不同的權重，取決於它們多常發生，頻率高的表示比較高分。任何評定為 2 分以上的物質就會禁止。在市場上將近 300 種產品中，只有 41 種通過第一個測試。他們得到了暫時性的核可。2013 年 7 月 18 日開始合法販售。

*　　　　*　　　　*

紐西蘭的暫定規範幾乎立刻進入震盪的格局。麻煩部分來自不曾遇見的問題，某個一開始看起來像是好運而不是詛咒的東西。

受規範的市場剛剛啟動的那天晚上，在紐西蘭販售合法致幻劑的商店下降了 95％。為何如此並不完全清楚，但似乎是某些商店的主人有點遲疑，不想那麼麻煩的去獲得執照。當地和全國在決定哪些是合法賣場上的衝突，也可能對降低數字有所貢獻。

表面上，零售商家的急遽下降看似一大勝利。舉個例子，警方表示，現在要密切注意市場的動向容易多了。當然，比較少的商店，也降低販賣給兒童的機率。但是政治人物說這個情況的「景象」很不好。使用者集中在少數還留著的店附近，所以電視台的攝影機也在那裡。突然之間，合法致幻劑的能見度比以前高。年輕的、看起來不健康的人逗留在合法致幻劑商店附近的意象「造成的公眾印象是個大問題」，唐這樣說。

這些媒體描繪的人也呈現在紐西蘭的政策辯論中，而且不缺乏種族問題：所有這些合法致幻劑的故事都和這個國家的原住民毛利人有關。奧克蘭「麻類商店」（Hemp Store）的老闆克利思·法立（Chris Fowlie）從 1999 年開始販賣合法致幻劑，他在等待媒體

打電話來問有關這個新法律的事，畢竟他們常常打來問有關大麻的問題。但是沒有人打來。「因為我們的顧客不符合他們的敘述，」他說：「他們不是無家可歸的醉鬼，他們不是臉上有打洞、看起來很可笑的十幾歲年輕人，也不是他們想照相放到新聞上的人物。」記者不認為沒受到傷害的使用者有什麼故事可以說，所以他們要報導這個新法律時不會找這些人，即使這表示他們報導的故事因此不具代表性。

2014 年是紐西蘭的大選年，也是〈精神活化物質法案〉的壞年冬。記者和政治人物說這個政策是場災難。現任的政治人物宣稱他們並不清楚自己當初投的票代表什麼意思，沒料到任何物質會合法化而變成一支大軍，他們好像以為這個法規實際上是一道禁令。到了 5 月，實驗還進行不到一年，國會就通過一個精神活化法案修正案，禁止所有當時正在販售的物質，同時也禁止在紐西蘭以動物實驗判斷合法致幻劑是否安全，這基本上就讓檢驗這些物質是否安全變成不可能了。

紐西蘭媒體界很多人說這個修正案實際上就是〈精神活化物質法案〉的終點。但唐仍然堅持不是這樣。「並不是我們突然大迴轉，」他說。唯一真的改變，他說，是原本那堆未經檢驗、在最後關頭才偷偷現身的產品，現在都是非法的了。更進一步的，沒有什麼可以防止製造商在紐西蘭境外做臨床前的試驗，在那裡，用動物做藥物試驗仍然是合法的，然後對安全的物質進行人體試驗，他們只要在申請核准的文件中不要引用動物的結果就好了。

「我想那是可能的。」首任的精神活性物質管理局局長唐諾・漢納（Donald Hannah）確認說，一個進行人類試驗的製造商如果可以顯示產品的低傷害風險，「應該能夠提出一個有效的申請。」

在 2015 年我寫作的當下，找地方開店來販賣目前不存在的商品的計畫照樣進行，如同法律所要求的。管理局正在發執照給製造商和大學進行研究。他們持續和什麼叫做「低風險」角力，而且會接受製造商所提出的產品許可證申請。

鮑登希望在三年內仍然可以有一項產品上市，雖然他的所有產品都已經被禁──透過他大力推動的法律──讓他財務困難，迫使他要賣掉實驗室和其他資產。

*   *   *

像紐西蘭採取的檢驗和管理低風險麻醉藥的策略，在引導未來的努力這方面，對成癮是一種學期障礙的新了解就派得上用場。透過選擇低風險藥物的申請核可，這樣的政策可以鼓勵人們用較無害的藥物取代傷害較大的。透過課稅和其他手段調節售價並規範販售的時間和地點，理想上，利用新蒐集的資料微調，可以影響使用藥物的情境，進一步降低成癮的風險。透過限制只供成人使用，這個系統同時也讓年輕人在成癮最高風險的成長時機點將獲取藥品的途徑降到最少（不過執法上有點難度，理想狀況是不要讓年輕使用者牽涉到犯罪，而這只能透過教育和支持）。同時，透過嚴格限制的廣告，這類的政策可以限制和產業銷售壓力有關的風險──雖然完全禁止廣告、甚至讓精神活性物質只能販賣給政府之類的非營利單位，可能比允許全面性商業化更好一點。

紐西蘭嘗試規範麻醉藥，剛好趕上國際藥物政策的好時機。這樣的系統如果在 1990 年代提出，美國會立刻加以遏止，因為我們是非官方世界毒品管制執行者的角色。當很多美國人仍不清楚外國

政策中的這個面向，直到最近，美國還是全球毒品戰爭的主要支持者和執行者——部分因為這是少數冷戰對立雙方彼此看法相同的事情。結果是，有了俄羅斯和中國做後盾，美國大致就決定了在國際毒品法規中什麼是可以接受的，據此，首先制定了 1961 年聯合國的〈麻醉品單一公約〉（Single Convention on Narcotic Drugs）。

超過半個世紀以來，以減少協助、貿易制裁和其他嚴厲的手段作為威脅，美國阻止了很多國家制定自由的藥物法規。和普遍的信念相反的，大麻在荷蘭並不合法（只是法律沒有執行而已）——而美國的壓力是背後一大理由。根據斯旺西大學（Swansea University）毒品控制的學者大衛・畢律—泰勒（David Bewley-Taylor）的看法，美國在 2001 年施壓牙買加不讓他們把大麻除罪化，在 2001 年阻撓墨西哥降低毒品的懲罰。我們威脅了加拿大的減害政策，不讓他們在溫哥華提供安全的注射室，在 1990 和 2000 年代也試著壓迫歐洲、英國、紐西蘭和澳洲，讓他們與減害保持距離。

但是自從歐巴馬總統在 2012 年啟動的公投，讓科羅拉多和華盛頓州合法化大麻作為休閒用途的使用和販賣之後，美國本身現在很可能就已經違反國際法了（因為傳統上我們就是詮釋和執行這些法律的人，很難知道實際的情況是如何；我們當然說我們沒有違法）。而且連聯邦藥物管理的官員都漸漸的樂意正式接受減害，我們於是對紐西蘭的法律保持緘默。

同時，其他國際實體卻是令人吃驚的心胸開放。英國、美洲國家組織（Organization of American States）以及歐盟的藥品政策官員都引進紐西蘭的模式。而當奇異島的官員唐出席歐盟 2014 年在維也納召開的麻醉品委員會（Commission on Narcotic Drugs）會議時，他說在場的世界各國代表都表現出「真心的興趣」。當年

10 月，成癮研究的首要學術期刊《成癮》（*Addiction*）用整期來刊登紐西蘭的實驗。

當然，任何管理麻醉藥物的合理制度，都會從試著合法的控制大麻開始，而不是新的精神活化物質。數千年來大麻製品已經被上百萬的人類使用過，一個美國政府單位也花了數十年的時間——而且在 2008～14 年間花費超過 1 億美元——試著證明它是高風險藥物卻白費工夫。合法的致幻劑，相反的，是人類歷史上沒有人用過的全新物質，而其中某些已經和死亡連結在一起了。

但是在紐西蘭開始管控藥物的路程時，把大麻當成一種可能的合法致幻劑在政治上是不可行的。然而，社會對強迫禁止現有產品的強烈反應，卻重啟了當地對大麻是否該合法化的爭論。畢竟，大多數合法致幻劑本就是要用來作為使用者偏好的大麻的替代品。那些選擇合成大麻的人，可能是以此避免藥物檢驗或因為想要使用合法的東西。如同在我們不理性的系統下常常發生的情況，使用者被驅使向更有害和濃縮的藥物，卻阻礙自己去使用傷害較小的藥物。

然而，有了四個州加上華盛頓特區正在試行大麻的合法化，我們現在更能了解哪類的藥物控制是最成功的。這些州，還有紐西蘭和剛剛讓大麻成為全國性合法藥物的烏拉圭，都可以提供成功——或不成功的——的例子，每個地方都形成一個稍有不同的系統，應該至少可以提供一些可供比較的資料。

要進一步改進這些規範，關鍵就是把成癮視為一種學習障礙。我們知道，劑量和使用模式對一個人是否會上癮有決定性的影響，那麼我們如何有創意的控制藥品的可得性，盡量降低成癮的使用模式的發展？我們也知道發展的時機很重要。有沒有更好的方法教育孩子延宕開始用藥的時間？如同人們十分關切的，在哪裡用藥也很

重要。規範和教育如何最有效的管理這些因素？內在的人格氣質、人們對自身經驗的解釋、創傷，以及能夠用健康的方式來處理心理壓力，這些也都對個人是否會學到成癮有極大的影響——所以我們怎麼做才能及早介入，又不致造成有潛在污名化的診斷和某些治療會造成的傷害？更進一步的，知道懲罰不是教導成癮者復原的有效方式，我們又如何找到會好的替代方案？

就在美國，幾個先驅性組織正開始試著回答這些問題。

第 19 章

教你恢復健康

愉悅感是學習和發展之間的連結。藉由讓我們開心的
事物，我們更了解這個世界——我們也是如此來參與
這個世界，並以此為家。

——阿爾瓦・諾（Alva Noe）

當受邀幫忙設計一個教導犯過罪且有使用針頭注射歷史的人有
關愛滋病的課程時，現年 76 歲的霍華・約瑟佛（Howard
Josepher）並不知道自己正在做的是減害。他不知道他協助創造的
這個課程改變生命的「副作用」會遠遠超越對愛滋病毒的防治，也
不知道這個課程會有超過一萬名畢業生的一天，而且會是一所有數
百萬美元資金、由他創立和經營的機構。但是約瑟佛倒是很知道毒
品注射和毒品治療的事——不只在專業上，也是長期的個人經驗。
他將成為一種富同情心、以教育為基礎的治療方式的先驅。

就像很多成癮者，約瑟佛說自有記憶以來，他總是覺得自己缺
少了什麼。在布朗克斯，由移民猶太雙親養大的他是個容易緊張的
孩子，他怕黑暗，甚至在 7 歲左右有時候很怕外出。同一年，他

的媽媽得了憂鬱症，嚴重到要接受電療。他的爸爸有酒精中毒。高中美式足球在成長過程中給了他一些喜悅和暫時的紓解，但是功課不夠好，讓他無法進入大學繼續打球。

追尋自我引導約瑟佛來到「垮掉的一代」（Beat Generation）[1]的地盤，在格林威治村，他參加了艾倫‧金斯堡（Allen Ginsberg）和葛雷哥萊‧柯索（Gregory Corso）的詩歌朗讀會。這帶領他接觸了迷幻藥，和前衛派（avant-garde）的戲劇課——最終到海洛因。1963 年，他成癮了。他的故事接下來的旅程，就是走過持續五十年的成癮治療中的興奮和低潮。而「抵達」（ARRIVE）這個由他創立的計劃現在仍然在運作，就是基本上理解成癮是一種學習障礙下，可以採取的治療形式之一。

當愛滋病在 1980 年代開始大量毀滅靜脈注射的用藥者時，約瑟佛是一名私人機構的社工，當時他早已解決了自己的成癮問題。他受邀到一個獲得國家藥物濫用研究所經費的研究計畫中做顧問。這些後來成為「抵達」計畫的創立者知道，很多人出獄時還有高風險，然後復發變成靜脈注射的毒品使用者——而且在這個團體裡，唯一能夠避免愛滋病擴散的方式，就是找到其中不想戒毒的人。

這代表他們設計的任何計畫必須非常簡便易用，而且不能用「必須戒除」做為參加的條件。要吸引剛剛出獄的用毒者，「抵

1　「垮掉的一代」是二次大戰後一群美國作家開啟的文學運動。核心理念包含進行精神和宗教的探索、反對物質主義、試驗致幻藥物，接受和探索性解放。最早在 1948 年左右由作家傑克‧克魯亞克（Jack Kerouac）提出。「Beat」除了原來的「疲憊」或「潦倒」之外，也有「歡騰」或「幸福」的意義，並且和音樂的「節拍」連結在一起。代表人物有傑克‧克魯亞克、艾倫‧金斯堡和威廉‧博羅斯（William Seward Burroughs II）等。

達」設計成一個為期八週、可以發給證書的課程，目標是教導使用者如何避免愛滋病毒，如果已經感染了要如何處理。它提供有用的職業訓練，認證這些畢業者可以在類似的情境下以同儕諮商員的角色工作。有資格提供這種工作的團體為數極少──而「抵達」的畢業生最終成為很多紐約愛滋病和減害計畫中的工作人員，其中有些甚至創立或領導自己的機構，很多也在執行董事會中服務。

「抵達」是依據對成癮和學習的一種根本的了解而建立的。用24堂課刻意的設計成像一個有四、五學分的大學課程。「『治療』重點放在個人的病理學，你會看到某人哪裡出錯了，而你要如何修復他們，」約瑟佛說：「（但是）要讓某人能夠參與在教學的動態中，他們是學生，而他們唯一的工作就是要開放心胸，要能樂於接受訊息。你並不是要告訴這些人他們有什麼問題。」之前在傳統的藥物治療中工作時，約瑟佛被教導說活躍的毒品使用者是無法溝通、無法教育的。但是開始自己的私人機構時，他發現他真的能夠幫助活躍的成癮者，如同其他減害工作者發現的，他也發現很多人遠在他們準備好要放棄藥物之前，早就可以做出其他健康的生活改變。

「抵達」的開創者也了解，要讓人們學會做出比較健康的決定，他們需要有成就感和可以達成的目標。約瑟佛的每個學期最開始都是一場激勵的演講，對「力量」的觀點迥異於十二步驟計畫。不強調成癮者的弱點，「抵達」強調他們的強項。「有多少次你上床時，既沒有毒品也沒有錢，然後第二天一起床就去嗨？」他問道──參與者總是一起微笑或笑出來。「這就是力量。」他說，解釋他的課程會教的是，從一個新的方向強調這樣的驅力和力量。

課程會教授和愛滋病毒與成癮有關的特定教材，這樣才能讓這

個認證在個人和專業層次上都真的有用。雖然不是設計得難到令人氣餒，但也不是特意讓它很簡單。這是從學習的研究得到的關鍵洞見：在不可能學會的難度和太過無聊的簡單之間有個「甜蜜點」，讓學生能成長和學得最好。約瑟佛同時也相信，這個課程有一部分的價值是要讓人們學到你可以克服挑戰。只有這樣做，他說，人們才會獲得自尊。對某些參與者來說，從「抵達」畢業是他們第一次能夠成功的完成任何形式的教育課程。

但是「抵達」的突破性可不只限於愛滋病。它是少數鼓勵任何成癮階段、任何復原類型的人都可以混合聚會的組織之一。有些參與者在使用美沙酮，其他有人已經戒除而且是十二步驟的熱情參與者；有些人放棄古柯鹼但仍然使用大麻和喝酒，其他人還在注射海洛因。只要不搗亂而且在現場沒有做任何非法的活動，這個課程對你的血管和腦中有沒有什麼物質正在流動著沒興趣。在「抵達」，你自己定義你的復原，而每個人選擇的路徑，無論美沙酮或十二步驟課程或教堂或靠自己改善自己的用藥，都是可以接受的。它只問，你出現的時候是否準備好要學習，並且尊重其他參與者。

傳統上，提供治療者發現，讓活躍的和復原中的人混在一起是很可怕的——很多單位現在仍然這樣想。他們主要擔心的是，「現役」的用藥者會使得正在復原的人復發，尤其當互動中提供有關比較安全的注射毒品的實用訊息時。更進一步說，很多十二步驟者被教導要把其他形式的復原當成比較次等。以結果論，把正在進行維持療法的、還在用藥的、已經戒絕的還有其他各種不同程度類型的人帶進同一個課程，看似一道衝突而不是治癒的食譜。

然而，過去二十多年間，我多次拜訪了「抵達」——而我所見到的，幾乎是完全相反的情況（我應該揭露，隨著時間的進行，約

瑟佛也成為我的朋友）。當社會終於正視愛滋病、靜脈注射和快克古柯鹼這三重威脅時，舊有的厭惡感瓦解了。當病毒開始擴散時，相較於制止這致命的疾病，哲學思維上的差異就不再那麼重要了。在「抵達」發展和成長的同時，事情變得很清楚，對即將死亡的、受到創傷的、身心受損的人們來說，當唯一的愉悅是來自古柯鹼或海洛因時，他們不需要因為吸毒而覺得羞恥或痛苦。他們早已受夠了羞辱和被拒絕。

他們需要的是希望，而不是更多的恐懼；他們需要的是愛，而不是失去更多。在紐約愛滋病流行時，很明顯地對同理心的需求，讓很多原本反對減害的人重新思考然後欣然接受它。在一份正式發表的評估中，「抵達」被認為和減少毒品注射和其他有愛滋病毒風險的行為都有關。這些資料同時顯示，不同類型的復原中的人和持續用藥的人混在一起並沒有造成什麼傷害。

因為沒有人被迫前來「抵達」，所以它需要讓自己盡量吸引人才行，一開始是每上一次課或參與實驗就給付參與者 10 美元。但是現在人們慕名而來，主要是因為它在眾多治療提供者、保釋官和其他社會服務機構中的好名聲。它的辦公室最近才搬到曼哈頓市中心，靠近砲台公園，瀰漫著溫暖的支持和尊重的氛圍。你在門口接待處受到歡迎的方式，還有在走廊頻繁的擁抱，都是證據。一名畢業生艾爾莎・岡薩雷斯（Elsa Gonzalez）描述這個課程對她「像是個老公」。她接著補充：「抵達介入了，它扶我起來，然後說『去吧，你做得到的。』」加入時她已經兩年沒有使用毒品，但是無家可歸——而且怕得要死。「抵達」幫助她讓生活穩定下來，然後因為有了工作不再使用社會福利，還有一間新公寓。

對很多人來說，尤其是在早期，「抵達」的教室是他們唯一能

夠談論自己愛滋病毒狀態和用毒的地方。一如針頭交換計畫，參與者很快就感覺到受到這個計畫的保護，而且沒有人想成為那個讓別人覺得不安全的人。要促進一種平和的氣氛，「正念」（mindfulness）[2] 需要時時處處受到提醒。但這不只是坐著：課程一開始先有五分鐘的舞蹈，我們知道很多成癮的人——尤其是 ADHD 患者——發現突然要維持不動是最難平靜下來的。

這個課程是量身訂做讓成癮者可以有最好的學習結果。除此之外，與成癮和愛滋病毒問題有關的政治行動者也受到鼓勵，讓「抵達」的參與者和畢業生，在約瑟佛常常幫忙組織的紐約遊行和抗爭中變成熟面孔。這有助於參與者找到一個新的目的感，並且和社會建立起連結。

約瑟佛本人是一位鼓舞人心、深具個人魅力的演說者。高高瘦瘦，一頭灰髮和溫暖的眼睛，精力和外表都比實際上年輕很多。在「抵達」之外，他更全面性的組織「信念擁護者」（Exponents）包含較為傳統的門診藥物治療計劃，也提供創傷團體、營養協助、「普通教育發展證書」（General Educational Development, GED）[3] 課程和愛滋病毒檢驗。它同時提供「抵達」的「研究所」課程，教導人們如何了解和處理與愛滋病毒以及 C 型肝炎有關的複雜醫療訊息。

2　正念是一種態度和能力，強調專注於當下和全然開放的自我覺察，不做自我批判，改以好奇心和接納來接受腦中的每個念頭。是 1970 年代興起的一種心理治療方向。

3　「普通教育發展證書」是驗證個人是否擁有美國或加拿大高中級別學術技能而設立的考試及證書。考試分五科：寫作、社會科學、自然科學、閱讀和數學。英語以外，也可以用西班牙語、法語、放大字體、錄音和點字等形式考試。證書與高中文憑具有同等效力。

「擁護者」有 48 名員工，近四分之三是「抵達」的畢業生。雖然它並沒有正式的定義成癮是一種學習障礙，但其設計卻和這個觀念特別一致。因為它提供一個安全的空間，來討論現在或過去的吸毒者關心的重大議題：愛滋病毒，現在還加上 C 型肝炎，這問題大到讓毒品和成癮相形失色，允許參與者從一個有力量的位置來介入。這裡不把他們當作需要別人的幫助才能變好的病人，他們是來學新技巧的學生。透過先把重心放在別的目標上，也透過先以每個人的現況來接受他們，它讓人們可以用自己的配速來討論問題。一旦開始覺得自己是有能力的、有價值的，他們就會準備好面對更多的挑戰。

　　有時候，「抵達」的模式會建議要用隱性的方式教，用舉例而不是試著直接告訴他要如何改變行為。這當然不止在成癮上是這樣，加拿大的瑪麗・高登（Mary Gordon）創立了一個給小孩的、以學校為基礎的課程「同理之根」（Roots of Empathy），顯示能夠降低霸凌和增加同情心。她常常說：「同理心不能用教的，但是可以領會。」成癮復原的道理或許也是這樣。

　　在學習上，「抵達」舉例說明社會感染如何比直接的指示更有力。專注在其他的健康議題，讓參與者可以離開自己被界定成用藥者的角色，並將同儕的負向壓力可能導致不斷的討論過去和現在如何嗨起來的機會降到最低。透過實例來學習往往比按照指示做有力得多。「抵達」計畫提供一個幫助成癮者學習——或領會——如何恢復健康的方式。

＊　　　　＊　　　　＊

而不只社會服務機構採用這個新的、更有同情心的、以學習為基礎的成癮觀點，即使是警方和檢察官都開始加入了。在華盛頓州，有個「執法輔助轉化方案」（Law Enforcement Assisted Diversion, LEAD）的計畫是針對某些最難找到的成癮者，這些人基本上對警察深懷戒心。大多數 LEAD 的參與者是用藥者或低階藥頭，有些是妓女。幾乎所有人都有精神疾病和成癮──往往是兩者皆有，很多被逮捕十次以上。往往是遊民，棲息於這個城市最被遺棄的區域。

但是在西雅圖市中心，LEAD 的官員不再是他們的敵人了。不再為了無足輕重的持有藥物、賣淫和在商店順手牽羊之類與毒品有關的非暴力犯罪，持續的一再逮捕相同的這些人，現在市政府正嘗試一種新做法。在參與 LEAD 之前，蜜絲提·巴瑞克曼（Misti Barrickman）是一名海洛因成癮的遊民，住在靠近西雅圖的貝爾鎮（Belltown）區域的一個樹林區的帳篷裡。她的人生並不輕鬆，兩歲時就被一名親戚強暴，後來又遭一名女性保母持續的性騷擾。巴瑞克曼是被她的父親養大的，但是常遭到和她處不好的繼母毒打，甚至拿槍威脅她。她還飽受脊柱側彎所苦。她透過十幾歲時在 Subway 工作的同事接觸到奧施康定，巴瑞克曼最終換成海洛因了。16 歲時她輟學。在街上過了七年，她估計自己被逮捕「至少五十次」，基本上都是跟藥品有關的犯罪。

這段期間，巴瑞克曼實際上常常想要進美沙酮計畫。但是候補要等一年那麼久──而每次被逮又要重新排隊。她最後一次被捕剛好差五天，就終於可以開始接受治療了，就是那個時候，很幸運的加入 LEAD。被帶到監獄時，貝瑞克曼要求要見負責的警佐，求他給她一個機會能進入治療計畫。當負責逮捕的警察回來時，坐在小

囚室的她戒斷症狀正開始發作。

在一支最近的紀錄片中，她含淚述說著這個故事：「他回來然後跟我說，『為妳自己好，我希望妳能夠赴上美沙酮之約。』」雖然她當時不真的符合 LEAD 的要求，他為她破例，讓她能夠加入，得到自由，並且獲得醫療幫助，她現在正在讀大學，而且已經復原超過兩年了。

然而，不是每個加入 LEAD 的人都想停止用藥——而這也不會讓他們喪失資格。該計畫的社工提姆・肯德拉（Tim Candela）向《哈芬登郵報》（*Huffington Post*）這樣描述他們的做法：「每個人都有目標……我向你保證，一旦你朝向這些目標前進，然後有一兩件事情有成果，你就會回來說：『我想要處理我的成癮。』這比如果我說『你需要協助』要有意義多了。」

就像「抵達」很其他減害計畫，LEAD「在眾人所在之處和他們見面」，並且使用同情心和鼓勵協助各種學習，無論是對小學或是成癮的問題。就像在針頭交換計畫，在自以為會被拒絕或感到丟臉時卻無條件地受到重視，認為他們有能力改變自己，參與者很容易受這個簡單事實所感動。

LEAD 是少見的以減害為根據的執法計畫。關鍵的想法不是強迫人們完全戒除，或是失敗時懲罰他們，而是讓他們和提供幫助的服務系統建立起關係並達到自己的目標——像是找到居住的房子或工作。透過這樣的做法，LEAD 砍低了逮捕率和監禁率，並且降低了旋轉門般重複犯罪——基本上對藥物使用或犯罪沒有任何正面影響——的司法代價。

在華盛頓州，這類低階的犯罪如果被逮捕，結果是平均坐牢三週左右；而整個逮捕、囚禁和起訴過程，一般每個案件要付出

3,100 美元的代價。相反的，LEAD 來處理個案，每個月收 240 美元。

近來，華盛頓大學的研究者進行了一個對這個計畫的「對照試驗」，結果發現，相較於一般被捕、關起來、時間到了就放出來的情況，參與者的再被捕率下降了 58%。

在被轉到 LEAD 之後，整個群體的成員被捕比例下降了 30%——但是對那些沒有轉過去的人，比率升高了 4%。官方正在評估 LEAD 的成本效益，它讓遊民找到居所的影響力，還有它成功的改善參與者以及整體社區的生活品質。目前結果看起來很有前途——好到像聖塔菲（Santa Fe）和奧巴尼（Albany）等其他城市都已經開始類似的計畫，而其他數十個城市，包括紐約市，也表達對此感到興趣。

LEAD 也比毒品法庭有明顯的優勢，後者不但貴得多，而且常常會讓美國司法系統和毒品治療系統之間無法合作。雖然毒品法庭受到從紐特‧金瑞契（Newt Gingrich）[4] 到歐巴馬政府所有人的讚賞，但是他們每年只能接觸到 12 萬名被告，不過是有毒品問題的人當中的一小部分。進一步說，在毒品法庭上，法官會裁決人們可以接受哪類的治療，用像是「增加出庭次數」這類的制裁懲罰微小的違規行為，或是以短短的坐牢懲罰較重大的違規，像是再次吸毒。相反的，LEAD 不是懲罰性的，它知道成癮根本就對懲罰有抵抗力，而復原的時間表可能也不是當局所想要的。

的確，LEAD 最重要的就是讓沒有危險性的參與者完全不要進

---

4 紐特‧金瑞契，美國共和黨籍政治人物。1995～99 年期間擔任眾議院議長，也是美國歷史上最具權勢的眾議院議長之一。

入司法系統中，在此系統中司法的失察本身不但會干擾好的治療實務，實際上更會以好幾種方式**增加**入監率。第一，法庭系統不太可能做高品質的臨床評估，意思是被告有可能被迫送進不合適甚至有害的治療中。這些評估大多由檢方聘僱，其中很少有博士或至少碩士層次的學位，常常錯失了精神方面的問題，而這造成治療的失敗並導致入獄。

其次，毒品法庭是根據一個錯誤的觀念而設立的：懲罰應該是治療的一部分。這讓他們比較喜歡嚴厲的課程。這不但誤導他們走向沒有效率的治療又降低成功率，同時也支撐著虐待式的康復治療。接受物質成癮——包括酒精——治療的病患中，超過三分之一曾經被犯罪司法系統轉介去接受治療，而在某些課程中轉介的比例接近 80% 或 90%，這是根據克文‧凱（Kerwin Kaye）這位在紐約研究毒品法庭和治療的社會學家的看法。這表示很多課程是把司法系統而不是他們的病患當成服務的顧客，這些治療提供者沒什麼動機改善照顧的方法、將無禮的工作人員開除、提供良好的居住環境，以及避免野蠻的懲戒手段，因為他們的病患唯一的替代方案是入監服刑——也因為懲罰性治療被視為最有幫助。進一步說，如果病患復發了，也不會是以這些沒受什麼訓練的諮商員或沒效率的治療課程管理者入監收場。

很明顯的，這個做法和好的實務經驗是相反的——尤其是對鴉片製劑的成癮，它的標準照顧方式是維持式用藥。毒品法庭的法官常常不看好維持療法，部分是因為它的非懲罰性。根據一份 2012年的研究，所有的毒品法庭中，大約只有三分之一允許參與者把維持醫療作為他們課程中的治療成分，而有 50% 完全禁止。這種政策至少造成最近的四起死亡，其中，要嘛是否決維持療法的接觸管

道，要嘛就是強迫中斷它，緊接著就發生毒品過量。可能還存在更多——但是沒有人知道，因為當毒品法庭要報告結果時，並沒有被要求要追蹤死亡率。

本質上，毒品法庭系統允許法官沒有執照就執行醫療業務：決定哪種藥物或治療是可以接受——他們從來沒有對其他疾病這樣做。面對一名有精神疾病的被告，沒有法官會說他只能服用「好度」（Haldol）但是不能用「理斯必妥」（Risperdal），或是談話性的治療必須是精神分析而不是認知的。然而，毒品法庭的法官，很常要求病患不能或只能很少量的接受某些本來是標準的治療法，而且還經常只允許被告參加某些特定的課程。

在 LEAD，相反的，參與者自己決定要不要獲得治療，而且可以選擇和有助於自身目標的課程。既然 LEAD 是根據減害而來的，它鼓勵維持療法，因為那可以救命。它不具有會干擾治療選擇的懲罰式意識形態。更進一步，要從一開始就避免被逮捕，這個課程做的是協助降低監禁率以及隨著定罪而來的就業機會的損失。它不會讓復發變成犯罪，來讓參與者更糾結不清。

相較於毒品法庭，LEAD 還有另一個關鍵優勢：至少在創設之地西雅圖，它把常常彼此視為對手或目標不一致的團體和系統整合在一起。它是透過控告過市政府警察局種族歧視的公設辯護人麗莎・道嘉德（Lisa Daugaard），和同單位毒品組的指揮官史提夫・布朗（Steve Brown）之間，獨一無二的合作關係而創立的。這個課程是根據執法單位、檢察官、市政府、減害專家和社區團體所提供的資料設計的。當這些組織一起合作時，不但個人受到幫助，同時像某人因為被捕就失去美沙酮等候名單位置這種適得其反的政策，也會挖出來並加以改變。

最終，道嘉德說，LEAD 的想法是要警察局變得比較像消防局。在發生火災時，看到那部紅色消防車是可以撫慰人的——消防員被視為助人者而受到歡迎，而不是讓住戶害怕或設法躲避的執法者。當警察參與 LEAD 而且了解減害，他們和街頭的人們的關係也會開始改變。他們了解成癮背後常常有創傷的經驗，然後開始理解這個情況不是要違抗，而是失調的自我療治。他們也會開始看到人是朝好的方向改變，而不是只有在事情出錯了才會和他們有所互動。

　　一名員警維特・梅斯（Victor Maes）告訴《哈芬登郵報》，當他注意到兩名常態性的被告不再出現在街上時，他開始相信也許 LEAD 真的有用。「這兩人每天都出來，吸食古柯鹼、搖頭丸、販毒、協助販毒、幫別人拿到毒品，去商店偷竊。」他說。但是在他們加入 LEAD 且接受復健治療之後，他就沒有看到他們了。其中一人甚至來到警察局來給他看他有錢，而且不是用來買快克古柯鹼——還和他分享家人的照片。

　　從很多方面，LEAD 都可以視為朝向除罪化的一種試探性動作。在麻薩諸塞州的格洛斯特（Gloucester）這個因為處方鴉片製劑和海洛因使用的增加而大受影響的城市，當地警方也開始朝這個方向前進。自願交出毒品的使用者不會被逮捕，但是會協助他們接受治療。其他警方也同樣在考慮這個做法。這些努力都是好的開始——但是需要更多系統性的改變。警方必須執行法律——而除非這些法律改變了，讓持有毒品作為個人用途可以合法，成癮者就要為了自己每天試著處理問題而做的事面對起訴。

　　現行的系統中最接近這個策略的是葡萄牙，她在 2001 年就免除了所有個人層次持有藥品的犯罪懲罰。就像在 LEAD，概念上就

是盡可能避免逮捕人。的確，葡萄牙警方對持有十天以下麻醉藥供應的人，包括大麻、海洛因、快克古柯鹼和搖頭丸，已經不再進行逮捕。然而，如果用藥者引起警方注意，他們會就轉介到一個「勸戒委員會」（dissuasion committee）：刻意設計成讓人覺得更像個安靜的對話過程而不是出庭。每個委員會有三名成員——基本上是心理學家、社工和律師各一——目標是判斷這個人是否成癮。如果是，就會有治療的轉介和可能的輕微制裁，像是罰款或限制在某些區域出現。然而，治療不是強制性的，只是建議。如果沒有被認定成癮，通常案件就到此結束。

自從十五年前法律修改之後，葡萄牙的結果令人瞠目結舌——至少對那些預測國家會因此而陷入混亂、因為毒品而狂熱的人來說是如此。吸毒者中愛滋病毒的感染率下降了，接受治療的人增加了41％，而且青少年用毒也下降了。最令人振奮的是，注射毒品的人下降了接近一半。而雖然成年吸毒者稍稍上升，但是相同的趨勢也在其他沒有改變毒品政策歐洲國家看到，表示此一上升和葡萄牙的新法律沒有關連。部分根據這些結果，加上視吸毒為犯罪以求降低吸毒量的全球性失敗，世界衛生組織（WHO）在 2014 年支持對所有個人使用的藥物持有採取除罪化。

然而，在美國，甚至在西雅圖，即使只是要接近這樣的改變，都還有漫漫長路要走。很多人持續因為持有藥物而被捕，還有遠遠太多的人還在監獄中。成癮治療還是很難獲得，而當獲得治療時往往也品質不佳。但是 LEAD 提供了一條往較不具懲罰性、更有健康基礎的毒品政策的路徑。而我們越了解成癮是一種學習障礙，且吸毒常常是一種對不公平、痛苦的世界的理性反應，就離好的政策越近。

＊　　　　＊　　　　＊

　　我常常在想，如果在孩童或青少年時期，我能夠在憂鬱的想法織進我大腦的紋理之前知道如何打敗它，那我的人生會是多麼的不同呀。我能否早就有較好應付問題的能力，而避開由先天性格氣質所帶來的成癮風險？如果我不要對自己這麼嚴苛——如果我沒有把自己貼上不可救藥的「壞」或「不值得」的標籤——我會需要那麼多麻醉嗎？如果我有社交技巧的訓練，而且知道我的感官和情緒的問題不代表我是「自私的」或「專橫的」，我可以把問題處理得更好嗎？

　　一個預防的計畫曾在英國和加拿大試驗過，而目前正在澳洲試行，正是試著回答這些問題。到目前為止的資料表明，至少在某些個案裡，重度的酒精和其他毒品的使用，還有導致這些問題的心理疾病症狀，實際上是可以防止的。對上述所有狀況，這個計畫採用一個清楚的發展觀點，指出學習和自我標籤扮演的關鍵性角色。

　　這是由心理學家派翠西亞‧康拉德（Patricia Conrod），這位倫敦的國王學院（King's College）和蒙特婁大學（University of Montreal）的合聘教授發展出來的，叫做「冒險」（Adventure）或「防止」（Preventure）或「一起冒險」（Co-venture），取決於是哪個研究、關心的是哪個母群。三個「冒險」計畫的基礎都是一樣的，對象是 13 到 16 歲的青少年，具有特定的、會增加成癮和心理疾病風險的氣質的人，並且提供特定的工具，來對付和每種氣質有關的特殊問題。「用心理健康的取向防止酒精和毒品，看起來比簡單的毒品教育或酒精教育更有效和更有希望。」康拉德告訴我。

要避免把孩子貼上「高風險」標籤，或有某種性格特質落在常模（norm）[5]之外的問題，康拉德和同事運用巧思，設計了一套非常聰明又創新的策略。在這個計畫實際啟動前幾個月，學生接受一個叫做「物質使用風險剖繪圖量表」（Substance Use Risk Profile Scale, SURPS）的性格測驗。然而並沒有向這些孩子揭露使用這個測驗的理由——以及結果。康拉德說，取決於找到的是哪個剖繪圖，根據高得分，這個由二十三道題目組成的量表，可以偵測出「80～90％將來所有可能的吸毒者」。

SURPS 測量四種各自會以不同方式增加成癮和心理疾病風險的特質。那些在任何特質上得分超出常模的人，之後會再受邀回來參加兩次每次 90 分鐘的專題研討會，跟他們說這是要教你成功的技巧。不是被貼上「異常」的標籤，參與者被告知他們是透過抽籤才得以加入的——而在這些研究中，幾乎所有被選上的孩子都主動選擇加入。（孩子在一個以上的特質得高分時，會被分在他們自己得分最高的那組。）

SURPS 測量的第一個特質是最明顯的：衝動性（impulsiveness）。符合這個特質，是透過他們對「我通常不會停下來想一下就採取行動」和「我通常不會把事情想清楚就開口」這類題目的回答。一個常常和這相關聯的特質叫做「尋求感官刺激」（sensation seeking），是透過有關對新奇事物的慾望，或是想要養成跳傘、騎摩托車這類的嗜好的題目來測量的。放在一起，衝動和尋求感官

5　常模是解釋標準測驗結果的依據，是指母群中某種行為屬性或人格特質的分配狀態（分數高低）。常模主要用在：(1) 了解某人的某項心理特質，在母群中的相對地位，以顯示出個別差異；以及 (2) 讓某人的兩種以上的測驗結果可以相互比較。

刺激常常和 ADHD 有關，而這會增加成癮的風險，是因為它讓人們會更可能嘗試毒品，而且想停止時更沒有辦法抗拒慾望。這些特質也在行為規範障礙上可以看到，它常常和 ADHD 一起出現，也和成癮以及成人的反社會人格異常有關。

最後兩個特質，是讓孩子因為謹慎和強迫行為而不是衝動和大膽以致處於風險之中。其一是「無助」（hopelessness）。它是透過同意「我覺得自己是個失敗者」這類陳述而測量到的，這是憂鬱症的一個明顯先兆。最後一個特質，研究者稱之為「焦慮敏感度」（anxiety sensitivity），是透過對「當我感覺心跳速度改變時會感到害怕」這類題目有反應而評量出來的。這種傾向一般來說，會對和害怕有關的生理感官有過度的反應——而這和恐慌發作和恐慌症有關。

這個計畫的目標不是要改變性格，單單兩次 90 分鐘的課程是不可能做到的；相反的，它要給青少年一些技巧，讓他們有較好的能力處理本身的脆弱點。課程幾乎不會談到酒精或其他藥物本身；相反的，衝動的孩子接受的是對這個特質的了解，和可以處理這個問題的認知技巧，尋求感官刺激的青少年則被教導用健康的方式來滿足這些需求，諸如此類。同時，憂鬱的青少年則學習一些方法，讓他們能看到並逆轉一些扭曲的想法——例如把自己被同儕拒絕當成單一事件，而不是一個你永遠只能被拒絕而且活該的訊號。「如果你走進一個房間，覺得大家都恨你，如果不管感覺什麼你都嚥了下去，就永遠不可能檢驗心中的假設，只能麻痺自己的想法。」康拉德說。

這些課程是在教室中，由受過密集訓練的教師授課。這個做法是證據顯示，預防課程如果由熟悉的人來授課——而不是例如只加

入幾週的警察——更有效。而且以這麼短的預防課程，康拉德的課程有強有力的巨大作用。一項針對超過 2500 名英國的 13 和 14 歲的孩子參加，而他們的學校隨機分配到教導相關課程或是什麼都不用做的研究發現，整體來說，在「冒險」的學校，飲酒降低了 29％，不只是在有修這些課的高風險孩子中，整所學校都有較低的飲酒率，或許是因為高風險的孩子比較不會或明或暗的影響同儕的飲酒行為。

相較於就讀沒有提供這個課程的學校，只看高風險的孩子暴飲的情況降低了 43％。實驗組裡和有問題的喝酒有關的症狀，像是在學校有困難或是危險的喝酒相關行為，高風險的學生降低了 42％，而低風險學生降低了 24％。第二個研究發現，在衝動介入組，產生行為問題症狀的機率降低 21％超過兩年了。儘管焦慮組和憂鬱組的結果沒那麼清楚，但是對物質使用的效果看來，即使這個課程不足以長期的降低這些症狀，它仍然可以降低用藥量來處理這些症狀。

「冒險」的課程建議說，對物質濫用採取發展的觀點，不但能正確地描述這些狀況，而且在防治上也是有用的。他們以高風險的年輕人為目標，同時避免把他們標籤化所帶來的危險。他們也幫助防止青少年之間的喝酒和用藥的社會傳染，同時提供應付問題的技巧，幫助那些實際嘗試某些物質的人避免重度使用。透過減輕某些特定的失調思考的發展而降低以有害的方式來使用物質，比起單純著重在藥物和藥效的課程，這些處理方式更能預防成癮。而且，相較於直接著重物質本身的課程，它們也讓孩子對藥物的好奇心降低了許多。

＊　　　　＊　　　　＊

　　把成癮視為一種發展障礙，我們可以巧妙的想出效果更好的防治和治療方式。同時，透過了解學習在成癮中扮演的角色，我們也可以建立更好的控管物質政策，以此將學會成癮的機率降到最低。「抵達」、LEAD 和「冒險」這些課程都善用這個觀點，很多其他的課程也這樣做，受限篇幅無法全涵蓋進來：其中包括「後果管理」（contingency management）、認知行為治療（CBT）還有「好行為遊戲」（Good Behavior Game, GBG）。

　　但是真要改善如何處理成癮，我們還要再往前走更遠，終結對毒品使用的犯罪化，然後找到管控精神活化物質以及賭博之類的潛在成癮行為的更好方式。紐西蘭的模式建議出一個方向——如同在科羅拉多、華盛頓、奧勒岡、阿拉斯加、華盛頓特區以及烏拉圭等地發展中的大麻控管方案。

　　很幸運的，是有一些通則可以有所幫助的。

第 20 章

神經多樣性和成癮的未來之路

如果我丟棄了我的魔鬼，我就會失去我的天使。
——瓊妮・米契爾（Joni Mitchell）

2016 年，正當這本書發行時，聯合國針對毒品政策召開一場特別的大會。這些高層的對話，是史上第一次全世界一體來正式考慮一個更健康取向的毒品政策，而不是設定一個推行「無毒的世界」（之前的聯合國計畫，要我們在 2008 年之前達到這個重要的狀態）的執法時間表。

對任何在乎健康的人，現行的做法很明顯的破產好幾十年了。到了 2014 年，世界衛生組織宣布支持對所有的藥品使用和個人層次的持有採取完全的除罪化。而現在，沒有任何認真的毒品政策分析者，會對使用者祭起大量的逮捕和入監行動。即使最鐵桿的戰士也會認為，對於不嚴重的被告，治療是一個比較好的選項，雖然他們還是想保有可以用監禁作為威脅的手段。

最重要的是，美國不再是大幅改變的障礙，因為已經知道減害的好處，所以聘請了號稱「毒品沙皇」的前酒精中毒者——他對自

己的成癮是完全「公開」的——並且讓他成為 2014「減害聯盟」（Harm Reduction Coalition）的頭條標題。一位毒品政策的專家，拉丁美洲智庫的華盛頓辦公室的約翰‧瓦許（John Walsh）告訴《紐約時報》：「幾乎全體一致認為，重心應該放在健康和公共醫療保健……考慮到大部分的政策還是著重在執法和禁令，這個改變是很重要的。」

把成癮視為一種學習障礙，提供新的觀點引導出更好的策略。以下根據之前的章節，對這個典範的關鍵意涵做個簡短的總結。

單純的接觸不會造成成癮

如我們所見，只有 10～20％的毒品使用者會變成對某些物質成癮，像是大麻、酒精、古柯鹼和海洛因。這個統計數字本身表示單純只是使用藥物不會造成成癮；如果這樣就足以成癮，那麼每個使用者都會有問題。即使在報告自己有密集的狂喜經驗的人當中，直到重複的使用一種藥品，而大腦也學會依賴這個物質處理情緒上的挑戰時，成癮才有可能發生。健康的使用者，這在嘗試過藥品的人中占了 80～90％，當藥物造成太多的狂喜時往往會感到害怕而不是單純的欣喜。他們很常這樣說：「那是那麼樣的好；我知道我不能冒險再去試一次。」而對這個相同的經驗，會發展出成癮的人的反應通常是要再用更多，越快越好。

要學會成癮，一個人必須選擇繼續使用下去——這種透過重複吸毒而形成的學習，在已經缺乏處理問題的技巧、極端緊張、和社會脫節、受苦於兒童時期的創傷、有心理疾病的傾向，或是在其他基因上或環境上特別脆弱的人身上，比較容易發生。風險最高的時

期是在青少年，這是大腦自生理上準備好深度的學習，和在心理上要處理成人的情緒和經驗所需的技巧初萌芽的時候。

結果就是，如果沒有學到可以驅使成癮行為的特定的、個人的線索，成癮是不會發生的。接觸藥物的經驗不是充分條件：一個人需要把物質和愉悅的經驗或壓力的釋放，或是兩者一起，一再一再的重複，才會上癮。從老鼠公園到中央公園，地點、時間、和誰一起，以及你如何使用藥物，都扮演著關鍵的角色。

設定與情境都很重要──而且規範比禁止更有效

既然成癮是在一個特定的文化和物理環境中學到的，那麼當社會決定如何對待某種藥物時，它的「成癮性」本身實際上是可以改變的。立法和社會習慣兩者都可以影響使用藥物的心理和生理環境。然而，因為總是有對改變心情的物質的需求，而最脆弱的人正是最容易成癮的，絕對的禁制會傾向於阻止了本來就沒有風險的人，而透過犯罪化傷害到那些有風險的人。

成癮行為發生的經驗、劑量、情境、一個人大腦發展的階段，還有人們對經驗的期待，這些都是重要的。所以，一個人的背景，甚至只是當時在流行什麼都有影響。所有這些因素不只影響某人是否使用某種藥物──還有那種藥物在那個時候多麼有成癮性。

這表示成癮的形式，會因為家庭、社會和文化因素而有所不同，再一次的驗證，正是因為成癮是習得的。一個國家如何規範毒品的獲得管道、潛在的成癮經驗，以及這些成癮能造成多大的傷害這件事，很大程度上決定了哪樣的成癮是可能的。例如，在允許用海洛因維持療法又有很強的社會安全網的國家，和另一個使用嚴厲

的犯罪化做法，不允許維持療法且沒有花力氣幫助處在邊緣的人的國家，兩者形成的海洛因成癮是非常不同的經驗。

這個不同可以大到攸關人命，或只是住在街頭的混亂生活，相較於住在一般的家、有一份有生產性的工作。不管成癮是否受到毒品相關法律和社會服務，或是對某個毒品的期待氛圍和社會規範的影響，學習都讓設定和情境有一定的重要性。對這些因素的了解，對毒品政策的未來要怎麼走應該有決定性的影響。

設定和情境如何可以重塑成癮，一個很棒的例子是香菸的控制。自從美國各州開始限制何時和哪裡你可以抽菸，同時增加香菸稅，每天抽菸的大煙槍和偶爾抽菸——基本上是邊喝酒邊抽菸——的「社交吸菸者」比例就戲劇性的改變了。例如，在 1980 年，26％的大學生在一個月內至少抽過一次菸，其中有一半的人每天至少抽半包。到了 2013 年，整體來說，大學生抽煙的少得多了。此外，其中「社交吸菸者」所占的比例也大得多。該年，14％的大學生在過去一個月至少抽過一根香菸，但是只有 17％的抽菸者每天抽超過半包。

香菸本身並沒有太大的改變——如果有所改變，也是朝著更容易成癮的方向，不太可能是先天容易成癮的人數下降了。而香菸也沒有被禁止。有改變的，是學到香菸成癮的文化和生理環境。降低了香菸可以輕易使用的次數，還有在多少地方抽菸是社會上可以接受的，學到成癮的機會就下降了。如果你不是在工作場所或學校學會抽煙，你就沒有環境線索和這樣做的記憶讓你想在這些情境中抽菸。讓這個習慣本身的重複性減少，以及較少的線索，都讓成癮變得比較不容易學到或變得根深蒂固。

這對和其他藥物有關的政策有重要的意涵。要降低成癮的機

率，就要讓毒品的使用可以被社會所接受的時間和地點有所限制。完全的禁制無法達到這種層次的規範，因為違反它，成癮者的生活就會被限縮在某種邊緣性的地方，在那裡，只要負擔得起，他們就會盡量的使用。這正是為什麼現在的重度吸菸者可能比較貧窮或同時有某種嚴重的心理疾病。在這些例子中，人們有更多逃離現況的需求，而且傾向於生活在主流文化之外。合理的限制時間和地點，在這裡藥物的使用是允許的，這樣可以降低傷害，部分是因為降低由於重複夠多次而讓當事人學會成癮的機率。

人們即使成癮，也能學習

雖然傳統的疾病模式指稱陷入成癮的人沒有自由意志，但這和事實並不相符。如同我們稍早所提，成癮的人並不會在警察面前就嗨起來，他們可以做很精準的計畫以確保貨源供應並避免被發現。他們常常能在情況改變時結束成癮，如戀愛了、找到新工作或是大學畢業。另一方面，成癮者當然也會有偏執和顯然不理性的行為。

把成癮視為一種學習障礙，比當成完全受藥物操弄的疾病模式或認為人有完全意志的道德模式，都遠遠更能解釋這個自相矛盾的現象。如果在成癮期間，大腦中改變的是設定優先次序的區域，這的確會扭曲做出良好選擇的能力，但不會讓它消失不見。任何試著藉由公共政策來討論成癮議題，無論談的是復健治療中心的設計還是如何治療在成癮時期犯下「掠奪性犯罪」（predatory crime）[1]，都必須了解這些事實。

1　掠奪性犯罪是指有特定意圖，通常是預謀的，傷害他人的犯罪類別。

對政策制定者而言，這表示減害的計畫，像是針頭交換、過量預防訓練，以及「抵達」、LEAD 這類的課程都可能很有效，優先次序應該提高。學習並不需要先戒除，而人們很可能需要先發展出某種替代的處理技巧，復原才是有可能的。

懲罰無法解決一個定義上就是能抗拒懲罰的問題

雖然人們的確能在成癮期間學習，但是成癮本身的定義，就是面對懲罰仍然堅持要做。結果是，期待逮捕、監禁和其他強迫性的做法能有效治療成癮是很不切實際的，同時，如同稍早描述的，這正是資料壓倒性顯示的。逮捕用藥者不會停止成癮，而監禁看起來還使它更惡化。

既然成癮對懲罰沒什麼好反應，除了會傷害吸毒者本身，那些不會傷害任何其他人的持有毒品和成癮相關販毒的案例中，沒什麼理由讓犯罪司法系統牽涉其中。（對於為了維持成癮所需而犯下掠奪性和暴力犯罪，毒品法庭這類系統是有用的——只要法官和檢察官是「下處方箋」，給予一個符合比例原則的懲罰，至於要如何治療，就由醫療的專業人士和可靠的資料來決定。）

人在受到尊重的對待時學得比較好

因為成癮本質上是一種有問題的學習方式，預防和治療的計畫就應該根據我們所知人們如何學習來設計。教育方面的研究壓倒性的顯示，害怕和威脅不是有效的學習工具——但是尊重和同理心就有用了。例如，打孩子已經不被視為學校最好的做法了（然而很不

幸的，美國南部還是有些學校持續允許這個做法），但不只是因為不人性。體罰和用丟臉和屈辱的方式一樣沒有效果。人們在挑戰之下學得最好，但是要在鼓勵性的環境中——而不是恐懼和害怕的氛圍下。在他們尊敬老師也覺得被老師尊重——而且會想討好老師而不是要逃避做錯被發現——的情況下，他們學得最好。當受到熱忱和熱情驅使——而不是被命令——時他們學得最好。

例如研究發現，人們對目標感受到越多的自主性和控制，就更可能在需要自制的作業上成功，不管節食、持續接受醫療的治療，或是戒菸戒酒。然而，自主的感覺，恰好與現行的懲罰性治療以及犯罪司法的反應背道而馳。

成癮者是人；他們的學習障礙是限於和毒品有關的強迫性行為，這讓他們抗拒懲罰。心中知道這一點差別，然後把他們和其他學習者平等對待，遠比假設他們需要受更多苦以便墜到谷底來得有效多了。承認成癮者的人性面，應該會引導到更有效也更有同情心的治療方案，因為越有同情心的治療就越有效。根據這些想法，把減害的做法加以延伸是現在根據研究證據而廣泛受到支持的走向。

治療必須改革成尊重人

我們現行治療系統根據的是以下這個錯誤的假設建立起來的：成癮者不願求助的主要原因，是他們太享受毒品又不用為後果負責，所以不想停止。實際情況是大不相同的：很多成癮者清楚知道自己遇到問題，但是就像任何人一樣，他們並不想被粗暴對待，而他們知道復健治療中心不但常常很羞辱人，也是沒有效果的。與其要一個羞辱人的、道學的系統，只想讓逼迫人們接受祈禱、更高的

力量和十二步驟中的懺悔，我們需要一個有吸引力、有管道獲得的、根據證據說話「在人們所在之處相遇」的治療系統，而且我們要的是教師，不是牧師。

現行的醫療系統在處理有社會和心理成分的情況時運作得不是非常好，這是事實：單只告訴一個肥胖的人要減重，與直接跟一名成癮者說你要戒毒效果差不多。但這不是說，我們就要把沒有專家可以處理既複雜又變化多端的障礙的自助團體醫療化。如果我們用自助作為行為改變的支柱，參與者必須是自願的，還需要提供很多選項。

我們需要一個系統，一個實際上從評估個人需求開始的系統，而不是先假設某人大量吸毒就是問題的核心，而他們的最主要需求就是參加支持團體。採用個案管理的做法，成癮者可以從某種「中央轉介系統」（central referral system）開始──或透過保險公司或政府的熱線──然後經過詳細的評估，再幫他們與真正需要的特定服務單位聯繫。今天，人們傾向於接受某個特定計畫所提供的服務，而不管是否真正符合他們的情況，部分原因出在負責的代理單位在尋找病患，並且願意接受任何出現了且付得起費用的人。如果可以把評估和治療提供者的財務迫切性分開，人們就比較可能得到適當的照顧。及早找出會一起出現的障礙，也有助於確定這些問題不會沒被注意到就送到「一體通用」（one-size-fits-all）的復健治療中心，然後走向復發。

對有些人，協助看起來就像普通的醫療照顧──從一位醫師那裡得到處方箋來治療憂鬱症，或是用舒倍生或美沙酮進行維持性治療。但是大多數人還會需要心理的和／或教育的部分，來教導人們成癮的本質，並且給他們所需的具體協助，讓他們可以在每一天的

日常生活中應付這個問題。對某些案例，這可能是認知行為治療；其他人，可能牽涉到新的居所。有些人可能被轉介到像是「抵達」這種課程，其他人可能做職業訓練或是接受更高的教育、正念的訓練或心理治療。住院治療應該只能用在最嚴重的個案——不只因為昂貴，更因為它並不比密集的門診照顧來得有效。進一步說，人們在復健治療中心的人工設定下學會的東西是很難帶著走的：既然他們終究必須在真實世界裡處理這些問題，能夠越快將他們和所獲得的支持與實際生活情境連結在一起，才是最好的。

了解成癮是一種學習障礙，表示要建立個人化的方式討論它——在生物、心理、社會和文化的層次上。這表示要採用某種模式，把參與者當成需要透過教育而能夠自主的學生，而非把他們貶為不強迫就無法做出好選擇的人，或需要覺得自慚形穢然後強加灌輸的人。這表示要試著建立一套社會照顧和心理教育的系統，它不需要是全然的「醫療的」或以「治療疾病」為目標，但根據證據說話，是可以增進有各種發展障礙的人心理健康的照顧和服務。因為要從這類問題中的很多情況復原，社會支持和教育是關鍵，也因為醫療系統在提供這類服務上做得很差，我們需要一個更好的方式來建立起治療、教育和社會連結管道之間的橋樑。

雖然一個改良的系統仍然有可能轉介某些人去十二步驟聚會以得到額外的支持，但是它不會把專業的治療放在那裡。如果能免費得到，人們就不需要付費——而且沒有必要把自願的步驟扭曲成強迫的，還常常鼓勵治療人員做出虐待的行為，只為了創造出無力感的有害做法。一個更好的治療系統，也從來不會沒有討論過潛在的風險和好處——而且總是會提供替代方案給比較想那樣做的人——前就將個案轉介到互助團體中。

主要的預防措施應該是因應策略而不是藥物

　　預防的計畫也需要在學習障礙模式之下重新修改。試著消滅毒品的使用是無用的，以恐懼為基礎的預防，傾向於阻止那些本來就不會成癮的人，而且這實際上反而會讓那些想找辦法變得很「酷」或追求強烈經驗的人覺得毒品更有吸引力。如同前幾章描述的那些計畫，預防的努力應該多放在教育孩子，如何用健康的方式應付他們本身特定的先天氣質，而少放在藥品上。這樣的預防應該在生命的早期就開始，幫助孩子了解他們的氣質和情緒，以及如何極大化自制力。單純著重在教導自我調節的課程，可以在降低毒品問題的同時，不會冒著增加毒品魅力的風險。

　　有些預防計畫也應該以某些特定議題為目標，但要盡量避免把孩子貼上「高風險」的標籤，以降低孩子把這些標籤當成預言的機會。的確，孩子需要清楚的教導「定型」和「成長」的心態──如此一來他們就會發現聰慧和親切之類的好特質未必是與生俱來的，而是可以發展出來的。學生也應該知道有關貼標籤這件事，以及它如何能影響人們對自己的感覺。知道負向的自我概念如何內化，可能有助於降低它們可能造成的危害。

　　此外，預防計畫也應該用適合他們年齡的方式，教導孩子有關一般的發展障礙和心理健康的診斷，目的是要降低污名化。這可能也有助於那些認為診斷標籤有用的人，讓他們發現還有別人和自己一樣擁有某種特定的症狀組合。但是也應該教導孩子現行診斷的局限性，尤其是把太多的情況逕自當成變態的疾病；如此一來，那些受到標籤沉重影響的人就可以拒絕它，或是至少不把標籤當成絕對的真理而限制了自己的潛能。

減害是毒品政策中最重要的目標

　　既然不管過去或未來人們總是希望有辦法改變自己的心情，藥品的使用就會一直與我們同在。我們要嘛接受這件事，然後試著降低與此有關的危害——要嘛就設定一個不切實際的目標，朝向無毒世界的理想，不管追尋的過程中會造成的傷害。減害的反對者，長久以來就害怕減害和絕對禁止的想法彼此不相容——以這一點來說他們並沒有錯。一旦政策的重心不是只要排除毒品的使用，那麼和打擊毒品使用的策略有關的傷害就必須納入考量。執法、入監、腐敗、黑市相關的暴力、疾病的傳播，以及因為禁止而造成的純度不高的毒品供給，如果將這些有關的危害也計算在內，那政策就會大大的移動了。

　　一旦將成癮視為一種受到情境影響的學習障礙，這一點就更是真確。規範市場、控制價格、哪裡允許使用、何時使用是可接受的，還有純度這些因素，遠比試著立法和強勢消滅毒品的存在既便宜又容易。因此，所有的毒品政策都需要拿來掂一掂重量，看看它是增加危害、讓成癮變得更可能，或是可以減少負面的結果。一個完全根據既有資料做出的政策改變，是要對所有藥品，如果是低度的持有和個人使用，就要除罪化，對海洛因和古柯鹼的使用者加以逮捕和監禁，並沒有比對大麻使用者這樣做更有道理或更有效果。也許對某些藥物來說，禁制販賣仍然有點道理——但這不應該是無可爭議的預設狀態，因為我們的政策，最起始並不是根據理性制定的。

　　用藥的人也需要有管道接觸到正確的減害訊息——包括最常用藥年齡層的高中和大學的孩子。他們需要知道，例如，把酒精之類

　　　　　　　　　　　　　　　　　　　　Unbroken Brain

的抑制性藥品和止痛劑混用是可能致命的，但大麻是不可能用藥過量的。告訴孩子們所有藥品使用都是壞的並起不了作用：十幾歲的孩子對表裡不一特別敏感，這讓他們不會理會和自身經驗不一致的、恐嚇的手法。經得起批判思考的誠實、完整的訊息才是不可或缺的，但是它需要在適當的情境下對準目標提供出來。最重要的是，科學和研究需要引導政策的走向——而我們要更了解各種應用研究的途徑，然後加以貫徹。

讚揚多樣性——包括「神經多樣性」——是改革的關鍵

我們現行毒品政策中一個令人悲哀的諷刺，是同一批治療提供者，既是毒品戰爭的啦啦隊，擁護進行中的對毒品使用犯罪化，卻也宣稱想要對「成癮的疾病」去污名化。在號召用靈性、禱告、懺悔、補償來治療「大腦疾病」的同時，他們不了解這種道學的語言、使用強迫和屈辱的治療方法，以及認為犯罪司法系統可以來討論成癮，這些事情本質上根本是和降低污名化的目標背道而馳的。

要同時犯罪化和去污名化一種行為是不可能的：犯罪化的重點之一，事實上，就是有意的創造出一個污名以阻止違法行為。你如何在對一種情況去污名化的同時，又主張你的病患只會對法律的殘酷力量有反應？如果懲罰是成癮治療的一部分——而對任何其他心理或生理疾病都沒有用——它就仍然會是醫療中最污名化的障礙。宣稱對某種疾病來說，「強迫是最好的藥」，是表示你真的並不相信那是一種疾病。

要脫離這個迴圈，我們需要把成癮視為一種發展障礙——這種障礙不是與生俱來，與不誠實、殘忍或是傷害他人無關，然而在一

個假設這些關聯存在、把這種看法投射到所有用藥者身上，並且看不到原本就存在的性格違常的系統中，這種障礙和這些問題就會糾結在一起。我們也需要和多方面主導政策走向的種族主義正面交鋒——並且確保選擇性執法成為過去。毒品政策是要減少毒品相關的危害，而不是傳遞什麼政治訊息。

然而，要降低污名化這樣還不夠。要真誠的增加對成癮者及其他發展障礙者的接受度，我們不能視之為下等人或只透過他們的人生如何困難這面透鏡來看待他們。相反的，我們需要知道和接受人類的大腦硬體迴路可以有很大的差異性，強調這些與人的強項和才能的關係，而不是只談障礙。

一個以讚揚這個「神經多樣性」為目標的運動，已經在提倡身心障礙權利的團體中啟動了，他們正為自閉症者爭取公民權。神經多樣性的想法是硬體設定人人不同——不管他們因此產生了自閉症、ADHD 或任何其他可被診斷的「狀況」——而這就和任何其他類型的人類差異性一樣，值得同等的尊重。一如某些調整對身障人士可能是需要的，社會也應該努力配合大腦的作用方式較不尋常的人的需求。神經多樣性的倡議者，像「自閉症自我倡議網路」（Autistic Self Advocacy Network）的阿利・聶尤曼（Ari Ne'eman），正在推動這類的措施，同時也要強調和自閉症這類狀況連結在一起的優勢，而不是自動的把這些差異當成「問題」或「障礙」。從這個想法中發展起來自閉症社群裡，這些行動主義者看待自閉症本身並不是一種障礙，而就是一種存在。

的確，當自閉症者被允許用一種自己覺得安全和舒服——即使這神經迴路一般人看來可能覺得怪異——的方式行動時，缺陷常常會顯著的降低。例如，自閉症的孩子可能需要在安靜、不要太亮的

場所裡學習，要不然他們可能需要做一些重複性的行為或安撫感官的活動。當感官上的難受用一種最適合特定自閉症者的方式緩和下來了，他們就比較能專心和集中注意力，讓自己的技巧和才能能夠成長。對神經多樣性的寬容，實際上可以降低過去被當成與生俱來的某種障礙。

還有，就像輪椅坡道和無障礙車輛用來配合身體障礙人士，可以讓受影響者的生活從困難和隔離變成非常容易，對大腦硬體迴路不同的人應該也可以做相同的配合。成癮的人清楚的知道，這個社會如何處理你的狀況可以造成多大的不同：你可能過一個完整又有生產力的人生，或是一個被視為有殘疾，因為犯罪化和污名化而被邊緣化的人生。一旦把成癮視為一種發展障礙，我們就了解造成這種情況的大腦迴路差異。人不應該因為自己大腦的迴路設定而被怪罪。我們要嘛接受神經多樣性，創造出一個含納各種繁榮發展的社會，要嘛忽略它而讓相關的障礙更嚴重。

更進一步的，就像自閉症的人因為他們的硬體設定而有一些優勢，成癮的人也一樣。自閉症對系統和想法非常專注的才能，往往使得他們在音樂、數學、電腦程式甚至在寫作上有超凡的技巧。相同的這個大腦，在錯誤的情況下對訊息超載非常脆弱，但是可以在對的情境下表現得優於一般大腦。

類似的，面對負面的結果仍然能堅持的能力，可以提供愛和成功的動力——而不只是成癮和癡迷。事實上，沒了這種能力，不管大腦神經迴路典型的或不典型的，很少人能成為一位成功的行動主義者、藝術家或企業家，也不會有人能維持關係或撫養孩子。挫折、拒絕、侮辱以及阻礙無所不在，很少有什麼值得追求的目標不包含這些。「毅力」的品質，或是事情變得困難時仍能堅持下去，

這一點越來越被認為是生命中任何領域可能成功的最重要向度之一。而講到要找毒品時，沒有人可以指控成癮者缺乏毅力。

　　然而，當我們將成癮過程中被誤導的強烈的衝動和驅力，調整到更正面的方向時，結果是可以很美妙的。我們可以設想，幾乎在任何領域的成就中，有才華的人都有成癮的經驗：從威廉·豪斯泰德（William Stewart Halsted）這位約翰霍普金斯（Johns Hopkins）的創立者，也是一位外科醫師，他的技術到現在還在運用，曾經對古柯鹼和嗎啡成癮，到恩尼斯特·海明威（Ernest Hemingway）、史考特·費茲傑羅（F. Scott Fitzgerald）和朵洛西·派克（Dorothy Parker）（都是酒精中毒）；音樂家方面，從比利·哈樂戴（Billie Holliday，海洛因）到艾瑞克·克萊普頓（Eric Clapton，海洛因），還有演員從茱蒂·嘉蘭（Judy Garland，多種藥物）到羅賓·威廉斯（Robin Williams，多種藥物），還有很多現在的超級巨星。當然，這並不表示我們應該只從它可能釋放出來的潛在才能來看神經多樣性的價值，也不表示不要試著去減輕障礙本身。這是表示我們應該著重在人們的能力而不是缺陷——而且幫助他們找到自己的力量，不要因為弱點而污名化他們。

＊　　　　＊　　　　＊

　　拿到自己大腦掃描的結果時，我很難不盯著這些影像看，它們像是電影，不同的區域被放大了。看著自己學過也那麼常常寫過的大腦結構照著在自己頭殼裡的原本方式呈現出來，是還蠻奇怪的。我當然知道這些區域在我的腦中，因為我是人類，但實際上看到它

們還是覺得很難以解釋。無論你對神經科學有多強烈的感覺，依然很難想像你自己就活在這些怪異的大腦皺摺和皺紋中。

如同埃迪思‧倫敦（Edythe London）這位加州大學洛杉磯分校成癮研究和精神科的教授——我就在她的實驗室接受掃描——所警告的，從單一受試者的大腦掃描，是幾乎不可能下任何強有力的結論的。雖然神經多樣性運動稱沒有自閉症或任何其他大腦相關診斷的人為「神經典型性」（neurotypical），但是這樣的事是不存在的。每個大腦都是獨一無二的，甚至在出生之前，當最初的硬體剛開始排列下來時就是如此。我們的基因並未攜帶足夠的訊息，來指示每個神經元、每個神經膠細胞（glial cell）、每個突觸要放在哪裡。很多神經的第一次連結是隨機發生的，而且很多神經元後來是沒有用的。無情的修剪（pruning）在發展的過程中發生，殺死數以百萬計沒有適當接好或不在與學習有關的網路中的細胞。在大腦裡，如果你不使用某個細胞或突觸，就會失去它們，這句話是絕絕對對正確的。

所以，結果我並沒有一個巨大的伏隔核——或很小的一個。我的尾狀核（caudate）和殼核（putamen）都完全正常。當我看到自己的腦室（ventricle）沒有特別大時（很多種大腦疾病都有這個現象），鬆了一口氣，我的皮質也很適當的彎曲扭轉。「妳有個漂亮的大腦，」倫敦說，還補充說在我們過去的訪談和對話中她就已經確信如此。

然而，突顯出來的，是我的衝動控制。看來，我在抑制的反應上表現優秀，很顯然這通常不會在活躍的成癮期間中看到。到底是我已經恢復健康的事實築起了這些神經迴路，或者是這些迴路的成熟實際上讓我能夠復原，沒有人能知道答案。但是這裡有些非常有

趣的證據指出，在長期復原的人前額葉皮質區域負責自我監控和自我控制的灰質的確會增加。一項研究發現，相較於活躍的吸毒者甚至健康的控制組，前古柯鹼和海洛因成癮者這些區域的灰質體積很大。

至少在這個案例中，沒能殺死你的東西會讓你變得更強壯；而相較於原本沒有遭遇挑戰，學習克服它們可以讓你變得更好。當然，這不表示我們應該希望讓孩子成癮以便他們能戰勝它，或希望任何人身上發生其他類型的悲劇。但這的確表示，我們應該珍惜那些看起來像是「生病的」或是「壞的」人，他們有時候看起來可能只關心自己、只會破壞。敏感、好奇和極端集中注意力這些可能都是很明顯的有價值，而甚至會引發反社會行為的特質也未必完全有害。對極端的感官感受的需求，有可能產生犯罪行為，也可能是警察、飛行員和探險家的精力來源。相同的這種無懼感，可以讓精神變態行為發生，也可以產生英雄主義。

我們都因學習而變成現在的自己，而且沒有任何人是從同一個地方起步的，也不會用相同的方式，遭遇相同的文化和社會情境。我們的記憶，以及我們的神經系統如何對它們做出反應，讓我們獨一無二。我們之中有成癮或任何和別人不相同處的人，我們需要奮力地讓別人認識我們——不只由於我們的脆弱和錯誤，更因為我們所能付出的。

誌謝

　　「你無法獨力完成」，這句復健的老生常談講的是一個很重要的事實：雖然很多人不靠治療，甚至不用支持團體就打敗了成癮，但是很少有人可以不和別人緊密連結而做到。這句話用來描述寫書更是恰當：如果沒有下述的人和組織的協助和支持，我是不可能做到的。首先，我要感謝 2015 年「開放社會基金會」（Open Society Foundations）頒給我「索羅斯司法獎學金」（Soros Justice Fellowship），這提供我不可或缺的財務和機構性的支持。

　　其次，謝謝我的編輯 Nichole Argyres：她了解這本書要表達什麼，並且用她的意見、批評、建議和熱情做了大大的改善。我的經紀人 Andrew Stuart 在整個過程中協助我，並且提供非常需要的支持和引導。當然我也要謝謝我的朋友，特別是 Alissa Quart 和 Anne Kornhauser。

　　我也想要對在本書完成的漫長旅程中，從我 1980 年代晚期、90 年代早期開始寫這本書以來，幫助我的眾多人士中的某些人，特別致意：Peter McDermott, Howard Josepher, Trevor Butterworth, Gwen Barrett, Charlie Rose, Bill Moyers，學者、自學者還有「成癮—L」裡的無名戒酒者，Sora Song, Siobhan Reynolds, Walter Armstrong, William Godfrey, Maer Roshan, Bruce D. Perry, Joe Volpicelli, Stanton Peele, Carl Hart, Lisa Rae Coleman，還有 CLK 謄寫公司。特別要感謝 Edythe London 和她在加州大學洛杉磯分校的團隊，還有康乃爾的 Charles Glatt，還有其他所有的成癮研究者、自閉症專家、神經科學家、心理學家和我在這個工作期間訪談過的精神科醫師，特別是 Nora Volkow, Kent Berridge, Jaak Panksepp, Larry Young, Bill Carlezon, Lisa Monteggia 和 Eric Hollander。來自 37 街泊客咖啡（Perk Café）的夥伴所提供的咖啡因，也是令人特別感激的。

　　沒有我的律師 Donald Vogelman，我可能根本無法寫成這本書；同樣要對 Leslie Crocker Snyder 法官表達極度的感恩，因為她給了我再生的機會。謝謝我的母親 Nora Staffanell，和我感恩的記憶中的父親 Miklos Szalavitz，他們當之無愧，還有我的手足 Ari、Lira 和 Sarah。倒數第二個的感謝和愛，是給 Ted Johnson，我的先生，這個稱謂是我以為自己永遠不可能用到的。最後，我要謝謝所有的吸毒者和成癮者，在過去這些年和我分享他們的故事，幫助我了解和回復健康。我要對每個我不得不，或是因為犯錯而沒有列在這裡的人，說聲抱歉，而且當然的，任何其他的錯誤也都是我的問題。

大眾心理館　　　　　　　　　　A3351

成癮與大腦

作　　者 ── Maia Szalavitz 瑪亞‧莎拉維茲

譯　　者 ── 鄭谷苑
副總編輯 ── 陳莉苓
特約編輯 ── 陳錦輝
封面設計 ── 江孟達
行　　銷 ── 陳苑如

國家圖書館出版品預行編目（CIP）資料

成癮與大腦／瑪亞．莎拉維茲（Maia Szalavitz）著；鄭谷苑譯
-- 初版 . -- 臺北市：遠流，2018.12
面；　公分 . --（大眾心理館；A3351）
ISBN　978-957-32-8400-0（平裝）
1. 藥物濫用　　2. 成癮
411.8　　　　　　　　　　　　　107018976

發 行 人 ── 王榮文
出版發行 ── 遠流出版事業股份有限公司
　　　　　　100 臺北市南昌路二段 81 號 6 樓
　　　　　　郵政劃撥／0189456-1
　　　　　　電話／02-2392-6899
　　　　　　傳真／02-2392-6658
著作權顧問 ── 蕭雄淋律師

2018 年 12 月 1 日 初版一刷
定　　價 ── 450 元

（缺頁或破損的書，請寄回更換）
有著作權‧侵害必究　　　　　Printed in Taiwan

遠流博識網
http://www.ylib.com　　e-mail:ylib@ylib.com

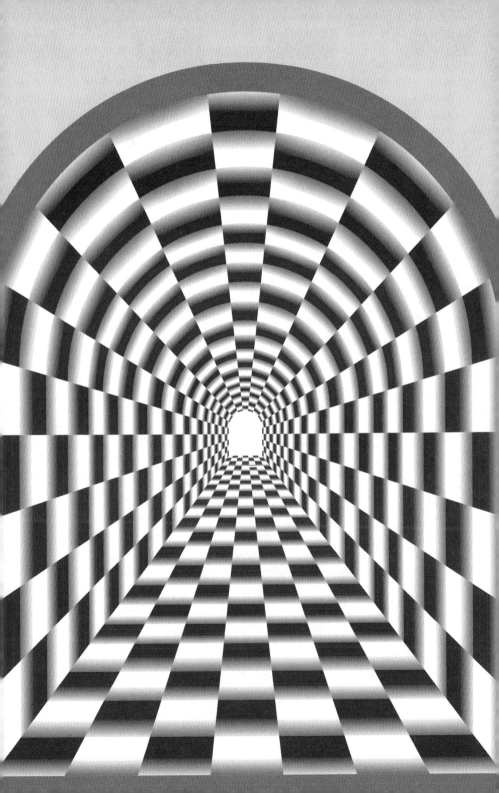

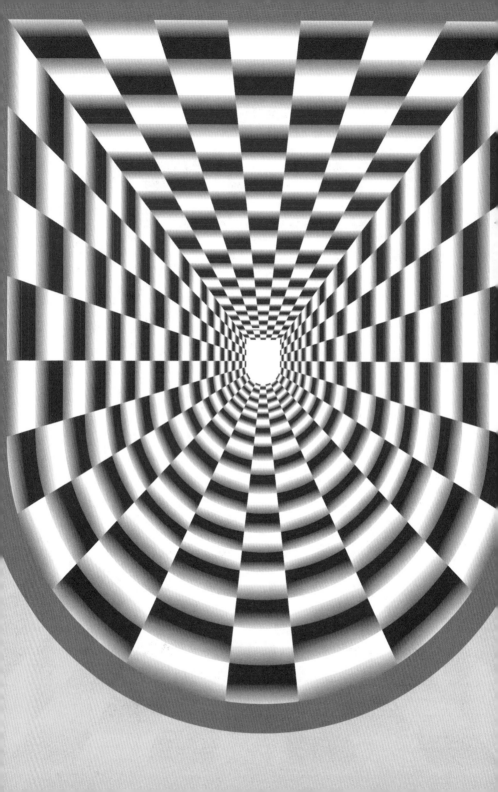

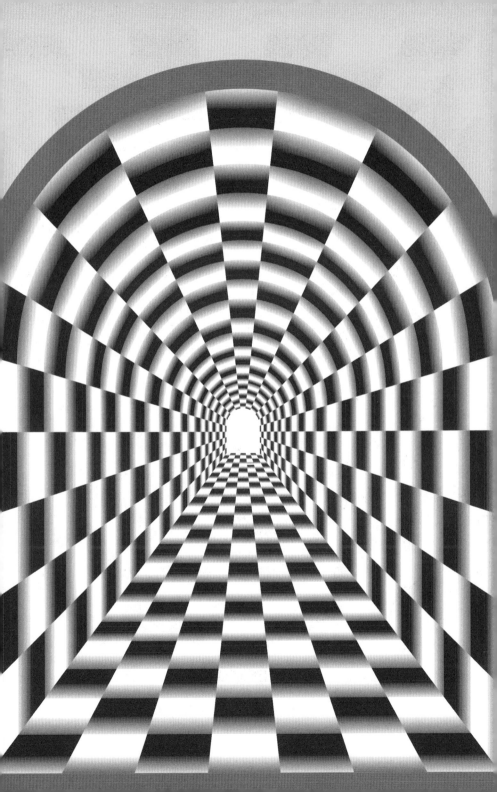

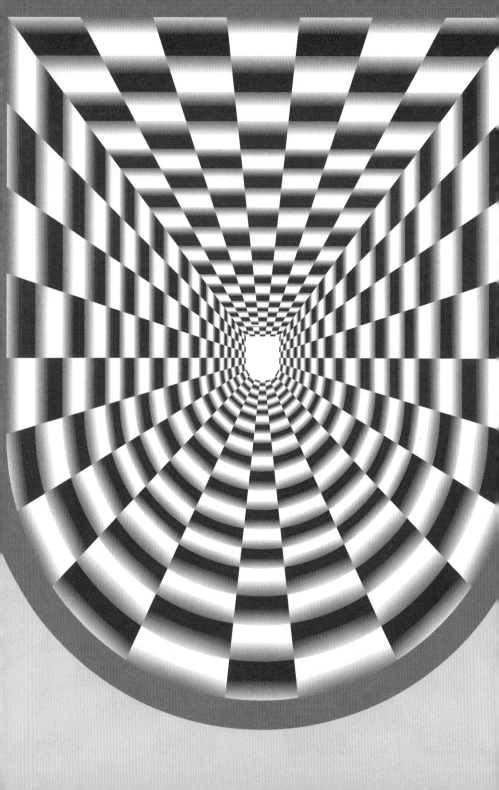